U0390912

叶景华诊治肾病经验集

主 编　叶景华

整 理　叶景华全国名老中医药专家传承工作室

撰稿人（以姓氏笔画为序）

王新华　叶　进　叶玉妹　叶景华

朱雪萍　米秀华　孙建明　张　彤

邵国强　盖　云

秘　书　张　彤　叶　进　蔡　艳　杨晓萍

审　校　沈庆法

人民卫生出版社

图书在版编目(CIP)数据

叶景华诊治肾病经验集/叶景华主编. —北京:人民卫生出版社,2013.5

ISBN 978-7-117-17094-9

Ⅰ.①叶… Ⅱ.①叶… Ⅲ.①肾病(中医)-临床医学-经验-中国-现代 Ⅳ.①R256.5

中国版本图书馆 CIP 数据核字(2013)第 056888 号

人卫社官网	**www. pmph. com**	出版物查询,在线购书
人卫医学网	**www. ipmph. com**	医学考试辅导,医学数据库服务,医学教育资源,大众健康资讯

叶景华诊治肾病经验集

主　　编:叶景华
出版发行:人民卫生出版社(中继线 010-59780011)
地　　址:北京市朝阳区潘家园南里 19 号
邮　　编:100021
E - mail:pmph @ pmph. com
购书热线:010-59787592　010-59787584　010-65264830
印　　刷:三河市潮河印业有限公司
经　　销:新华书店
开　　本:850×1168　1/32　印张:9
字　　数:225 千字
版　　次:2013 年 5 月第 1 版　2016 年 6 月第 1 版第 2 次印刷
标准书号:ISBN 978-7-117-17094-9/R·17095
定　　价:23.00 元

序　一

　　叶老景华先生治疗肾病经验的书稿即将付梓，嘱我写序，惶恐不已。然师言重如山，只能惟命是从了。

　　四十年前有幸结识叶老，此后在上海中医学界活动中颇多交往，其为人、学识，令人钦佩、敬仰。

　　儒雅而敬业。叶老自幼，在清末一名文人秀才的教导下，熟读四书五经，造就了他知书达理的儒雅风范和谦逊、温文、至诚、敦厚的性格，并随其父临证配药，背读《医学心悟》、《汤头歌诀》、《药性赋》等中医入门之作。成年后，拜名医丁济万门下，入上海中医学院前身——上海中医专门学校，毕业后遂以医为业，锲而不舍，精益求精；1954 年进上海市第七人民医院工作，更使其医术与日俱长，且刻意钻研探索中医治疗肾病的理法方药、辨证规律。凡此六十载，一丝不苟，呕心沥血，正如韩愈《进学解》说的"焚膏油以继晷，恒兀兀以穷年"。

　　博学而醇正。叶老好读书，闻名遐迩。遵《中庸》"博学之，审问之，慎思之，明辨之，笃行之"之教，大凡经、史、子、集，名士书卷，广猎不倦；医学经典，终身研讨，悟其道而举一反三；医家诸子，游《源候》、《千金》、《外台》、金元诸家、时珍、景岳、中梓、又可、天士、清任等等之学，靡不探究，兼收并蓄，其

一 学博而为大才。叶老治学，学以致用，必验证于临床，去粗存精，融会贯通。论病，结合中西，言必有据，然不拘泥，且多创见；辨证，重视脾肾、痰浊瘀毒，分清整体局部、邪正主次、标本缓急，把握疾病全程，掌控阶段变化；治疗，博采众方验法，兼用内治外治，重视共性个性，治之有法，而无定法，知常达变，推陈出新。学有渊源，精于临床，其醇正而成良医。

纯朴而无邪。叶老之朴实纯正，为同道称颂。孔子曰："文质彬彬，而后君子。"叶老为人不仅真诚敦厚，其为医也如其人。学术上，实事求是，淡出名利，从不哗众取宠，图谋虚名；治病，细致认真，耻于敷衍塞责；处方遣药，精心择用历验之品，于平淡中取实效；讲疗效，实效实说，绝不夸大其词，虚言惑众。在本书中可充分领略他这种可贵的学术风格。对于肾病，中医治疗何种有效、何种无效、何种只可改善症状、何种只能延迟病情发展等等，毫不掩饰；对治疗思路方法，基本方药，加减进退，有效药组，均一一交代，绝无私心自用。诸此，虽为叶老一家之言，然"真诚"二字，由此可见，其朴实无华而致纯正。

仁爱而无私。医为仁术，叶老对待病患，感同己受，总是殚精竭虑，努力诊治，如誉之为"心似佛而术近仙"，恐也不为过。叶老鉴于人生有限，为中医之大业有继，良医辈出，惠泽民众，其乐于授道传术解惑，精勤不倦。1993年以来，叶老担任历届全国名老中医经验继承班指导老师，他倾囊授业，谆谆教诲，见其善而赞扬之，察其不足而训导之，提携后学，唯以助学生成才为己任。本经验集由叶老工作室中的弟子们整理而成，从中可见，他们不仅学术上尽得其传，文章笔下也展现了"诚信"的学者风格，在这些弟子中已有出类拔萃者成为浦东名中医。叶老的苦心培育结出了硕果良材，其仁爱无私而成良师。

　　读叶老书稿,深受教益,感触良多,然因笔拙,未能尽意,述其一二而已。叶老的道德学问,当不限于肾病一域,深信日后必有大作面世,届时可再睹其奕奕风采。有感而发,权且作序,必有缺失之处,祈同道谅宥。

　　　　　　　　上海中医药学会会长
　　　　　　　　原上海中医药大学校长　严世芸
　　　　　　　　2011 年 2 月

序　二

　　在我国,肾病于多年前即已成为常见病,而又属难治之病,往往一人罹患,全家遭难。上海市在实行大病医疗保障时,即将慢性肾病与肿瘤、精神病并列为三大保障病种,可见其对人体健康的严重危害。虽然政府给予高度关注,然医学上仍有棘手之难,单纯从中医或西医角度去防治都缺少理想方法和手段,成为一大难以攻克的障碍。沪上名医叶景华教授悬壶已 60 余载,皓首穷经,博学广识,多年探究该病之治疗,钩玄述要,经验宏富,广泽益众,不隐其秘,薪传弟子,同时指导"上海市名中医叶景华工作室"成员整理成本书《叶景华诊治肾病经验集》。全书包括先生治疗肾病之学术思想、方法方药、辨证经验、医案精选等,爬罗剔抉,条分缕析,洋洋数十万言,彰显其道,传授其术,如镜可鉴。尤当嘉许者,先生提倡辨证与辨病结合之观点,颇有发挥。尝推崇徐灵胎之说:"欲治病者,必先识病之名,能识病之名而知病之所由生,明其所生,又当辨其生之因各不同,病状所由异,然后考其治之之法。"医生看病犹将士之临阵,首当看清病人,其次明白病情,然后处方用药,是谓用药如用兵也。辨证与辨病之结合,实乃宏观与微观、整体与局部、主观与客观、人与自然、心与身、传统与现代、医生与患者等诸多方面的结合,如无深厚学术底蕴则难以成就。《礼记·大学》曰:"大学之道,在明明德,在亲民,在止于至善。"又曰:"古之欲明明德于天下者",先修其身,先正其心,先诚其意,先致其知。"致知在格物"。先生出生于沪上中医世家,幼承庭训,耳濡目染,复又熟读"四书"、"五经",不仅为深造中医夯实了基础,且从中国古典哲学中吸取涵养,提升了对中华民族优秀文化之认同和自信。先生以修身、正心、诚意、亲民、至善等为座右铭,并以格物致知的治学精神书就其履医生涯。纵观全书,在理论和实践两个方面展示了先生对肾病诊治的研究,独具匠心,独树一帜,不仅学识丰厚,临诊应变不拘一格,不墨守成规,圆机活法,用药清灵流动,愈病万千,这些在书中都有生动如实的阐述和体现,令人目不暇接。"叶景华工作室"众弟子勤学苦练,薪火相传,在叶景华先生培育下,新一代医家出类拔萃,播名申江。著书育人标志工作室成就卓著,为众楷模。昔唐鉴为其弟子曾国藩所书对联曰:"不为圣贤便为禽兽,不问收获但问耕耘。"我与先生相识近30载,深知其为人敦厚,谦恭好学,孜孜以求,不事张扬,正是一位师圣贤、勤耕耘、不争利的名医大家,可谓高山仰止矣!宏论面世,搦管濡毫幸以为序。

施杞 识于
上海中医药大学专家委员会
2012年元月

序　三

　　年逾八旬的著名中医肾脏病专家、江南孟河丁氏学派传人、上海第七人民医院原副院长、中医科主任叶景华教授总结其运用中医药治疗肾脏病的宝贵经验已成数十万言,我得先睹之机,细读其稿,字里行间,渗透着对中医诊治的独特论述;处方用药,显示出深厚的中医功底。抚今追昔,思绪万千,凝神遐想,感慨颇多。

　　经过千百年来无数医家的奋发努力,具有中国文化鲜明特色的中医药学是人类得以生存、发展的耀眼明珠,其深奥的哲理为一代又一代中医大师阐述、透晰;其严谨的规矩在一部又一部经典医籍中载录、详解;其卓效的方药由一批又一批临床大家总结应用,形成了一门理、法、方、药俱全,防治、怡养皆备的综合性医学学科。而医学的发展反映了人类对疾病防治的认识不断深入、不断发展、不断取得创新成果。

　　"西学东渐"以来,在中西医的临床研究发展的进程中,从大内科分化出呼吸内科、心血管内科、消化内科、肾脏内科、神经内科、血液科等,而在中医领域里,也出现了一批著名中医各科专家,以中医药诊治为主,发挥中医优势,提高了临床疗效,像已故的江苏邹云翔、北京姚正平、上海童少伯和徐嵩年等,现在健在的国医大师张琪和叶景华教授等,都是中医肾脏内科专家,与以往的中医已不同,他们熟谙中医,也懂西医,主要用中医诊治方法解决肾脏专科问题,在西医药不能取效的情况下常常出奇地取效,在与西药一起应用中提高了疗效,减轻了西药的副反应,延缓了病情发展;在病变后期,促进更快康复,巩固疗效,避免复发。因此,这样的中医专家越来越受到医界尊重,他们积累的临床经验更显珍贵,反映了当代中医在此专科的发展。

叶教授书稿主要反映了他治疗肾脏病的经验,运用诊治的医案进行分析,读后有以下三点体会:

1. 突显中医特色,运用中医优势治疗,充满信心。例如,对蛋白尿的治疗,无论是急性肾炎,还是慢性肾炎,中医药均有较好疗效;即使用过激素无效,只要坚持较长时间服用中药,也可以取得疗效,一方面医生要有信心,精心诊治,而患者也要有耐心,长期服药。

2. 运用传统的中医综合疗法,以解决临床问题、提高疗效为根本目的。叶教授在对肾脏病的疑难复杂病情诊治时,善于采用传统的中医综合疗法以解决问题。他在近代名家施今墨先生对药经验基础上,提出:"3味作用相同或不同性能的药物,配合成为一组药。相同作用或不同作用的药物组合,其目的,一是使其增强效力,一是减少副作用,一是针对病变的主要矛盾和同时出现的不同症状。组药作为专方专药,在临床上按辨证论治原则下再结合专方专药,以冀提高疗效。"同时,他还将外用的灌肠方及外敷药物结合起来使用,以发挥更大作用。

3. 明确中医临床定位,在临床工作中做好中西医互补,以求取得最佳疗效。叶教授对临床上的疑难复杂问题实事求是,中医能解决的,坚持中医治疗为主,中医不能完全解决的,结合西医药一起运用。明确临床定位,一切从病人出发,以获取疗效为最终目的。

叶教授是全国中医肾病专业委员会委员,曾任上海市肾病专业委员会主任委员,他积极参加肾病学术会议,在讨论有关学术问题时,总是率先发言,阐述己见,交流临床经验时总是毫无保留地作介绍;作为全国和上海肾病学习班的主讲人,他坚持中医经典指导临床肾脏病的诊治,在临床上总结中西医结合成功救治重急病人的经验和建立血液透析室经验,获得了各地同行的高度评价。

叶教授谦虚好学,为人低调,是吾辈的良师益友和学习的榜样,尽管他已年老体弱,仍然为中医事业奋战在第一线,不断总结经验,嘉惠后学。这次他总结的肾病诊治经验集尚未付梓,吾先拜读,获益不少,乐为之序。

中华中医药学会肾病分会原主任委员
上海中医药大学教授、博士生导师　沈庆法
2011 年 2 月 22 日

序　四

　　本书作者叶景华，是上海市第七人民医院中医科奠基者，主任医师，上海市名中医，创建了上海市名中医叶景华工作室。曾任上海市中医药学会常务理事、上海市中医肾病专业委员会主任委员、全国中医肾病专业委员会委员等职务。叶老从医六十载，"承接岐黄薪火，传承中医衣钵"，孜孜以求研究中医药精华著作等；潜心钻研中医药治肾病特色，独树一帜；诲人不倦，传授提携后辈，甘为人梯。在他奠定的中医肾病特色基础上，相继创建了上海市中医肾病优势专科、浦东新区中医肾病优势专科等特色专科；培育了浦东新区名中医叶玉妹、朱雪萍等一批中医优秀人才。

　　《叶景华诊治肾病经验集》是上海市名中医叶景华工作室的叶老弟子们收集的叶老数十年用中医药诊治慢性肾炎、隐匿性肾炎等肾病的典型病例，是对叶老丰富临床经验的整理、总结和研究，反映了叶老潜、辨、思、通中医治肾病特色，突显出中医辨证论治思想的精髓，对于中医药治疗肾病的深入研究具有很好的参考与借鉴作用。

　　中医药是祖国传统医学的瑰宝，"师带徒"是中医药绵延数千年得以传承的重要途径，衷心希望上海市名中医叶景华工作室的后辈们能进一步整理、挖掘、研究叶老扎实的中医治病理论和精湛的临床医术，并在此基础上发扬光大，最终造福于广大患者。

上海市第七人民医院原院长　张国通

前　言

当前,国家十分重视中医药,大力扶持中医药发展。在这前所未有的大好形势下,作为中医工作者,应该熟读经典,吸取历代医家的经验,博采众长,不断提高临床疗效,为广大病人解除疾病而努力。

我们数十年来在临床实践中亲眼观察到中医药的疗效,体会到中医学的整体观、辨证论治、扶正祛邪及调理机体功能等思想与法则有其特色和优势。在长期的临床实践中,我们深深体会到,要取得并提高疗效,就必须不断学习,博采众长,善于不断总结经验,继承创新。要做好临床经验总结工作,收集病案,尤其是整理名老中医的病案是一项重要工作。在临床带教中,病案是理论结合实践的具体例子,也是老中医药专家临床经验的体现,能使继承者体会到中医的特色和优势。所以病案的整理研究十分重要。但要收集、整理好病案并不容易,须认真仔细汇集资料,要比较完整、有系统地进行观察、记录,对慢性难治病例,还要长期追踪,这样的病案才有一定价值。病案积累到一定的数量,进行统计分析,探索其规律,吸取成功的经验和失败的教训,不断改进,才可能有所创新。

叶景华主任医师是上海市首批名中医,全国老中医药专家学术经验继承班第三、四批导师,上海市老中医药专家学术经验高级研修班导师。2006 年,上海市卫生局批准成立了名中医叶景华工作室,开展传承工作。工作室以病案整理作为工作的重点之一,因为病案是叶老积数十年临床工作的实践和思考的结晶,极其宝贵。对于做好传承工作具有重要的现实意义。叶景华老中医临床诊治的重点是各种肾病,因此,我们主要收录各种肾病的病案,包括慢性肾炎、隐匿性肾炎、慢性肾衰竭、糖尿病肾病、痛风性肾病、尿路感染等的病例,并对叶老诊治肾病的学术思想和经验进行了总结和归纳。书稿完成后,蒙上海市中医药学会会长、上海中医药大学原校长严世芸教授,上海中医药大学原校长、上海中医药大学专家委员会主任施杞教授,中华中医药学会肾病分会原主任委员、上海中医药大学沈庆法教授,上海市第七人民医院原院长张国通等在百忙中为本书作序,对此表示深切的感谢。在本书编写过程中得到上海市第七人民医院中医科的大力支持,一并致谢。

限于水平,本书有不妥和不足之处,请读者不吝指正。

叶景华工作室
2013 年 1 月

目 录

第一章
叶景华医学传真

第一节　叶景华医学人生

　　叶景华,1929年出生在上海浦东一个中医世家。父亲是内、妇科医生,母亲在中药房工作,年幼的他四五岁开始识汉字读经典。父母的教导熏陶让他尽情吸吮中医学的宝贵养料。"四书"、"五经"等中国传统文化为他以后成为中医学大家奠定了坚实的哲学思维基础。1945年进入上海中医学院前身——上海中医专门学校学习,师从名医丁济万,得获薪传,博闻广见,不断实践,师古创新。1952年考入上海市卫生局主办的医学进修班,系统地学习了西医医学理论,并为以后诊病治疗中熟练应用辨病及微观思维做了充足的准备。既按中医理论辨证施治,亦不忽视运用西医知识和治疗手段进行临床研究。提倡辨病与辨证相合,内治与外治并用,唯疗效是重。从事中医内科临床工作60余年,学识益精,经验益富,对肾病的研究尤具独到见解,临床疗效显著,受到了病家的赞誉。1995年被上海市卫生局授予"上海市名中医"称号。如今他虽年已耄耋,仍勤诊不倦,带教后学,在中医园地里努力耕耘。

第二节　叶景华诊治肾病
的学术思想

叶老以治疗肾病著称,其运用方药可谓清灵流动,对急性肾炎,注重疏解清利,对慢性肾炎则注重益肾清利、活血祛风,而对隐匿性肾小球肾炎便着眼于本虚,兼顾标实,针对糖尿病肾病要辨证结合辨病,慢性肾衰竭要综合用药,叶老强调,此时慎用温补,投药勿乱,到肾衰之际,考虑"久病必瘀",故而应注意活血化瘀的应用。叶老发越水气,善用浮萍以发汗利水、祛风清热,西河柳以解表利水,二者配伍,治疗急性肾炎水肿发热者,能起到相得益彰之功;用徐长卿以解毒利水,活血化瘀;用大黄治疗慢性肾炎和急、慢性肾衰竭者,以泻热毒、破积滞、行瘀血;用黄芪治疗肾小球疾病以补气升阳、固表敛汗;琥珀、三七治疗肾脏血尿之症,活血化瘀,利尿通淋,消肿定痛。诸多经验皆为长期熟读经典和深入临床的结果,正如他创导的工作室理念:"熟读经典勤临床,发皇古义创新说。"

一、叶景华辨证论治五要

叶老以辩证法观点强调在临床上运用辨证诊治需"五要"。首要在证候错综复杂的情况下抓住主证,二要分清主次,把握虚实先后,三要在共性中找出个性,四要注意病变的阶段性,五要全面考虑局部和整体情况。这"五要",有助于辨证论治,从而提高治疗效果。另外,根据多年来对不少病症的辨证体会,认为临床辨证分型应分阶段性,辨证论治是中医诊治疾病的特点,也是诊治疾病的重要方法,是中医学的精华,而要提高辨证论治水平,叶老强调要注意以下问题:

1. 辨证与辨病相结合　一是中医辨病与辨证结合,一是西医辨病与中医辨证结合。将宏观和微观进行调和。中西医结合提出宏观辨证和微观辨证结合,宏观辨证是中医传统的辨证方法，依据的是"有诸内，必形诸外"。徐灵胎尝谓："欲治病者，必先识病之名，能识病之名而知病之所由生，明其所生，又当辨其生之因各不同，病状所由异，然后考其治之之法。"宏观辨证有利于把握整体，微观辨证增强证候的清晰度，可见度与可量性两者结合，实现互补，有利于提高对证候把握的客观性，从而可以提高临床诊治水平，但对宏观辨证与微观辨证相结合要进一步研究，如微观指标对辨证的意义，宏观辨证的规范化等。

2. **倡导微观论**　中医以望、闻、问、切四诊获取临床信息资料，中医的四诊在当时的历史条件已很先进，随着飞速发展的信息时代到来，如果还固守传统的四诊方法不变，必然不能提高对疾病的认识深度，也将影响治疗效果的提高。如何将中医的"四诊"与现代医学检测与分析手段结合起来进行辨证这是发展中医辨证论治的重要内容，叶老以为，要将中医的四诊与现代医学检测与分析手段结合起来进行辨证论治，即发展微观辨证，使各种先进的技术尤其是影像学、病理学、基因诊断等技术广泛运用于中医临床诊断，对于揭示疾病的本质能发挥巨大作用。这些微观认识手段能拓宽和加深传统四诊视野，应用得当必然提高中医辨治的水平。因此，建立微观辨证方法及建立微观辨证体系，尤其对解决目前某些疾病处于无症可辨的缺陷十分有益。对于慢性肾脏病，叶老提倡借助现代科技如光镜、电镜等手段，可检测到肾脏的形态学改变，如细胞外基质积聚、球囊粘连、血管襻闭塞、局灶或节段性小球硬化与间质纤维化，以及肾瘢痕形成。认为按有形肿块为癥积的传统中医理论，此可以作为肾内的微癥积形成，而肾小球系膜细胞及其基质的增生等微小病变，是一个由"瘕聚"逐渐发展为"癥积"的过程。依此理论，提倡治疗的关键，应在重视益肾健脾祛湿活血化瘀的基础上强调软坚散结治法，以阻止微癥积的形成，防止瘕聚不断发展成为癥积，认为"软坚散结"可以促进"活血化瘀"，"活血化瘀"也可促进"软坚散结"。

这是处方治疗方法的核心,也是治本之法。

二、主张辨证论治和专方专药相结合

"证"是一种疾病在发展过程中某一阶段出现的证候,往往不同的疾病可出现相同的证候,如阴虚、阳虚、气虚、血虚等证候,但每种病症有其一定的基本矛盾贯穿在疾病发展过程的始终,各种疾病虽然有时可出现相同的证候,但本质有不同,辨证论治是针对疾病发展过程中的主要矛盾,专方专药则针对疾病的基本矛盾,虽然辨证论治中有些方药也包含着针对疾病的基本矛盾,但有的不能解决疾病的基本矛盾,辨证论治和专方专药相结合,兼顾两者的矛盾,从而提高治疗效果。治疗就是要抓主症和主要矛盾方面。

一个病人往往有许多症状和体征,旧病加新病或几种疾病同时存在,情况错综复杂,但其中必有一个主症,在临床诊治时要善于抓住主症,这有利于辨证,利于取得疗效。疾病的主症在一般情况下,即是病变的基本矛盾,但在有些情况下不一定是病变的基本矛盾,如中毒性肺炎休克状态,中医辨证为邪盛正衰,正不胜邪而出现的脱证,这时的主要矛盾不是肺部的炎性病变,而是正不胜邪的脱证,治疗应首先治理这危及生命的主症。因此,在诊疗时首先要抓住主症,在复杂的病变中找到了主症,也就找到了解决矛盾的焦点,在论治时可避免在许多症状面前毫无头绪,无从下手之苦。辨证分型能反映证型的轻重程度和转变情况,同时辨证分型要与辨病相结合。

三、内治和外治相结合强调整体治疗

叶老非常强调整体治疗。因为中医非常重视人体本身的统一性、完整性及其与自然界的相互关系。认为人体是一个有机的整体,构成人体的各个组成部分之间,在结构上是不可分割的,在功能上是相互协调、相互为用的,在病理上是相互影响的。《景岳全书·杂证谟·肿胀》说:"凡水肿等证,乃肺

叶景华 诊治肾病经验集

4

脾肾三脏相干之病。盖水为至阴,故其本在肾;水化于气,故其标在肺;水惟畏土,故其制在脾。今肺虚则气不化精而化水,脾虚则土不制水而反克,肾虚则水无所主而妄行。"肺脾肾三脏在水肿病发生的机制上相互关联和相互影响。《理虚元鉴·治虚有三本》:"治虚有三本,肺、脾、肾是也。肺为五脏之天,脾为百骸之母,肾为性命之根,治肺治肾治脾,治虚之道毕矣。"故叶老在治疗时往往补肾、健脾同施,养肝、润肺同用。慢性肾衰竭的疗程一般较长,难以在短期内取得显著的效果,病人在冗长的治疗中,往往涉及情绪波动、经济压力、气候变化等各种社会和自然因素而影响疗效和疗程。叶老不仅善用药物,而且能善解患者心意,善于运用心理治疗。常常通过深入浅出、恰到好处的疏导,使病人解除抑郁的心情,树立治病的信心,坚持长期服药治疗。

按《素问·四气调神论》"春夏养阳,秋冬养阴,以从其根,故与万物沉浮于生长之门"之理,嘱病人起居能适应四时阴阳变化,避寒热,御外邪,适房事,调情志。叶老还十分注意饮食疗法,以达到事半功倍之效,从中充分体现了整体治疗的中医特色。

四、重中西医汇通,以疗效为重

中西医各有所长和不足,将两者的特长有机地结合起来,能较好地提高诊治水平。中西医结合,运用现代科学技术为研究发展中医药服务,跟上时代发展的需要,这是当代中医的重要任务。叶老强调在临床上宏观与微观相结合,能比较全面地认识疾病的本质,有利于确切地治疗和取得准确的数据,更能说明中医药的疗效,在临床上诊治有些疾病,仅凭宏观是不够的,如无症状的蛋白尿、镜检血尿的诊治,须结合微观来诊治。

治疗分多方面,而外治法是治疗上的一种重要手段,中医药有不少外治方法,内治和外治相结合可以提高疗效,临床上不少内科病证除内服药外,结合外治法,疗效明显提高,如风湿性关节炎局部关节红肿疼痛,治以祛风清热、活血通络之剂内服外,并以金黄散外敷局部,关节肿痛可较快得到缓解。

五、抓住标本缓急

标本问题是辨证和辨病中的一个重要方面。《素问·标本病传论》曰:"病有标本,刺有逆从……知标本者,万举万当,不知标本是谓妄行。"指出掌握了标本治疗才能确当,标本所指的范围甚广。《珍珠囊补遗药性赋》曰:"以身论之,外为标,内为本,气为标,血为本,阳为标,阴为本,六腑属阳为标,五脏属阴为本。以病论之,先受病为本,后传变为标,病有标本者,本为病之源,标为病之变。"辨明标本,可避免论治失误。急则治标,缓则图本。临床上一般应标本兼顾,如慢性肾衰皆为本虚标实证,本虚为脾肾亏虚,气血阴阳皆虚,脏腑功能衰退,标实为湿浊邪毒瘀血阻滞为主。但在病变过程中,本虚与标实的程度有不同,病变在进展时多表现邪实为主或新感外邪,治宜急则治标,以化湿泄浊、祛瘀解毒或清解外邪为主,佐以扶正调理,病情在相对平稳阶段多表现本虚为主,治宜缓则图本,以调补脾肾,益气养血为主,佐以化湿泄浊,祛瘀解毒。

对五脏病症的治疗,强调抓住标本缓急四字,即病变在发展阶段,由于外邪侵入或由虚(功能失司)致实,如痰饮,水湿潴留,瘀血阻滞等,应急则治标,以祛除邪实为主,适当照顾本虚;在邪势衰退、病情趋缓解时,应缓则固本,以扶正调理为主,尚须兼顾祛邪。对六腑病症的治疗,强调用理气法和通下法,认为六腑病症多见实证,因外邪、食滞等因素使六腑通降功能失常,气机郁滞而出现腹胀、腹痛、恶心呕吐等症状,根据辨证采取理气法或通下法,可以取得满意的疗效。

六、注重攻补兼施

治疗慢性肾衰竭一般从"虚劳"辨治,以补肾为主。根据慢性肾衰竭是正气虚损,脏腑功能衰败,湿浊瘀毒阻滞的病机,属于本虚标实,虚实夹杂。其中虚是主要病机,且以肾为中心,而兼及肝、脾、肺,随病情进展,在正虚的同时多夹瘀、浊、毒等实邪。本病无论气阴两虚或脾肾阳虚,皆可以导致肾脏阴阳失调,三焦气化失司,饮食不能化生津液精微,反而转为湿浊,且因升降开合失常,当升不升,当降不降,当藏不藏,当泄不泄,精微不摄而漏出,水浊不泄而滞留,病理产物遂成致病因素。亦可由于病程冗长,久病气机失于流畅,血脉即发生瘀滞,即所谓久病入络而络阻血瘀。由于肾之泄浊、脾之运化功能障碍,导致水湿停积,湿浊蕴滞,阻遏三焦,水道不利而致血瘀。因虚不能胜邪,邪留又可生毒,肾气虚易招外邪侵袭,加重正虚而致邪羁酿毒。总之,本病阴阳气血俱虚为本虚,标实主要为湿、浊、瘀、毒壅滞。治拟扶正解毒、化瘀、泄浊、利湿。

第二章
叶景华治疗肾病的治法方剂和用药经验

第一节 肾病的主要治法和方剂探讨

一、治则探讨

叶老认为肾病的治疗与其他脏腑疾病的治疗方法相同,必须遵循辨证论治原则,但根据肾的生理和病理特点,对肾病的治法和方剂有其一定的特点。

1. 肾病治疗应以扶正为主兼顾祛邪 肾是人体内最重要的脏腑,历来认为"肾为先天之本"。《素问·上古天真论》谓:"肾者主水,受五脏六腑之精而藏之。"肾脏的精气是生命之本,精气充足则正气旺盛,生理活动正常,病邪不能侵入,反之,精气虚亏则正气不足,不能抗御外邪而百病丛生,可见肾虚是引起疾病的重要原因之一。

肾脏与其他各脏腑关系密切,若肾虚功能失常则可引起其他脏腑的功能失常而产生病变,例如:肾水不足,不能上滋心阴,则可导致心阳亢盛,如肾阳衰微不能温煦脾阳,则脾不能运化水谷精气,若肾精亏损,则无以滋养肝血,可导致肝血不足而肝脏功能失常产生病变。

历代不少医家有肾无实证的论述。虽然这种观点有片面性,但临床上肾病虚证确实多见,有部分肾实证,也是由虚致实,如水肿、尿少是实证,不少病例是由于肾虚不能主水,水湿泛滥,溢于肌肤而水肿,肾不气化,水液不下行而小便不利,证属本虚标实,由虚致实,在治疗上按急则治标、缓则固本的原则,肿甚而小便不利者先予以治实,但治本应予以治肾虚。由于肾病多因肾虚所致,临床表现以虚证居多,因此,肾病治疗应以扶正为主。

肾病治疗虽宜扶正为主,但在有些情况下亦不能忽视祛邪的重要性,如由于脾肾衰败,湿浊邪毒壅滞而致的关格证,必须一方面扶正,一方面祛邪,若湿浊邪毒盛者,则应着重祛邪,通腑泄浊,清利邪毒,可取得一定的疗效。又如阳痿虽多由于肾虚所致,以补肾为主,但亦有由于湿热下注,宗筋弛缓所致者,则不宜扶正补肾,须祛邪为主,清化湿热。扶正与祛邪是两个不同的治法,临床上应根据辨证,按矛盾的不同情况,抓住矛盾的主要方面,正确运用扶正与祛邪两个治疗原则,但按肾的生理病理特点,治疗肾病应多注意扶正为主。

2. 肾病治疗应标本兼顾,且须多注意治本　急则治标,缓则固本,对肾病治疗亦离不开这原则,但由于肾病多虚证,在病变过程中,往往因虚致实,虚实夹杂,故治疗时一般应标本兼顾,且须多注意治本,如肾病水肿,小便不利,多由于肾虚不主水,脾虚不运化,以致水湿潴留泛滥肌肤而水肿,小便不利,为本虚标实,治应标本兼顾,一方面益肾健脾,一方面利水,且须多注意治本。若在病变过程中出现标急于本的情况则应着重于治标,如肾病水肿因感受外邪而水肿反复增剧,并有恶风、发热、咳嗽等症,甚则气急,多为风邪犯肺,肺失宣肃,不能通调水道所致,这时标急于本,应治标为主,宜疏解外邪,宣肺利水,外邪解后仍宜治本为主,若仍肿而小便不多者,宜

9

标本兼顾。又如老年人小便不利,滴沥不爽,排出无力,小腹作胀,病由年老肾阳虚衰,气化不及州都,水道不得通利所致,肾虚是本,水道不通是标,治宜标本兼顾,温肾通利,病因本虚所致,故治疗时应多注意治本。

3. 肾病治疗须辨清肾阴或肾阳的偏衰　肾为水火之脏,真阴真阳所在,肾病多虚,虚有肾阴虚和肾阳虚的不同,临床上治疗肾虚时必须分辨清楚,偏肾阴虚者宜滋益肾阴,偏肾阳虚者宜温补肾阳,另一方面应注意到阴阳互根,治肾阴虚时不应一味滋益肾阴,亦要适当照顾到肾阳的不足,治肾阳虚时不应一味温补肾阳,亦要适当照顾到肾阴不足。张景岳谓:"善补阳者,必于阴中求阳,则阳得阴助而生化无穷;善补阴者,必于阳中求阴,则阴得阳升而泉源不竭。"他提出治肾阳虚的右归丸和治肾阴虚的左归丸。即在治肾阳虚方中配有滋阴药,治肾阴虚方中配以温阳药,体现阴阳互根的观点。

4. 肾病治疗须兼顾其他脏腑情况　肾与其他脏腑关系密切,肾病变可影响其他脏腑,其他脏腑病变亦可影响肾脏,如肾精亏虚不能滋养肝血,肝血不足也可导致肾精亏虚,肾阴亏虚可引起肝阴不足,肝阴不足可导致肝阳上亢,肝阳妄动可下劫肾阴,又如肾阳衰微,不能温煦脾阳,导致脾阳不足,不能运化水谷精气则肾精缺乏来源,肾阳更衰微,因此,在肾病治疗时须兼顾其他脏腑的情况,如治疗肾阴不足时须兼顾肝阴不足和肝阳上亢情况,治疗肾阳衰微时须兼顾到脾阳不足,如肾病治疗不兼顾其他有关脏腑的病变情况,则不易取得预期的效果。

二、常用的治法和方剂

肾病的治法方药甚多,下面主要讨论温阳、滋阴为主的常用治法方药。

(一) 温阳法

《内经》谓:"阳气者,若天与日,失其所则折寿而不彰。"指出体内阳气的重要性,肾脏是阳气的根本所在,肾阳又称元阳、真阳,是肾脏生理功能的动力,也是人体生命活动的源泉。因此,所谓温阳主要是温肾阳,特别是对肾脏病变阳虚者。(现研究表明有肾阳虚见证者,其24小时尿17-羟排泄量普遍低于正常,用温补肾阳药物,使肾阳虚得到纠正后尿17-羟排泄量又恢复正常,临床症状亦相应好转。)治疗肾病常用的温阳法有以下几种:

1. **温补肾阳** 肾阳的虚衰不但影响体内各脏腑器官的功能和生育能力,且可由阳衰而导致阴盛产生各种病变,所以在肾病中温补肾阳是最常用的一种治法,其适应证比较广,如不育、阳痿、肾泄及其他有关肾阳虚衰的病症(现研究表明温补肾阳能提高垂体-肾上腺皮质系统的兴奋性)。常用的温补肾阳法可分刚剂回阳与柔剂养阳两类。刚剂回阳法适用于病急阳衰寒盛者,主要用附、桂等辛热刚燥之剂,柔剂养阳适宜于慢性肾阳衰微者,主要用肉苁蓉、巴戟天等辛温柔润之剂。

(1)肾病中常用的刚剂回阳方

回阳救急汤(《伤寒六书》方):肉桂、附子、干姜、人参、白术、茯苓、陈皮、甘草、五味子、半夏、麝香。功能回阳救逆,益气生脉。运用于阳衰寒盛,四肢厥冷,呕吐,小便少,脉沉微弱。现用以治肾功能衰竭并有周围循环衰竭或心力衰竭者。

参附汤(《正体类要》方):人参、附子。功能回阳益气固脱,适用于阳气暴脱,汗多肢冷,气促脉微,现多用于治疗心力衰竭、休克及慢性肾炎辨证属阳虚者,阳痿、不育等。(现研究表明参附注射液可明显增加离体兔心的冠脉流量,对乌头碱所致室性或室上性多种快速心律失常有显著治疗作用。)

肾气丸(《金匮要略》方):附子、桂枝(后人多用肉桂)、地黄、丹皮、山药、山茱萸、茯苓、泽泻。功能补益肾气。适用于虚劳不足,腰膝酸软,少腹拘急,小便不利或夜尿多、消渴。现用以治疗慢性肾炎,肾气丸和紫河车对消除蛋白尿有效,有以肾气丸治疗尿毒症,对促进肾功能恢复有一定的作用。(复方实验研究表明肾气丸对肾性高血压有降低血压作用,但对动物神经源性高血压无效。)肾气丸不是温补肾阳方剂,柯琴谓:"肾气丸纳桂、附于滋阴剂中十倍之一,意不在补火,而在微微生火,即生肾气也。故不曰温肾,而名肾气。"肾气丸在《金匮要略》中原方的药味与药量与后来各家的处方有不同,原方中附子和桂枝各一两,干地黄八两,《肘后方》为桂枝二两、干地黄四两。《外台秘要》为附子二两、桂枝三两,《千金方》、《太平惠民和剂局方》、《奇效良方》均将桂枝、附子量加倍。《血证论》为附子三两、桂枝二两,《太平惠民和剂局方》之后各著作中,将干地黄改为熟地黄,桂枝改为肉桂,由于药量和药味与原方不同,故其作用亦有所不同。《金匮要略》原文中有五条提到肾气丸,①中风历节篇:"八味丸治脚气上入,少腹不仁。"②血痹虚劳篇:"虚劳腰痛,少腹拘急,小便不利,八味肾气丸主之。"③痰饮咳嗽篇:"夫短气有微饮,当从小便去之,苓桂术甘汤主之,肾气丸亦主之。"④消渴小便不利淋病篇:"男子消渴,小便反多,以饮一斗,小便一斗,肾气丸主之。"⑤妇人杂病篇:"此名转胞,不得溺也,以胞系了戾,故致此病,但利小便则愈,宜肾气丸主之。"上述诸症皆为肾气亏虚的表现,无明显的阳虚寒证。气虚与阳虚有一定的区别,肾阳虚除有肾气虚的症状外,应有畏寒肢冷、小便清长、五更泄泻、舌淡、苔白、脉沉细迟等寒象。

(2)肾病中常用的柔剂养阳方

还少丹(《杨氏家藏方》方):肉苁蓉、巴戟天、楮实、小茴香、枸杞子、熟地、杜仲、怀山药、山茱萸、牛膝、石菖蒲、五味子、茯苓、远志。功能温肾补脾(着重于补肾)。适用于脾肾虚寒,不思饮食,肌体瘦弱,腰膝酸软,阳痿遗精,发热盗汗,牙齿浮痛等症。

赞育丹(《景岳全书》方):熟地、白术、当归、枸杞子、杜仲、仙茅、巴戟天、山茱萸、淫羊藿、肉苁蓉、韭菜子、蛇床子、附子、肉桂。功能补肾壮阳。适用肾亏阳痿、不育等症。

右归丸(《景岳全书》方):熟地、山药、山茱萸、枸杞子、菟丝子、鹿角胶、杜仲、肉桂、当归、附子。功能温补肾阳。适用于肾阳不足，腰膝酸软，畏寒肢冷，腹痛便溏，脉细，阳痿，不育，滑精等症。（动物试验表明，右归丸能改善和调节 B 淋巴细胞的功能，促进体液免疫。）

2. 温肾利水法　肾主水，司开阖，肾气从阳则开，从阴则阖，阴太盛则关门阖而水不利为肿，温阳法能鼓动肾阳，使开阖功能恢复，水液代谢正常进行，佐以利水之剂以增强利尿作用，使体内过多的水液从小便排泄而达到退肿目的。现实验证明，温肾法与利水法配合应用，可起到较好的利尿退肿效果，如温肾而不配合利水法，或利水而不用温肾法效果均不佳，温肾药能增加有效肾血流量，利水药有抑制肾小管重吸收的作用，温肾与利水药合用，既能增加肾血流量，使肾小球滤过率增加，又能使肾小管重吸收率降低，两者相辅相成，利尿作用显著。

常用的温肾利水方

真武汤（《伤寒论》方）：附子、茯苓、白术、芍药、生姜。功能温阳利水。适用于肾阳衰微，水气内停，小便不利，肢体浮肿。（现有用以治疗心衰病人属于水气凌心，用洋地黄效果不显时，配合真武汤往往获效。）

实脾饮（《济生方》方）：厚朴、白术、木瓜、木香、草果仁、大腹子、附子、茯苓、干姜、甘草。功能温肾阳，健脾行气利水。适用于脘腹胀满，纳呆便溏，小便短少，舌苔白腻，脉沉迟。（上两方现用以治疗慢性肾炎水肿。）

3. 温阳通腑法　肾阳衰微，不能气化，水液代谢失常，湿浊壅滞三焦除应用温阳利水法，使湿浊从小便中排泄，至后期尚须用温阳通腑方法以泄浊。

常用的温阳通腑方

大黄附子汤（《金匮要略》方）：大黄、附子、细辛。功能温阳通腑。适用于寒积腹痛便秘，手足厥逆，脉沉弦者。

温脾汤（《千金方》方）：大黄、附子、干姜、人参、甘草。功

13

能温阳祛寒通腑。适用于阳虚浊邪壅滞,泛恶,便秘,或久痢赤白,腹痛,手足不温,脉沉弦者。（上两方现用于慢性肾衰竭。）

4. 温阳散寒法　阳气虚衰,阴寒内盛,出现四肢逆冷,恶寒蜷卧,阴冷、阴缩等症,须用温阳散寒法。

常用的温阳散寒方

四逆汤（《伤寒论》方）:附子、干姜、甘草。功能回阳救逆散寒。适用于肾病中阴缩,四肢逆冷,治阴冷可加肉桂、胡芦巴、小茴香、补骨脂。（近有用四逆汤制成注射液抢救休克病人,使血压回升,心搏力增强,对肺心病、肺炎中毒性休克及脱水所致虚脱血压下降,注射后均使血压回升,持续 2～3 个小时,在血压升高同时,心跳亦强而有力。）

甘姜苓术汤（《金匮要略》方）:甘草、干姜、茯苓、白术。功能温阳散寒化湿。适用于肾虚寒湿内着腰部,阻滞经络,气血运行不畅而腰部冷痛重着,转侧不利。

（二）滋阴法

1. 滋益肾阴法　肾阴不足,不仅可出现头晕,耳鸣,咽干口燥,腰膝酸软,舌光红,脉细数等症,由于肾阴不足还可引起相火偏旺而产生各种病变;肾阴不足并可导致肝阴不足和肺阴不足,所以滋益肾阴是滋阴的根本治法。

常用的滋益肾阴方剂:

六味地黄丸（《小儿药证直诀》方）:熟地黄、山萸肉、山药、泽泻、茯苓、丹皮。功能滋阴补肾。适用于肾阴不足,腰膝酸软,足跟痛,头晕,目眩,耳鸣,遗精,消渴,舌燥喉痛,自汗盗汗等症。现动物实验表明六味地黄丸的作用,不仅限于促进肾脏的代偿,而且也能促进已有循环障碍的肾脏的排泄机能。（现有用六味地黄丸治食管上皮细胞重度增生有效。动物实验,其主要效应在于调动机体的抗癌能力。）

左归饮（《景岳全书》方）:熟地黄、山药、枸杞子、茯苓、山萸肉、炙甘草。功能补益肾阴。适用于肾阴不足,腰膝酸软,遗精,口燥咽干,盗汗等症。

2. 滋阴泻火法　肾为水火之脏,水亏则火炎,肾阴亏虚导致相火偏旺,阴阳不能维持平衡,出现遗精,强中,虚烦失眠,口干咽痛,盗汗,舌红少苔,脉细数等症。

常用的滋阴泻火方剂:

知柏八味丸(《医宗金鉴》方):六味地黄丸加知母、黄柏。功能滋阴泻火。运用于阴亏火旺,潮热骨蒸,腰背酸痛,虚烦不寐,梦遗,口干咽痛,小便短赤,大便秘结,舌红少苔,脉细数。(急性肾炎恢复期镜检血尿反复不止病例多有阴虚火旺现象,治疗用知柏八味丸。)

大补阴丸(《丹溪心法》方):黄柏、知母、熟地、龟板、猪脊髓。功能滋阴降火。运用于阴虚火旺,骨蒸潮热,烦热盗汗,足膝疼热。

通关丸,一名滋肾丸(《兰室秘藏》方):黄柏、知母、肉桂。功能滋肾通关。适用于热在下焦,小便癃闭。(用于治疗肾功能不全小便不利,辨证属阴亏下焦有热者,有一定的疗效。)

3. 滋阴利水法　水肿虽多由于肾阳衰微,气化失司,水液停聚所致,但亦可由于肾阴不足所致,盖阳无阴则无以化也,或因水肿而叠进利水之剂导致伤阴者,肾阴不足亦影响气化功能而水道不利,这需要用滋阴利水法。

常用滋阴利水方剂:

猪苓汤(《伤寒论》方):猪苓、茯苓、泽泻、阿胶、滑石。功能滋阴利水。适用于阴虚小便不利,口渴,心烦,尿血,小便淋沥涩痛等症。(肾炎治疗中水肿而血尿者可用本方。)

第二节　治疗肾病组药的应用

施今墨先生的对药经验很有价值,不仅按辨证论治的用药合理配合,并结合针对某些病症的专药组合,如苍术和玄参,可降低血糖,黄芪和山药可降低尿糖,在学习对药运用的

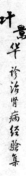

基础上,选用3味作用相同或不同性能的药物,配合成为一组药。相同作用或不同作用的药物组合,其目的,一是使其增强效力,一是减少副作用,一是针对病变的主要矛盾和同时出现的不同症状。组药作为专方专药,在临床上按辨证论治原则下再结合专方专药,以冀提高疗效。兹将在临床上治疗肾病常用的组药摘录如下。

一、白茅根,小蓟,荠菜花

白茅根:味甘,性寒,入肺、胃、膀胱经。功能清热利尿,凉血止血。治热病烦渴,吐血,衄血,小便不利,水肿,尿血。

小蓟:味甘,性凉,入心、肝经。功能:凉血止血,利尿。治尿血,衄血,吐血,崩漏等属于热证出血等。

荠菜花:味甘,性平,入足厥阴经。功能:利水止血。治水肿,血尿,乳糜尿,便血,血痢。

上述三药皆有止血利尿作用,对肾病水肿而血尿患者是适合的,特别是对急性肾炎属于热证者本组药利水消肿止血尿有较好疗效。

二、蒲黄,血余炭,茜草根

蒲黄:味甘,性平,入心、肝经。功能止血祛瘀,利小便。治衄血,咯血,吐血,尿血,便血。现有用蒲黄50~100g加入温水调成糊状放入口中含漱5~10分钟,一日3次,治疗白塞病口腔溃疡、舌肿痛有效。凡用于止血者以炒蒲黄为宜。

血余炭:味苦,性平,入肝、胃、肾经。功能祛瘀止血利尿。治吐血,衄血,便血,血淋,崩漏等。现有用血余炭研末吞服治产后尿潴留,有较好疗效。

茜草根:味苦,性寒,入肝、心经。功能凉血止血,活血化瘀。治热证出血,吐血,咳血,衄血,便血,尿血,崩漏,闭经等。现研究有配以豨莶草用于黄疸。具有抗自身免疫抑制γ球蛋白形成之功。又有用于白细胞减少症。

上三药皆有止血化瘀作用,凡出血者必有瘀,瘀不祛血不止,这一组药止血而不留瘀,且蒲黄和血余炭有利小便作用,凡尿血而小便不利者或有水肿者,则更为适宜。

三、黄芪,阿胶,仙鹤草

黄芪:味甘,性微温,入肺、脾经。功能益气升阳,固表止汗,利水消肿,托毒生肌。治内伤劳倦,气短乏力,脾虚泄泻,脱肛,自汗,盗汗,浮肿,痈疽溃久不敛等。

在肾病治疗中黄芪是首药,常用于以下四方面:①浮肿:以利水消肿;②蛋白尿:益气以摄精微;③黄芪配当归以益气养血;④肾病患者易感受外邪,常用玉屏风散,以黄芪为主,预防感冒。

阿胶,味甘,性平,入肺、肾、肝经。功能补血止血,滋阴润肺。治咳血,吐血,尿血,便血,崩漏,血虚虚劳等。

仙鹤草,味苦,辛,性平,入肺、肝、脾经。功能止血,补益,杀虫。治咳血,吐血,尿血,痢疾便血,崩漏,脱力劳伤,滴虫性阴道炎,用量15～30g。

上述三药组合有补气补血止血之功。在治疗肾病方面主要用于尿血日久,气血亏虚,血尿不止而乏力等。

四、参三七,琥珀,血余炭

三七,味甘微苦,性温,入肝、胃、心、肺、大肠经。功能散瘀消肿止痛。治各种出血证,跌仆,肿痛,胸痹,腹痛,癥瘕,闭经,痛经,疮疡,肿痛等。

琥珀,味甘,性平,入心、肝、膀胱经。功能镇静安神,散瘀止血,利水通淋。治惊悸失寐,血淋,尿血,癥瘕积聚等。

血余炭,味苦性温,入肝、胃经。功能:消瘀止血,利水。治各种出血证,吐血,鼻衄,便血,血淋,崩漏等。上述三药皆有散瘀止血功能,且琥珀与血余炭有利水作用,对尿血是适合

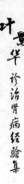
的,尿血是水道出血,不但要化瘀止血且要利水。临床应用于治疗各种病症的尿血。

五、金雀根,扦扦活,落得打

金雀根,味苦、微辛,性平,入肝、脾、肾经。功能活血通络,益气健脾。治体虚乏力,浮肿,风湿痹痛,跌打损伤。

扦扦活(接骨木),味甘、苦,性平。功能活血通络,祛风利水。治风湿痹痛,腰痛水肿,跌打损伤,瘾疹。

落得打(积雪草):味苦、辛,性平,入肝、脾、肾经。功能活血消肿,清热利湿。治跌打损伤,湿热黄疸,痈肿疮毒。

上述三药组合具有益气活血、祛风利湿之功,临床应用于治肾炎由于风邪入肾,湿阻瘀滞导致浮肿、蛋白尿。

六、制大黄,土茯苓,王不留行子

制大黄,味苦,性寒,入肾、大肠、肝、脾经。功能攻积滞,清热解毒,泻火凉血祛瘀。治食积便秘,湿热瘀阻黄疸,淋证,咽喉肿痛,呕血、衄血、便血、尿血,热毒痈疮,丹毒、烫伤,癥瘕积聚,跌打损伤等,对肾病治疗常用以治疗肾功能衰竭。

土茯苓:味甘、淡,性平,入肝、胃经。功能清热除湿,解毒泄浊。治梅毒、淋浊、疮癣、汞中毒等。在肾病治疗中常用于尿路感染、肾功能衰竭。

王不留行子:味苦,性平,入肝、胃经。功能活血通经,下乳,消痈,通淋。治经闭,腹痛,乳汁不通,小便不利。用量:15～30g。

上述三药组合具有解毒泄浊、祛瘀利湿之功,用于治疗慢性肾衰湿浊瘀毒蕴阻的邪实证。

七、制大黄,桃仁,茜草根

制大黄:见前。

桃仁:味苦,性平,入心、肝、大肠经。功能活血祛瘀,润肠通便。治痛经,闭经,癥瘕,肿痛,肺痈,肠痈,肠燥便闭。

茜草根:见前。

凡出血必有瘀,《金匮要略》中有下瘀血汤,用大黄、桃仁、䗪虫,是一张祛瘀重要方剂,三味皆是活血祛瘀之品,用其中大黄、桃仁活血化瘀,加入茜草的凉血止血,以治疗尿血日久不止而有瘀阻证者。

八、黄柏,土茯苓,生地榆

黄柏:味苦,性寒,入肾、膀胱经。功能清热燥湿,泻火解毒。治湿热痢疾、泄泻、黄疸、淋证、口舌生疮、痈疽疮毒,皮肤湿疹等。

土茯苓:味甘、淡,性平,入肝、肾经。功能清热解毒利湿。治湿热疮毒、湿疹、杨梅恶疮、湿热淋、风湿痹痛。

生地榆:味苦,性微寒,入肝、胃、大肠经。功能凉血止血,解毒敛疮。治各种出血症、吐血、咳血、便血、尿血、痔疮出血、血痢、崩漏等,用于止血则炒炭。

上述三药配合应用有清热解毒、利湿止血之功,临床应用治疗尿路感染,湿热毒蕴阻,小便频数淋沥疼痛,或有发热者。

九、络石藤,红藤,忍冬藤

络石藤:味苦,性凉,入心、肝、肾经。功能祛风通络,凉血消痈。治风湿痹痛,筋脉拘急,咽喉肿痛,疔疮肿毒等。

红藤:味苦,性平,入大肠、肝、肾经。功能清热解毒,活血祛风。治肠痈、乳痈,风湿痹痛等。

忍冬藤:味甘,性凉,入心、肺经。功能清热解毒通络。治风湿热痹,疮痈肿毒等。

以上三药组合具有祛风清热、活血通络、消肿止痛作用,用以治疗痛风关节肿痛。

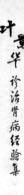

十、鬼箭羽,虎杖,鬼针草

鬼箭羽:味苦,性寒,入肝经。功能破血通经。治经闭癥瘕,风湿痹痛,跌打损伤。

虎杖:味苦,性寒,入肝、胆、肺经。功能活血通经,清热解毒,利湿退黄。治经闭,产后恶露不下,风湿痹痛,湿热黄疸,淋证。

鬼针草:味苦,性平,入肝、肺、大肠经。功能清热利湿,化瘀止血。治湿热下利,黄疸,咽喉肿痛,便血,尿血。

上述三药,性味苦寒,皆有清热利湿、活血通经之功,可以治代谢综合征,湿热瘀蕴阻病症。药理研究表明,鬼箭羽有降血糖作用,虎杖有降尿酸作用,鬼针草有降脂作用。

十一、急性子,王不留行子,冬葵子

急性子:性温,味辛,入肝、脾、肾经。功能行瘀降气,软坚散结。治经闭痛经,产后胞衣不下,噎膈,痞块,骨鲠等,现有用以治疗贲门癌。

王不留行子:性平,味苦,入肝、胃经,功能活血通经,下乳消痈。治经闭,经行腹痛、乳汁不通,乳痈,痈肿,淋证等。古人谓王不留行子走而不守,血瘀不行得此则行,可治经闭,小便不利。

冬葵子:味甘,性寒,入大肠、小肠、膀胱经。功能利水消肿,下乳。治二便不通,水肿,乳汁不行,乳房肿痛等。

上述三药皆有通利作用,合用后可增强效用,化瘀通经,利水通淋,并能软坚散结,临床用于泌尿系结石,排尿困难,淋沥不爽等症。

十二、益智仁,桑螵蛸,覆盆子

益智仁:味辛,性温,入脾、肾经。功能开胃摄唾,固精缩尿。治涎多,小便余沥,夜尿多,遗精,遗尿,腹中痛。

桑螵蛸：味甘，性平，入肝、肾、膀胱经。功能固精缩尿，补肾助阳。治遗精早泄，尿频，小便失禁，遗尿。

覆盆子：味甘、酸，性微温。功能补肝益肾，固精，缩尿，明目。治阳痿，早泄，滑精遗精，尿频遗溺，目视昏暗。

上述三药具有益肾缩尿、固精之功，常用于肾虚尿频，尿失禁，遗尿遗精。

第三节　大黄是治疗肾病的要药

大黄是一味治疗急、慢性疾病的重要中药，临床应用不仅内服，且可作为外用药，由于大黄治疗各种疾病多有佳效，故历代医家应用比较多，查阅历代各家方剂5000张，其中用大黄的方子245张，近20分之一，说明应用大黄的方剂是比较多的，尤其是张仲景《伤寒论》、《金匮要略》一百多张方剂中，用大黄的有30多张，可见历代各医家用大黄之多，治病范围之广泛。

大黄产于四川、甘肃、青海等地，性寒味苦，临床上应用以实证、热证为主。

功能：①攻积导滞：配以枳实、厚朴、芒硝等；②清热解毒：配以黄芩、黄连、黄柏等；③凉血祛瘀：配以桃仁、水蛭、虻虫等。

应用于热结胸腹胀满，大便秘结，湿热痢，热淋，黄疸，水肿，目赤，咽喉肿痛，口舌生疮，胃热呕吐，吐血，衄血，便血，尿血，经闭，产后儿枕腹痛，癥瘕积聚，跌打损伤，热毒痈疡，丹毒烫伤。

一、大黄的现代药理研究

现代药理研究认为大黄有以下方面的作用：①在消化系统方面有导泻、利胆、保肝、抗胃和十二指肠溃疡作用；②抗菌、抗病毒作用；③抗肿瘤作用；④抗炎作用；⑤止血作用；

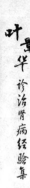

⑥降脂作用；⑦利水作用。

现代多家临床报道以大黄为主治疗的常见病有：急性腹膜炎，急性肠梗阻，急性胆囊炎，胆石症，急性肝炎，急性肠炎，菌痢，上消化道出血，咳血，衄血，高脂血症，急性扁桃体炎，急性复发性口疮，前列腺炎，酒渣鼻，急性腰扭伤，烧烫伤。大黄在治疗肾病方面是一味要药，用于慢性肾衰竭，对早中期肾功能不全有疗效，能改善症状，使肌酐、尿素氮有所下降。

二、大黄治疗肾病的现代研究

大黄治疗肾病的主要成分有大黄酸、大黄素、大黄醇、大黄蒽醌、鞣酸等。现研究大黄治疗肾病的作用有以下几方面：

1. 大黄对系膜细胞增殖有强烈的抑制作用　系膜细胞增生是多种肾小球疾病的主要病理变化，系膜细胞增殖及其分泌的细胞外基质沉积，是导致肾小球硬化的重要因素之一。

2. 抑制成纤维细胞增殖　肾间质纤维化是导致慢性肾衰竭的主要原因之一，成纤维细胞为肾间质的主要重构细胞，也是分泌细胞外基质的重要细胞，在肾间质纤维化起着重要作用，通过实验证明大黄有抑制成纤维细胞增殖作用。

3. 大黄可减轻内皮细胞损伤，保护肾功能　内皮细胞损伤是高血压肾病、血栓性微血管等肾脏损害的病理特点，是糖尿病血管并发症形成的基础，实验发现大黄可使大鼠肾组织血糖素含量降低，通过抑制环氧化酶代谢产物合成而改善肾血循环，减轻内皮细胞损伤，大黄素可以通过改善脂质代谢而改善内皮细胞功能，从而延缓肾病变的进展。

4. 抑制肾代偿肥大和残余肾的高代谢水平　慢性肾脏病均主要表现为肾小球高灌注，高滤出，高压力状态，肾脏细胞肥大，这种高代谢状态是慢性肾脏病进展的重要因素，实验表明，大黄能减轻肾脏高滤过，抑制肾脏细胞肥大，抑制残余肾高代谢水平，从而保护残肾功能。

5. 大黄有纠正脂质代谢紊乱作用　脂质代谢异常是慢

性肾脏病变的临床表现之一,也是慢性肾脏病进展因素之一,除肾病综合征脂质代谢紊乱,一般在肾小球滤过率降至50ml/min时即出现,糖尿病肾病可能出现得更早,脂质代谢紊乱与终末期肾衰患者的心脑血管并发症有密切关系,有人发现大黄酸能改善慢性肾衰患者脂质代谢紊乱,降低血清总胆固醇及甘油三酯水平,动物实验也证实有降脂作用。

6. 大黄可以改善机体代谢紊乱

(1)可以明显调节氮质代谢,减少尿素氮的合成原料,抑制尿素的生成,增加肌酐、尿素氮的排泄。

(2)可以促进水钠的排泄,减轻高血钾症状,减少肠道对磷的吸收,减轻高磷血症。

三、大黄临床应用的几个问题

1. 大黄的炮制问题　大黄主要含有蒽醌类衍生物(包括大黄酚、大黄酸、大黄素、芦荟大黄素甲醚)和二蒽酮衍生物(包括番泻苷 A、B、C、D),此外尚含有鞣质,经炮制后对这些成分有影响。

大黄炮制历代有多种,如九蒸九曝、酒洗、浸泡、醋炒、制炭等,明代《本经明鉴》欲使上行颈项经络,酒浸达巅顶上,酒洗至胃脘中。如欲下行,务分缓速,欲速生用,投滚汤一泡便服,欲缓宜熟,同诸药久煎方服。《药品衍义》生用则能速通肠胃。历代医家已认识到生大黄较为峻烈,熟大黄较为力缓。

现代大黄炮制法(《全国中药炮制规范》)有以下几种:生大黄、酒大黄(炒)、熟大黄(蒸)、大黄炭,醋大黄(炒)。

现代研究,大黄经酒炒后,结合性蒽醌有所减少,泻下作用弱于生大黄,熟大黄(炖蒸)结合性大黄酸显著减少,鞣质只减少了一部分,因此泻下作用缓和,收敛力亦有所减弱,增强了活血化瘀和清热解毒之力。

大黄炒炭后,其结合大黄酸大量破坏,鞣质仅部分破坏,且炭有吸附作用,因此泻下作用减弱而收敛和吸附作用则相对增强,有止血止泻功效,从炮制情况来看,大黄炮制后鞣质破坏比较少,现认为大黄所含鞣质有降低肌酐、尿素氮作用,因此大黄治疗肾衰,生的与炮制后皆有治疗作用,但对患者大便不通畅可用生大黄,大便通畅可用炮制的。

2. 大黄治疗慢性肾病的使用方法　慢性肾病是一类比较难治之病,大黄治疗肾病有作用,但仅单味应用,不能兼顾多方面的问题,不易取得疗效,故应按辨证配合其他药物,不仅可以取得疗效,且可减少副作用。

用大黄除内服外,尚可作保留灌肠及外治法,临床上用大黄为主煎汤做保留灌肠,治疗慢性肾衰的报道很多,外治法治疗慢性肾衰是脐疗,我们常用以大黄为主的肾衰膏,或单用大黄粉脐疗用以治疗便秘,还有用大黄配以黄栀子、大蒜敷肾区以治疗肾病水肿,也可以大黄配解表活血之剂足疗治疗肾衰。

3. 应用大黄的剂量　用大黄治疗肾病的剂量,多家报道不一,用量少可每日10g,多可30～40g,实热证治疗有人用至50g,主要应根据病情和患者体质情况,一般用10～20g,年龄大而体弱者在用生大黄时剂量不宜过多,以防泻下过度,若大便秘结用大黄未能达到通便多可与玄明粉同用。

4. 大黄长期应用是否耗伤正气　大黄是攻下之品,传统观点不能久用,攻下之剂易伤正气,在慢性肾衰治疗中大黄是常用的主药,近年来多家报道有两种情况,一种情况是用大黄一月后病情加重出现畏寒明显,有阳虚表现,一种是长期应用大黄随着病情好转,正气渐恢复,这两种情况与患者体质强弱和病情轻重有一定的关系,多年来临床观察在治疗慢性肾病长期应用大黄,一般很少发现有不良反应,慢性肾衰病人皆为虚实夹杂证,大黄应用按辨证多与扶正之剂合用,不少病例连续应用大黄多年未见有明显耗伤正气的症状,少数病例检查结肠有黑变病,有报道动物实验不同剂量的大黄60天均存在结肠黑变病,结肠黑变病(MC)是一种黏膜色素沉着,多数学者认为结肠黑变病由于长期应用泻剂及便秘相关,特别是蒽醌类泻药是结肠黑变病的主要原因,有研究指出 MC 与结肠肿瘤、息肉存在一定关联,但其确切的机理尚不明了。

第四节 软坚散结法在慢性肾衰竭的应用和理论探讨

软坚散结法是治疗浊痰血瘀等积聚而成结块等诸证的方法。见到或触及坚著不移的有形肿块为癥积。《临证指南医案·癥瘕》谓:"治癥瘕之要,用攻法,宜缓宜曲;用补法,忌涩忌呆。"说明软坚散结法主要治疗癥积。

一、软坚散结法在慢性肾衰竭中运用的理论基础和地位

慢性肾衰竭的病理基础是肾小球硬化和间质纤维化,借助现代科技如光镜、电镜等手段,可检测到肾脏的形态学改变,如细胞外基质积聚、球囊粘连、血管襻闭塞、局灶或节段性小球硬化与间质纤维化,以及肾瘢痕形成。按中医之见到有形肿块为癥积的传统四诊理论,此可以作为肾内的微癥积形成,而肾小球系膜细胞及其基质的增生等微小病变,是一个由瘕聚逐渐发展为癥积的过程。肾为一身之本,元气之根,内寓元阴元阳,有主藏精、司气化等功能。癥瘕积聚能导致肾体受损,肾用失司,肾脏封藏、主水等功能失调则出现尿浊(蛋白尿)、水肿等症;癥瘕不除,病变持续进展,则肾体劳衰,体衰用竭,精血不生,元气衰败,浊毒内停,更伤气血,循环往复,终而五脏俱损,升降失常,三焦壅滞,水湿浊毒泛滥,成为危及生命的关格重症。

中医素有"久病多瘀"之论,现代医学研究也证实:肾脏疾病常有微循环障碍及机体处于高凝状态,影响肾脏的能量代谢、肾血流及肾功能。活血化瘀药物能有效地改善机体微循环和高凝状态,有效地改善肾血流和肾功能,因而活血化瘀法被广泛运用并始终贯穿于该病治疗的全过程。但是,慢性肾

衰竭的成因广泛，由糖尿病肾病、痛风性肾病等导致的慢性肾衰竭的比例不断上升，此不同于一般的血脉瘀滞。如糖尿病微血管并发症"微型癥积形成"学说认为，糖尿病微血管并发症实质上是消渴病治不得法，伤阴耗气，痰郁热瘀互相胶结，形成微型癥积，由瘕聚渐成癥积的过程。病理情况下，肾小球系膜细胞外基质的增生积聚，是一个由瘕聚逐渐发展为癥积的过程。治疗的关键，应在重视活血化瘀的基础上，强调软坚散结治法，以阻止其微型癥积的形成，防止瘕聚不断发展成癥积，我们认为"软坚散结"可以促进"活血化瘀"，"活血化瘀"也可促进"软坚散结"。这是治疗方法的核心，也是治本之法。

二、软坚散结法在慢性肾衰竭各期的运用与配伍

前人对癥积的辨证论治经验，为我们治疗肾内微癥积提供了十分宝贵的经验，即消补兼施、痰瘀同治的总则。虚为慢性肾衰竭的本质，但由于日久郁结渐深，或为痰浊凝聚，或为瘀血阻络，或两者兼而有之，渐而发生形质改变，可谓根深蒂固，加之毒难除去，单一的途径如一味扶正或一味攻邪都难以奏效，必须辨证准确，处方用药切中病机，多途径治疗，才能达到扶正祛邪。临床上根据形成癥积过程中痰郁热瘀的存在，我们习用有化痰、解郁、清热、化瘀散结作用的莪术、鬼箭羽、夏枯草、山楂、山慈菇、水蛭、大黄、海藻、昆布、牡蛎等，这些药中，有的着重活血软坚，有的着重化痰软坚，有的着重消积软坚，有的兼有行气作用，有的兼有清热作用，有的兼有泄浊解毒作用，多兼有通经活络作用，有利于慢性肾衰竭的预防和治疗。

西医学依据肾功能损害程度，将慢性肾衰竭分为四期，肾功能代偿期、氮质血症期、肾功能衰竭-尿毒症早期、肾功能衰竭终末期-尿毒症晚期。前两个阶段尚属早期，病变轻，正虚不甚，湿浊瘀毒潴留尚浅，是治疗的关键时刻，在此病变过程中本虚与邪实始终贯穿，辨证须分清标本缓急，病变进展中，

当感受外邪时多表现为邪实为主,治以祛邪为主,佐以扶正软坚,可用海藻、牡蛎、昆布等;病情较稳定期,无邪气侵扰则表现正虚为主,治宜扶正为主,佐以化瘀软坚如水蛭、夏枯草等,标本兼顾,攻补兼施,根据辨证的不同情况,或偏重治本,或偏重治标,而软坚散结施于始终。后两个阶段,病属晚期,病情复杂,变化多端,治疗不能靠一种治法来解决所表现的各种症状,而应采取综合措施多途径给药,以提高治疗效果。我们以肾衰方(生大黄、土茯苓、徐长卿、王不留行子、半夏、陈皮、夏枯草等)辨证加减,同时配以丹参针剂、大黄、生牡蛎煎汤保留灌肠,肾俞穴外敷及脐疗以外治,内服与外治相结合以提高疗效。根据慢性肾衰竭病人正气亏损,脏腑功能衰败、湿浊瘀毒蕴阻的主要病机,用扶正解毒、活血化瘀、软坚散结、利湿泄浊之肾衰方经 97 例临床观察,效果良好。中医学认为,慢性肾衰竭为本虚标实之证。脾肾阴阳衰惫是本,浊邪内聚成毒是标。浊为阴邪,瘀久成毒,互相胶结于肾络,形成微型癥积,故应注意祛邪降浊,并软坚散结,以降浊排毒之生大黄、生牡蛎及软坚散结之卫茅、山慈菇、水蛭等。在尿毒症期,口服中药同时,给予中药保留灌肠排毒。

三、病案举例

患者蔡某,女性,55 岁。2005 年 3 月 17 日初诊,诉下肢乏力,大便溏薄,夜尿偏多,每夜 3～4 次,回顾病史于 2004 年 11 月起下肢出现浮肿,当时 B 超示:右肾 80mm×41mm,左肾 108mm×50mm,进一步检查:肌酐(CR)180μmol/L,尿素氮(BUN)10.10mmol/L,尿酸(UA)457mmol/L,尿蛋白(++),尿糖(±),血糖 16.66mmol/L,24 小时尿蛋白定量 2.98g,BP 140/80mmHg。舌红,苔腻,脉沉。

诊断:糖尿病肾病,慢性肾衰竭,失代偿期。中医诊断:水肿(脾肾亏虚为本,湿浊瘀阻为标)。

治法:化湿清利,软坚活血。

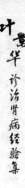

处方:黄柏 10g,石韦 30g,土茯苓 30g,制大黄 15g,王不留行子 30g,陈皮 10g,皂角刺 30g,炙僵蚕 15g,落得打 30g,炒白术 15g,芡实 30g,鬼箭羽 30g,炒楂曲 30g,五味子 6g。服药四周。

4月21日复诊,乏力消失,大便转实,浮肿已退,腰酸减轻,复查:CR 下降至 151μmol/L,BUN 7.5mmol/L,舌红稍黯,苔薄,络脉粗,脉沉。

辨证分析:湿热已去,脾肾不足,浊毒内留,故益肾健脾,软坚活血。

处方:黄芪 30g,白术 15g,石韦 30g,黄芩 10g,黄柏 10g,制大黄 15g,鬼箭羽 30g,王不留行子 30g,皂角刺 30g,落得打 30g,土茯苓 30g,炙僵蚕 15g,陈皮 10g,砂仁 3g。

8月15日随访,药进两个月,症状好转,自觉轻松,浮肿退净,腰酸不作,纳可便调,复查:CR 进一步降至 131μmol/L,BUN 9.10mmol/L,UA 418mmol/L,血糖 8.35mmol/L。舌淡红,苔薄质稍黯,脉沉细。邪去正虚,调补为主,益肾清利,活血软坚。

处方:黄芪 30g,丹参 30g,灵芝 30g,黄芩 12g,制大黄 15g,炙僵蚕 15g,王不留行子 30g,夏枯草 10g,莪术 10g,落得打 30g,桑寄生 30g,土茯苓 30g,枳壳 10g,白花蛇舌草 30g,黄柏 10g,鬼箭羽 30g。

四、理论探讨

慢性肾衰竭患者,病久素体较弱,初诊湿邪易侵,并留滞下焦,不易清化,其湿滞之外,尚有痰瘀存在,故治疗之始必在清化同时顾及痰瘀,本方以知母、黄柏、土茯苓为君,清热化湿,以制大黄、泽兰叶、皂角刺、王不留行子、鬼箭羽等为臣,活血化瘀,软坚散结,佐以徐长卿、茯苓祛风行湿,同时配以理气之品为使,引药达所。邪去正虚,湿滞仍存,久痰难消于一时之间,故益肾为主的黄芪、桑寄生、灵芝与软坚活血之王不留行子、莪术、夏枯草等相配运用,稍佐清热解毒之黄芩、白花蛇舌草,理气为使,共奏疗效。研究证明,临床常用化痰软坚散结药物不仅能软坚散结,消除肿块,尚有泻火泻热,抑制病毒、肿瘤作用。现代药学研究显示本类药物具有抗凝、降酯、抗氧化及调节免疫的功能,可促进纤维蛋白溶解,减少血小板凝聚,有利于增生性病变的转化和吸收,并可促进废用肾单位逆转,修复已损组织,抑制肾小球萎缩。研究表明,莪术能增加肾小球的血灌注流量,改善微循环,并抑制炎症反应,延缓肾间质纤维化,从而改善肾灌注,减轻肾间质损伤,延缓间质纤维化,改善肾功能。

第五节 应用黄连的经验

叶老六十多年行迹医林,对内科常见病和疑难病积累了丰富的经验。应用黄连一药也有其新的见解。叶老在黄连的用量用法以及给药途径上,有其独特的一面,有时超常规量用,有时仅用微小量,有时装胶囊后服,有时亦用保留灌肠,不同的病情,灵活运用,屡屡收效,现举例如下。

一、肺脓肿

患者女性,19岁,工人。因发热咳嗽、左侧胸痛4天,而于1959年7月9日入院,咯痰黄黏稠,左侧明显胸痛,大便6~7天未解,纳呆,汗出不多,口干引饮,查体发现,体温39.6℃,热性病容,精神委靡,语颤增强,心率108次/分,律齐,无杂音,舌质红,苔薄腻,脉稍数。血常规化验:白细胞$10×10^9$/L,中性0.83,血沉94mm/h,痰培养有柠檬色葡萄球菌。X线摄片:左肺上野大片密度增深阴影,中央透明区有液平面,诊断为肺脓肿。叶老用治疗肺脓肿的经验方复方鱼桔汤,服药5天,高热不退,持续在39~40℃,咳嗽增剧,痰如脓样,病势在进展,热毒邪盛,应加重清热解毒药,每日加用黄

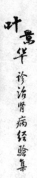

连 15g，研末装胶囊，分 4 次吞服，两天后发热下降至 38℃，5天后热退清，咳嗽咯脓痰减少，继续服药 2 周，症状消失，改用清养补肺之剂，又一个月后，X 线摄片复查，左上肺炎性浸润已吸收，唯空洞尚未闭合，患者一般情况良好，于 1959 年 10月 13 日出院，两个月后再次 X 线摄片复查，左上肺空洞已消失。仅遗留索状阴影。叶老的经验，热毒邪盛期，非黄连不可，黄连清热解毒最妙。患者年轻邪盛可超剂量用，装胶囊可以减轻其味苦、难服的副作用。也符合现代药理的研究，黄连具有抗菌作用，而且在抗生素无效的情况下，用大剂量黄连配合复方鱼桔汤，治疗肺脓疡，在叶老的临床验案中，也屡见不鲜。

二、肺炎

陆某，男性，23 岁，农民。因恶寒发热 3 天、咳嗽 1 天而住院治疗，起初恶寒发热，鼻塞头痛，2 天后咳嗽，左侧胸痛，发热增高至 39℃，大便秘结，查体：左下肺叩诊稍浊，语颤增强，呼吸音减低，胸部 X 透视为左下肺炎，舌质红，苔薄黄，脉滑数。辨证为外感风温之邪犯肺。治拟清解通腑，用黄连 5g研末，装入胶囊，分两次吞，金银花 30g，鱼腥草 30g，鸭跖草30g，野荞麦根 60g，黄芩 15g，生大黄（后入）9g，广郁金 10g，细柴胡 10g，每天 2 剂，并用黄芩苷 30ml 加入 5％葡萄糖注射液水中静滴。服药 2 天，大便解，热退至 36.9℃，咳嗽，咯铁锈色痰，胸痛减轻，前方去细柴胡，改为每日 1 剂，连服 3 天，咳嗽少，痰血止，肺部体征消失，胸部 X 线透视复查，肺部炎症基本消散。叶老认为外感热病，温邪上受，首先犯肺，肺与大肠相表里，故便秘者为多，通腑泄热，首当其冲，黄连清热解毒必不可少。

三、尿毒症

张某，女性，35 岁。慢性肾炎病史 10 年，进入氮质血症期2年。近1周以来,头晕加剧,恶心呕吐,难以进食,胸闷不舒,眼面虚浮,精神萎靡,检查贫血貌,面色晦黯,全身轻度浮肿,血压150/90mmHg,血清肌酐620μmol/L,尿素氮21mmol/L,血常规:红细胞$2.43×10^{12}$/L,血红蛋白6.8g/L,血清肌酐清除率21%,舌质淡黯,苔薄黄腻,脉细弦。系久病,脾肾二虚,气滞血瘀,湿热内阻,急则治标,先拟清热和胃降浊。处方:黄连3g,紫苏15g,陈皮10g,半夏10g,土茯苓30g,枳实10g,生大黄(后入)10g,泽泻30g,川朴6g,苍术15g,甘草4g,广郁金12g,白蒺藜15g,另生大黄10g,生牡蛎30g,煎汤保留灌肠,肾衰膏脐疗,丹参注射液加葡萄糖注射液静脉滴注。治疗10天后,血压正常,恶心、呕吐消失,胸闷缓解,大便日行2~3次,能进食,面色明显好转,复查血清肌酐420μmol/L,尿素氮15.6mmol/L。以后改用健脾益肾、祛风活血泄浊治疗,病情渐渐好转。叶老在治疗中应用黄连,主要取其清中焦湿热,和胃止呕,故用量非小不可,药到呕止,为继续接受中药治疗创造条件,同时黄连还可以解毒,配合大黄等药,使肌酐、尿素氮下降,改善了肾功能。现代药理研究证实,黄连有明显的镇吐作用,不但能增强胃黏膜的抵抗力,而且有抑制胃酸分泌的作用。

四、心动过速

何某,男性,65岁,退休工人。冠心病史5年,经常胸闷心悸,伴有阵发性加剧,口干口苦,烦热面红,失眠,检查:心率104次/分,律齐,偶发早搏,血压正常。心电图示:窦性心动过速,心肌供血不足。舌质红,苔薄黄腻,脉细数,曾用黄芪注射液静脉滴注,胸闷心悸反而加剧,叶老认为,痰热内蕴,心火偏旺,耗气伤阴,治拟泻心火,清痰热,益气阴。处方:黄连3g,陈皮10g,半夏10g,茯苓10g,广郁金12g,全瓜蒌15g,麦冬10g,太子参15g,生地15g,丹参10g,生甘草4g。药后三天,胸闷心悸好转,心率明显下降,80次/分左右,两年来,未服西药,长期用黄连配合其他中药治疗,病情稳定,偶有情绪不稳而心率加快。叶老认为该患者心火亢盛,久则耗气伤阴,故用之。黄连从古到今是一味降心火的好药,结合现代药理,黄连对心肌收缩力有增强作用,可治疗多种类型心律失常,尤其对心动过速、偶发室早,效果更好,说明中医的辨证治疗是有客观科学依据的,需要进一步探索。

五、神经官能症

王某,女,24岁。平素体健,近半年来,胃中烧灼感,腹部作胀,时轻时重,口干口苦,环境和情绪的改变可致腹胀加剧,嗳气频频。检查未发现明显阳性体征,胃肠摄片正常。近来形体消瘦,腹胀嗳气加剧,精神紧张,情绪焦急,心烦失眠,舌红,苔薄腻,脉稍数。服中药四七汤出入,同时用镇静剂后,症状加重。叶老认为胃气上逆,升降失常,痰热扰心。治拟清热理气,和胃降逆。处方:川连1.5g,川朴6g,半夏10g,青、陈皮各10g,枳实10g,旋覆花10g,代赭石15g,佛手6g,沉香曲10g,夜交藤30g,药后三天,胃中烧灼感明显好转,能入睡,继续服药两周,症状缓解。小剂量黄连,泻心火,清湿热,通心胃等,对证下药,故效佳。

六、临床体会

黄连始载于《神农本草经》,为重要的传统中药,沿用近300年而不衰,近代科学研究也近70年。黄连苦涩,入心、肝、胆、胃、大肠经,是一味清热燥湿、泻火解毒的妙药,古人认为主要泻心火,清中焦之湿热,《珍珠囊》中认为黄连其用有六:泻心脏火,一也;去中焦湿热,二也;诸疮必用,三也;去风湿,四也;治赤眼暴发,五也;止中部见血,六也。可见用途之广。药理研究,黄连对痢疾杆菌、伤寒杆菌、大肠杆菌、绿脓杆菌以及葡萄球菌、溶血性链球菌、肺炎双球菌、结核杆菌等均有较强的抗菌作用,尤对痢疾杆菌作用最强。近年又有新的发现,认为有降血压、降血脂、降血糖、抗血小板凝聚、抗心律失常、镇吐及抑制胃酸分泌等作用。叶老在临证中善用黄连,依病情的轻重,剂量有大小,特别对肺脓疡、肺炎、尿路感染、尿毒症、菌痢等重急证的应用,屡屡取效。黄连味苦,难以进药,叶老50年代即采用装胶囊的方法,避免苦味难服的副作用,并且可以大剂量分次服用,使体内维持有效浓度,改变了中药一日二剂的常规,促进疗效。我科黄连粉装胶囊,取名为消炎丸,临床应用20年,为急症病人能及时定量用药开辟了途径。对于口服有困难者,采用保留灌肠,直肠吸收,减少胃的刺激,同样能达到治疗目的,这也是叶老多年来的经验之一。

第六节　运用滋肾通关丸治疗泌尿系统疾病的经验

滋肾通关丸又名通关丸、滋肾丸、通关滋肾丸。来源于《兰室秘藏》卷下。药物组成:黄柏、知母、肉桂。主治:热在下焦血分,口不渴而小便闭。肾虚蒸热,脚膝无力,阴痿阴汗,冲脉上冲而喘及下焦邪热。《医方集解》解方:肾中有水有火,水不足则火独治,故虚热;肝肾虚而湿热壅于下焦,故脚膝无力,阴痿阴汗;冲脉起于三阴之交,直冲而上至胸,水不制火,故气逆上而喘,便秘不渴。治当壮水以制阳光。黄柏苦寒微辛,泻膀胱相火,补肾水不足,入肾经血分;知母辛苦寒滑,上清肺金而降火,下润肾燥而滋阴,入肾经气分,故二药每相须而行,为补水之良剂;肉桂辛热,假之反佐,为少阴引经,寒因热用也。《古方选注》解方:《难经》关格论云:关则不得小便。口不渴而小便不通,乃下焦肾与膀胱阴分受热,闭塞其流,即《内经》云无阴则阳无以化也。治以黄柏泻膀胱之热,知母清金水之源,一燥一润,相须为用;佐以肉桂,寒因热用,伏其所主而先其所因,则郁热从小便而出,而关开矣。

一、尿道综合征

李某,女,45 岁。2003 年 10 月 16 日初诊。5 年前患者无明显原因出现尿频、尿急、尿痛之症,服三金片、环丙沙星等药物好转而停药。后因感冒,前述症状复作,继服前药无效,症状逐渐加重,小便不畅,时有烧灼疼痛,并牵扯小腹拘急疼痛,自觉尿道口似有物堵塞,整日坐立不安,严重影响工作和生活。曾在市内多家医院就诊治疗,先后用抗菌药物口服、静注,并于外阴擦雌性激素、环丙沙星等软膏仍无效,多次实验室检查尿常规均提示正常,中尿段培养阴性。遂至叶老特需门诊治疗。患者小腹以及会阴部坠胀疼痛,腰部酸痛乏力,舌质红,脉弦细而稍数。辨证为肾阳衰微,下元虚寒,湿热痰瘀,阻塞水道之不通。治以调补肾中阴阳并清热利湿。方用滋肾通关丸加味,处方:知母 15g,黄柏 15g,肉桂 3g,山萸 15g,山药 15g,茯苓 15g,丹皮 15g,泽泻 15g,三棱 15g,莪术 15g,桃仁 15g,瞿麦 20g,萹蓄 20g,橘核 15g,荔枝核 15g,台乌药 15g,小茴香 15g。水煎,日 1 剂,早晚温服。服药 14 剂,尿频、尿急、尿痛症状明显缓解,但仍不甚通畅,腰酸痛,小腹及会阴胀痛大减,精神增,大便正常。嘱继服此方。再服 14 剂,排尿基本通畅,但仍有尿频、尿等待、尿线细、尿分叉现象,偶尔觉小腹会阴部坠胀,大便日一次,排出顺利。连续 10 次复诊,以上方加减化裁,共服药 80 余剂,诸症消除,小便恢复正常,随访 1 年,无复发。

按:尿道综合征出现尿频、尿急、尿痛之症,但小便常规及中段尿培养均正常。往往疾病时间较长,久病致虚,肾虚气化失常,脾虚中气下陷,故不可一味运用清化理气之品,而应在补气益肾健脾的基础上祛邪外出,这也是叶老"益肾清利"理论的宗旨。

二、前列腺增生合并尿路感染

丁某，男，81岁。2001年5月27日初诊。患者有良性前列腺增生症病史30余年，近2月以来排尿无力，点滴而下，尿液澄清，神疲气虚，倦怠无力，腰膝酸软，小腹胀痛隐隐，大便5日不行，尿常规WBC 20～30/HP(高倍视野)。西医诊为前列腺增生合并尿路感染。终日导尿，痛苦不堪，曾静滴多种抗菌药物，服宁泌泰胶囊、三金胶囊之类20余种药物治疗，无明显疗效。至叶老特需门诊诊治，苔白质淡红，脉滑细数。辨证为肾阳不足，痰瘀阻塞水道之癃闭。治以滋阴补肾、清热利湿。方用滋肾通关丸加八正散：黄柏15g，知母15g，肉桂3g，熟地25g，山萸15g，山药15g，茯苓15g，丹皮15g，泽泻15g，瞿麦20g，萹蓄20g，车前20g，石韦15g，甘草4g。水煎，日1剂，早晚温服。服药14剂，小便可以自行排出，但仍不甚通畅，腰酸痛，小腹及会阴胀痛大减，大便二日1行，排出不爽，尿常规WBC(白细胞)10～15/HP(高倍视野)。嘱继服此方加生大黄10g。再服14剂，尿常规恢复正常，排尿基本通畅，但仍有尿频、尿等待、尿线细、尿分叉现象，偶尔觉小腹会阴部坠胀，大便日1次，排出顺利。连续10次复诊，以上方加减化裁，共服药80余剂，诸症消除，前列腺检查质地变软，小便恢复正常，随访1年，无复发。

按：中医认为，肺为气之主，主肃降，为水之上源；肾为气之根，主摄纳，主司二便；膀胱者，州都之官，津液藏焉，气化则能出矣；膀胱与肾互为表里。因肺肾气虚，致膀胱气化不足，故小便点滴、不畅或不通而成癃闭。滋肾通关丸中，知母滋肾润燥，黄柏降火清热，肉桂复膀胱气化。尿路感染大多加用八正散治疗，叶老在诊疗过程中尤其注意辨证和辨病相结合。

三、慢性前列腺炎

陈某，男，36岁。2002年6月25日初诊。述有慢性前列腺炎病史8年余,时有发作。已婚3年,西医诊为慢性前列腺炎,曾多方治疗无明显效果。至叶老特需门诊诊治,刻下尿道涩痛,每于尿后和大便后有少许白色分泌物流出,小腹部、会阴部以及睾丸冷痛坠胀,腰膝酸软,倦怠乏力,头晕耳鸣,性欲减退,夜寐多梦,梦遗早泄,畏寒肢冷,虽时值初夏仍穿毛衣,得温则诸症有所减轻,舌苔白,脉沉而无力。前列腺液常规检查,WBC 60～70/HP,卵磷脂小体少量。辨证为肾阳不足,膀胱湿热,久病必瘀。治以温阳利湿,清热化瘀解毒。方用滋肾通关丸和附子败酱散加减:黄柏15g,知母15g,肉桂3g,附子10g,薏苡仁30g,败酱草50g,蒲公英30g,竹叶15g,瞿麦15g,熟地20g,山萸15g,山药15g,川楝子15g,橘核15g,芦巴子15g,芡实15g,金樱子20g,甘草15g。水煎,日1剂,早晚温服。服药14剂,尿道症状明显减轻,小腹会阴部不适大减,夜寐改善,畏寒明显减轻,梦遗早泄有所好转,前列腺液检查,WBC 10～15/HP,卵磷脂小体(+)。先后复诊7次,共服药60余剂,前列腺液检查恢复正常,无明显不适。

按:慢性前列腺炎归属"精浊"、"白浊"、"淋浊"等范畴,其病机主要是湿热蕴结、瘀血阻滞于下焦,长期迁延不愈,导致肝肾亏虚,形成虚实夹杂的难治性病证。叶老强调治疗中辨清虚实是治疗有效的关键。

四、良性前列腺增生症

李某,65岁。2003年1月12日。近3个月先感小便次数增多,夜尿8次多。每次小便等待时间超过3分钟以上。小腹部、会阴部以及睾丸冷痛坠胀,腰膝酸软,倦怠乏力,耳鸣明显。前半月因爱人出门探亲,自己忙于家务,时值隆冬,家居寒冷,先觉小便不利,过5日则点滴难出,乃就诊于当地医院,诊断良性前列腺增生症急性尿潴留。肌注庆大霉素,口服已烯雌酚,留置导尿管,后又加服中药治疗,具体药名不详,经治9日无效,至特需门诊诊治。直肠指诊前列腺三叶均增大肿胀,以左叶较著,光滑柔韧,境界清楚,约比鸽蛋大些,微有压痛。苔白而腻,舌红质黯。前列腺B超示:41mm×35mm,残余尿110ml,提示前列增生。西医诊断:良性前列腺增生症。中医诊断:癃闭。证属:气血瘀阻,下焦积滞,肾气亏虚。治拟益肾活血、理气通淋。方用滋肾通关丸合通淋粉(叶景华经验方)加减:黄柏15g,知母15g,肉桂3g,王不留行30g,穿山甲10g,车前子30g,赤芍30g,瞿麦15g,川牛膝18g,乌药10g,皂刺12g,甘草4g。7剂,每日1剂。口服煎药,量100ml,每日2次,饭后半小时服用。二诊尿流稍感不适。患者已将导尿管拔除,其余无不适。患者拒绝长期中药煎剂,改用通淋粉口服,随访中患者病情稳定。半年后前列腺B超:44mm×36mm,残余尿15ml。

按:癃闭是尿量减少,排出困难甚至闭塞不通的一类病证。《内经》指出病在膀胱,与三焦有关。癃闭辨肾,治疗宜助气化而通利小便。《景岳全书·杂证谟·癃闭》曰:"小水不通是为癃闭,此最危最急症也。"《素问·灵兰秘典论》谓:"三焦者,决渎之官,水道出焉。"人体水液代谢与三焦功能至为密切,若欲小溲通利必赖以三焦气化正常,气化一日不畅,水道必然一日不通。而三焦的气化又主要依靠肺、脾、肾三脏来实现。临床大多患者久病致虚致瘀,叶老提出益肾活血化瘀的治疗方法临床往往收到奇效。

五、尿路感染

陈某,女性,35岁,2006年9月14日初诊。反复尿频、尿急、尿痛病史5年多,经常于劳累后发作,曾长期大量口服抗菌药物治疗,每次开始口服有一定疗效,但病程长后口服抗菌药物则无效。近1周来因劳累,且月经刚结束后又出现小便不畅,尿频、尿急、尿痛,小腹时有胀痛不适,大便不通畅,3日一行。查尿常规示:镜下白细胞80~100/HP。尿培养大肠杆菌10万以上。舌红,苔黄腻,脉濡数。叶老仔细查看患者,证属淋证,辨证为湿热蕴结下焦,治以清热利湿通淋,药用滋肾通关丸合尿感方(叶景华经验方)加减:黄柏15g,知母15g,肉桂3g,凤尾草30g 鸭跖草30g,四季青30g,白花蛇舌草30g,萹蓄草30g,瞿麦30g,土茯苓30g,细柴胡6g,枳壳10g,乌药10g,地丁草30g,生大黄10g后下,生甘草4g。服药14帖。二诊:尿频尿急症状明显好转,尿色转清,大便通畅,但主诉下腹胀仍作,时有胃脘不适,腰酸膝软。舌淡红,苔薄白,脉细。尿常规中白细胞镜下10~15/HP。患者湿热渐去,伤及中气,脾肾两亏,肾失固摄,前方去生大黄,加用益肾药物:桑寄生30g,鹿衔草30g,枸杞子10g,陈皮10g。服药14帖。三诊:腰酸膝软明显好转,腹胀症状消失,尿常规检查正常。再口服尿感合剂巩固治疗,随访中无不适。

按:尿路感染属中医淋证范畴,《金匮要略》有"淋之为病,小便如粟状,小腹弦急,痛引脐中"的描述。尿路感染临床表现为尿频、尿急、尿痛,甚或有发热及腰痛。叶老认为湿热是淋证的主要病因之一,患者或进食辛辣肥甘或嗜酒酿热,使湿热下注膀胱。亦有秽浊之侵袭膀胱,发为热淋等,膀胱湿热为尿路感染主要病机之一。反复运用抗菌药物治疗使病情迁延不愈,增加治疗的难度。

第三章

诊治肾病病症的经验体会

第一节　治疗慢性肾衰竭 的经验体会

慢性肾衰竭(慢性肾衰)是临床上常见病症,是原发性或继发性肾脏病变所致进行性肾功能损害出现的一系列症状,多见于慢性肾小球肾炎、慢性肾盂肾炎、糖尿病肾病、高尿酸血症、多囊肾、高血压、红斑狼疮性肾炎等。本病近年来呈增长趋势(近年来西方国家继发病因素占主要因素,糖尿病、高血压占首要因素,约 50%,我国以慢性肾小球肾炎为主)。由于肾实质严重损害致使肾脏不能维持基本功能,包括排泄代谢产物,调节水电解质酸碱平衡,分泌和调节各种激素代谢等,从而出现氮质血症及一系列临床表现。早期主诉乏力,腰酸,头晕,夜尿多,食欲不振,恶心,贫血和出血倾向,晚期少尿,口中有氨味,皮肤瘙痒,头痛,抽搐,甚则昏迷。

慢性肾衰竭的诊断,除上述临床症状外,B 超检查双肾结构紊乱,肾脏缩小,主要依据肾功能检查,肌酐清除率降低,肌酐、尿素氮升高。

肾功能不全分四期:

1. 肾功能不全代偿期　　肌酐清除率(Ccr)高于 50%,血肌酐(Scr)低于 $133\mu mol/L(1.5mg)$，一般无症状。

2. 肾功能不全失代偿期-氮质血症期　Ccr 为 25%～50%，Scr $133～221\mu mol/L(1.5～2.5mg)$，临床出现轻度贫血、夜尿多等表现。

3. 肾功能衰竭-尿毒症早期　Ccr 10%～25%，Scr 为 $221～422\mu mol/L$，临床上出现明显贫血，有消化道症状，可出现轻度代谢性酸中毒及钙磷代谢紊乱，水电解质紊乱尚不明显。

4. 肾功能衰竭末期-尿毒症期　Ccr＜10%，Scr 为＞$422\mu mol/L(>5mg)$临床上出现各种尿毒症症状，贫血明显，严重恶心呕吐及各种神经系统并发症等，水电解质和酸碱平衡明显紊乱。

一、中医对市病的认识

(一)病因病机

由于慢性肾衰的临床症状多样，在中医很难归于哪一种病症，在水肿、虚劳、关格、溺毒、呕吐等门中可见本病的症状描述，但是均不全面，现根据多年来慢性肾衰病人的观察，按中医理论对其发病机理做扼要的描述。

脾肾功能失常是慢性肾衰竭的病理关键。盖肾为先天之本，主藏精，主气化，司开阖，肾为水脏，主水液的排泄；脾为后天之本，主运水谷和运化水液，是气血生化之源泉。由于禀赋不足，感受外邪，饮食不节，劳倦过度，七情所伤等因素，致脾不能运化升清，肾不能气化泌浊。《医碥》："饮食入胃，谷分清浊，水饮物之清，谷食物之浊，而清中有浊，故清之清者上输于肺，布为津液，清之浊者下移膀胱，出为便溺；浊中有清，故浊之浊者为糟粕，由大肠出，浊之清者淫精于血脉。若邪在上脘之阳，则气停水积，饮之清浊混乱，为痰饮涎唾，胸中阻碍不快，清气不升，激而成呕。"《景岳全书》："水道不通则上犯脾胃而为胀，外侵肌肉而为肿，泛及中焦则为呕，再及上焦则为喘。""夫膀胱为藏水之腑,而水之入也,由气以化水,故有气斯有水,水之出也,由水以达气,故有水始有溺,经曰气化则能出矣。"《证治准绳》:"诸水溢之病,未有不因肾虚得之。"上述各家论述消化吸收排泄和水的代谢及病理情况,皆与脾的运化升清,肾的气化泌浊功能有关,若素体脾肾亏虚,又患某种疾病累及脾肾功能失常,且病变不断进展,致脾不能运化升清,肾不能气化泌浊,水谷精微不化而泄出,湿浊不去而潴留为患,邪蕴日久生毒,邪阻血瘀,形成因虚致实的情况,本病是不断进展的,一般是缓慢发展,但若有以下几种因素,可促进病变迅速变化。

1. 感受外邪　　发生各种病变,如常见的感冒,见发热、咽痛、咳嗽等,促使原发病灶加重。

2. 劳累过度　　《素问·举痛论》:"劳则气耗。"《脾胃论》:"形体劳役则病。"《素问·生气通天论》:"因而强力,肾气乃伤。"指出劳累过度,损伤脾肾,临床上不少慢性肾衰患者因不注意休息,过度劳累而病情增剧。

3. 饮食不当　　患者不遵医嘱,过食膏粱厚味,促使病情加重。

4. 药毒伤肾　　使用不当的药物而伤肾。

上述因素加重脾肾功能衰退,脾虚不能运化升清,致气血生化之源匮乏,气血亏虚进一步加重,肾虚不能气化泌浊,则湿浊瘀毒积聚更甚,病情日益恶化,症状加剧。

(二) 辨证论治

本病为虚实夹杂证,由于每个患者正虚与邪实的情况不同,所出现的症状亦不同,一般患者主诉神疲乏力,腰酸,夜尿多,食欲减退,恶心呕吐,头晕头痛等。若劳累过度或感受外邪,则促使病变迅速加剧,症状加重,出现小便短少,浮肿,口有尿味,大便秘结或溏薄,衄血及皮肤瘙痒等。按辨证本病过程中,可表现为虚实夹杂,本虚标实。本虚以脾肾虚衰,气血阴阳皆虚,标实以湿浊瘀毒潴留,不仅脾肾功能失司,其他脏腑功能亦失常,但每个患者在病变过程中所表现的本虚标实的程度各不同,一般在病变进展时多表现以邪实为主;在病情相对平稳时,多表现以本虚为主,根据多年来临床观察,以本虚辨证分型有以下三种。

1. 脾肾气虚,湿浊瘀蕴阻,症见神疲乏力,腰酸痛或有浮肿,夜尿多,纳呆或有恶心,大便干或溏薄,舌苔厚腻或白腻,舌质较黯,舌形较胖或有齿印,脉缓或弦或细,治拟健脾益肾,利湿泄浊化瘀。

常用处方:党参,白术,黄芪,灵芝,鹿衔草,桑寄生,怀牛膝,川草薢,制大黄,王不留行子,皂角刺,土茯苓,甘草,陈皮。

随证加减:

(1)若湿浊化热而口干,小便短赤,舌苔薄黄者减参、芪,加黄柏、黄连、黄芩。

(2)若感受外邪而发热者,应急则治标,先以疏解清化外邪为主。

2. 脾肾亏损,气血两虚,湿浊瘀毒蕴阻,症见面色晦黯或萎黄,纳呆泛恶或呕吐,腰酸乏力,或有浮肿,小便短少,大便干或溏薄,舌质黯,苔薄腻或白腻,治拟补益脾肾,益气养血,泄浊解毒,化瘀利湿。

常用处方:党参,白术,黄芪,灵芝,鹿衔草,仙灵脾,当归,制大黄,土茯苓,王不留行子,皂角刺,陈皮,制半夏,砂仁,甘草。

随证加减:

(1)若畏寒肢冷,舌淡白,脉沉细,加熟附块、肉桂、胡芦巴。

(2)若浮肿甚,小便短少,加桂枝、车前子、赤猪苓、玉米须。

(3)若唇舌青紫,舌背青筋明显,肌肤甲错,加水蛭、桃仁、红花、莪术。

(4)若大便秘结者,加生大黄。

(5)血虚明显而纳可,大便通顺者,加紫河车、乌鸡白凤丸等。

3. 肝肾阴亏,肝阳上亢,湿热瘀毒蕴阻,症见头晕、头痛、耳鸣,腰膝酸软,口干苦,口有尿味,纳呆泛恶,或呕吐,或有鼻衄,皮肤瘙痒,大便干或秘结,小便短赤,面色晦黯,舌淡黯,苔薄黄或黄腻,或少苔,脉弦细,或细数,治以滋阴平肝,清化湿热,解毒祛瘀。

常用处方:

生地黄,黄柏,知母,生大黄,土茯苓,王不留行子,落得打,黄连,黄芩,陈皮,制半夏,天麻,夏枯草,白蒺藜,菊花,丹皮。

随证加减:

若头痛甚者加羚羊粉吞服;鼻衄者加白茅根、黑山栀、侧柏叶;若皮肤瘙痒者,加地肤子、白鲜皮、徐长卿;腹胀者,加大腹子皮、青陈皮。

本病是一种难治的病证,必要时采取综合措施,除口服中药外,根据不同情况,可用下列治法:

(1)中药保留灌肠:用生大黄15～30g,生牡蛎30～60g,有热证加蒲公英30g、六月雪30g,有寒证者加熟附块10g,煎成药汁后从肛门缓慢灌入,使药汁保留在肠内吸收起作用。

(2)脐疗:用丁香、肉桂、生大黄、水蛭、王不留行子、红花,研末用蜜调敷脐孔,日一次,或用上药制成酊剂,擦两侧肾区,一日两次。

(3)敷肾区:生大黄、黄栀子、红花、桃仁,研末,用生大蒜捣成泥调和,敷两侧肾区。

(4)足浴:用西河柳、桂枝、麻黄、大黄、红花,煎汤泡足,亦可倒入浴盆内洗澡30分钟,使全身出汗。

慢性肾衰正气亏虚,胃肠消化吸收功能差,内服药物的作用受到一定的影响,外治法药物不经胃肠吸收,可避免攻和补的副作用,以上几种外治法对慢性肾衰作为辅助治疗。

住院病人可用静脉滴注丹参注射液、黄芪注射液、苦参注射液、生脉注射液等制剂。

二、临诊心得

叶老多年来诊治了不少慢性肾衰患者,通过长期随访一部分病人,取得了一些经验体会,兹分述如下:

1. 诊治慢性肾衰须分清标本缓急　本病病程长,病情复杂,寒热兼见,表里同病,虚实夹杂,辨证宜分清标本,需抓住急则治标、缓则治本原则。本病在临床上的标、本有两种情况,一是脾肾两亏,气血阴阳俱虚为本,湿浊毒瘀蕴阻为标;一是肾衰病变为本,感受外邪或其他因素为标,辨证论治需分清标本缓急轻重,治疗才能确切,取得疗效。

例:一男性患者,38岁,因鼻塞、咽痛2周,两眼视物模糊5天而住院治疗。体检:体温正常,血压162/104mmHg,面部眼睑浮肿,下肢不肿,心肺无异常。心电图示:左心室高电位,心肌供血不足。B超示双肾慢性肾炎。舌苔腻微黄,脉弦细。化验:血红蛋白:105g/L,血肌酐:266μmol/L,尿素氮:8.4mmol/L,肌酐清除率23.4ml/min,24小时尿蛋白定量5.7g,尿红细胞5～8个/高倍镜视野。诊断为慢性肾炎,肾功能不全氮质血症。住院后以中医药治疗为主,辨证为肝肾阴亏,湿浊瘀蕴阻,近又感受外邪,先以治标为主,治以辛凉清解,方以银翘散加减,药用金银花、连翘、桑叶、甘菊花、大力子、射干、前胡、桔梗、白花蛇舌草、蒲公英、制大黄、土茯苓、王不留行子、徐长卿。服药2周后,咽痛咳嗽除,但大小便少、纳呆,舌苔腻,复查肌酐上升至344.6μmol/L,尿素氮7.8mmol/L,改为益肾化瘀、解毒、泄浊利湿之剂,药用鹿衔草、金雀根、生大黄、土茯苓、王不留行子、徐长卿、桑寄生、猫爪草、黄芩、甘草,另用生大黄10g,生牡蛎60g,煎汤保留灌肠。并以肾衰膏敷脐,肾衰酊擦腰部肾区,治疗2周,大便通畅,小便增多,舌苔腻渐化,纳增,复查血肌酐降至220μmol/L,

尿素氮：7.6mmol/L,肌酐清除率上升至 34.5ml/min,再以前方随证加减又服两周,情况好转,出院门诊治疗。

按：慢性肾衰患者在病程中往往存在各种加重因素,如感受外邪、饮食不当等,促使病变迅速发展,本病例情况就是由于感受外邪而肌酐明显上升,按急则治标,先辨证给予辛凉清解,祛除外邪,而后改进益肾化瘀、解毒泄浊利湿之剂,使病情逐渐好转。

2. 在本病诊治过程中因虚实兼见治宜兼顾,而侧重点则不同　慢性肾衰按辨证皆属虚实夹杂病症。因此,每个患者病情轻重不同,正虚与邪实的程度各有不同。有的以正虚为主,邪实为次;有的以邪实为主,正虚为次。每个病例在病变过程中各个阶段正虚与邪实的程度并不一样,同一个病人有时期以正虚为主,邪实为次;有时期以邪实为主,正虚为次,一般情况下,慢性肾衰病例在病变进展阶段或感受外邪时多表现邪实为主;在病情比较稳定阶段多表现正虚为主,尽管每个病例虚实情况有不同,但治疗时应注意虚实兼顾,按正虚和邪实的不同情况,补虚与祛邪的侧重点有所不同。

例1：患者男性,75 岁,患痛风 40 多年,半年前因尿毒症而住院治疗,病情好转后出院,近 1 周来纳呆恶心,口苦腻,腹胀满,大便秘结,小便短赤,头晕乏力,血压为 180/92mmHg,精神委靡,面色少华,舌质淡黯,苔黄腻,脉弦。四肢有痛风结节,活动不利。化验血肌酐 742μmol/L,尿素氮 46mmol/L,血红蛋白：87g/L,红细胞 $2.6×10^{12}$/L,尿蛋白(＋),诊断为痛风性肾病尿毒症。

治疗按中医辨证,痹证日久,肝肾亏损,气血亏虚,痰瘀阻滞经络,湿浊热毒蕴阻脏腑,目前以邪实为主,先以清热解毒,通腑泄浊,药用生大黄、枳实、厚朴、黄连、土茯苓、制半夏、陈皮、苍术、徐长卿、王不留行子、白茅根、甘草,并以生大黄、蒲公英、六月雪、生牡蛎煎汤灌肠,另用茵栀黄针剂加入葡萄糖液中静脉滴注,两肾敷药,服降压药,经上述处理后,大便解量多,腹胀减,小便量增多,1周后情况好转,恶心除,纳增多,复查血肌酐降至 605μmol/L,尿素氮 36.4mmol/L,继续以前法治疗。病情进一步好转,腹中适,纳可,大小便通畅,舌苔黄腻化,脉弦。血压渐趋平稳,150/90mmHg,前方加益气养血之品,隔 1 周再复查血肌酐降至 452μmol/L,尿素氮 17.2mmol/L,尿酸:440μmol/L,停保留灌肠和静脉给药,处方以清化为主,佐以扶正,药用黄连、生大黄、土茯苓、徐长卿、陈皮、厚朴、枳实、甘草、黄芪、当归、太子参、苍术、王不留行子。出院门诊治疗。

例2:患者男性,78 岁,患糖尿病、冠心病 30 年,近来经常头晕耳鸣,心悸阵作,血压 160/80mmHg,血糖 7mmol/L,血肌酐 245μmol/L,尿素氮 14mmol/L,尿常规中尿蛋白(＋),镜检白细胞 3~6 个/HP,纳可,口不干,大便日 1~2 次,小便尚多。舌苔薄黄质黯红,脉弦不匀。诊断为糖尿病肾病,慢性肾衰,冠心病。中医辨证:高年病久,肝肾不足,气阴亏虚,湿浊瘀阻滞,治拟扶正为主,益气滋阴,活血祛瘀,化湿泄浊。处方:黄芪、灵芝、制首乌、女贞子、当归、川芎、桃仁、红花、制大黄、胡芦巴、红花、枸杞子、天麻、川草薢,同时服用降压药,上方连服 2 周,症状好转。复查血肌酐下降至 145μmol/L,尿素氮 14.6mmol/L,尿蛋白(＋~＋＋),红细胞 2~4 个/HP,继续按原方加减,又服 2 个月。一般情况尚好,有时头晕,血压 160/60mmHg,脉细弦,有时不匀,纳可,大小便如常,药用黄芪、灵芝、制首乌、天麻、当归、制大黄、王不留行子、皂角刺、土茯苓、桃仁、红花、川芎、川草薢、胡芦巴、鬼箭羽、葛根,上方随证加减,续服药一年半,病情稳定,多次复查血肌酐在 140~170μmol/L,尿素氮在 14mmol/L,血糖 7mmol/L 左右,一般情况良好。

按:病例 1 是病变在进展期,临床表现一派实证,故治疗以祛邪为主,邪势稍挫后佐以扶正,取得了较好的效果。病例 2 病情相对平稳,临床表现以虚证为主,故治疗以扶正为主,佐以祛邪,使症状好转,血肌酐下降。

3. 辨证论治与专方专药相结合 每一种疾病的发生和发展,有其基本矛盾,针对基本矛盾结合专方专药,是探索提高疗效的一个方面,慢性肾衰病情复杂,变化多端,但在病变过程中辨证无非是脾肾气虚、肝肾阴虚、阴阳两虚。其湿浊瘀毒蕴阻,虽然程度轻重有不同,但是皆始终存在。这是病变基本矛盾的一方面,我们用大黄以泄浊化瘀解毒,土茯苓以解毒利湿,王不留行子以祛瘀通络,作为治疗本病的专方专药。结合辨证论治处方。临床观察慢性肾衰 97 例,对照组 51 例(不用结合专方专药),观察结果:结合组,显效 51 例,有效 13 例,稳定 22 例,无效 11 例;对照组显效 16 例,有效 9 例,稳定 7 例,无效 19 例。经统计学分析 $P<0.05$。两组有显著差异。说明结合专方与专药疗效有所提高。近十年来继续在临床上观察,辨证论治与专方专药结合是提高疗效的一种方法,问题是需要继续探索有作用的专方专药,进一步提高临床疗效。

4. 诊治本病需参考微观指标 慢性肾衰部分患者发病隐匿,进展缓慢,在早期无自觉症状。舌苔脉象无明显变化。因此,仅宏观辨证不易确诊。不少病人是体检时发现肾功能异常而来就诊,这类患者不少。本病是虚实夹杂病症,在临床上一部分病人虚证表现明显而邪实情况不著,但微观指标已有变化。若仅有宏观辨证而不注意微观指标变化,疗效往往不理想。例如有两例女性患者。血肌酐在 $300\sim400\mu mol/L$ 之间,已是氮质血症。临床表现头晕乏力,面色不华,纳可,大小便正常。舌苔薄黄,脉细。宏观辨证以虚证为主。无明显邪实表现以虚论治。治疗一年多情况未见好转。血肌酐不断上升。另一例女性患者,主诉头晕,腰酸乏力,尿中有蛋白、红细胞,血肌酐 $200\mu mol/L$,前医以虚证论治,采用益气养血滋补之剂,服药近两年,血肌酐上升至 $400\mu mol/L$。临床上出现纳呆泛恶,腹中不适,大便不爽,小便短少,舌苔黄腻,脉弦细。病变在发展。我们按辨证并参考微观指标,以祛邪为主,经治疗一月余,症状减轻,纳增,泛恶除,腹中适,大便日 2～4 次,小便增多有一千多毫升,复查血肌酐上升缓慢,幅度小,目前在继续治疗中。

多年来临床体会,宏观辨证和微观辨证相结合,可以早期诊断,特别是临床症状体征不明显情况下,微观指标血肌酐、尿素氮、尿酸、血脂等增高,可作为实证的依据,并在治疗过程中在症状变化不明显的情况下,可以作为观察疗效的依据。临床上观察到有的病例经中医药治疗后,症状有所改善,但微观指标未见好转。在其他疾病也有这种情况,其中原理有待探索。

5. 慢性肾衰患者的心理状态,对疾病的发展、治疗预后有较大的影响 慢性肾衰是难治之病,且病程长,病情复杂,患者心理状态也比较复杂,在长期临床诊治工作中观察到以下几种情况:

(1)患者能正确对待自己的疾病,积极治疗,遵照医嘱,生活规律,不过度劳累,注意饮食宜忌,防止感受外邪,耐心长期服药,这类病人多数能延缓肾衰的进展,我们在临床上取得疗效的病例,多数是这种心态平和的患者。

(2)患者和家属对自己的疾病心情十分焦虑,到各地去求医,奔波劳累,搞得精疲力竭,因而易感受外邪,且未能系统治疗,杂药乱投,不注意饮食宜忌,使病情不断进展。

例:一赵姓患者,男性,31 岁,主诉头晕乏力,纳呆,夜尿多 2 周。住院诊治尿常规:蛋白(＋＋＋),红细胞少许,血肌酐 359μmol/L,尿素氮 14.4mmol/L,血常规:血红蛋白:68g/L,红细胞计数:2.8×10^{12}/L。明显贫血貌,血压 150/90mmHg,B 超检查两肾结构紊乱,诊断为慢性肾炎,氮质血症。经治疗后情况好转,血肌酐、尿素氮开始下降,要求出院,出院后未坚持系统治疗。至半年后患者又来诊治,病情重,下肢浮肿,小便少,血压高,情况差,复查血肌酐升至 900μmol/L。

(3)患者对自己的疾病不重视,抱无所谓的态度,不了解该病的严重性,不注意保养,饮食不节,不坚持系统治疗,导致病情迅速发展,例如一林姓患者,男性,42岁,商人。2004年10月来诊治,主诉纳呆、泛恶、头晕、乏力已4月,小便短少,下肢不肿,大便日2次,口不干,舌苔黏腻尖红,脉弦,血压140/110mmHg,血肌酐445μmol/L,尿素氮23.7mmol/L,尿酸:513μmol/L,尿中蛋白(++),红细胞(+),诊断为慢性肾炎,尿毒症晚期。中医辨证为肝肾阴亏,肝阳上亢,湿热瘀浊毒蕴阻,胃失和降,治以滋阴平肝,清热解毒,祛瘀化湿泄浊,和胃降逆。处方用生地黄、黄连、黄芩、制大黄、双钩藤、生石决明、制半夏、陈皮、紫苏、土茯苓、王不留行子、丹皮、落得打、皂角刺、白茅根,另用生大黄、水蛭、丁桂散敷调敷脐孔,口服降压药。4周后来复诊。述小便增多,大便日2~3次,纳增多,泛恶少,血压130/90mmHg,舌苔脉象如前。续服前方去生石决明、钩藤,加连翘、砂蔻仁。之后每1~2月来诊治一次,处方用药按上方随证加减。至2005年1月来诊治,一般情况较好,纳可,无泛恶,小便多,大便日1~2次,舌苔腻渐化,脉弦。血压140/90mmHg,复查血肌酐435μmol/L,尿素氮24.3mmol/L,尿酸:435μmol/L,血钙2.1mmol/L,血磷1.5mmol/L。维持在诊治前水平。未再继续上升。至2005年4月来诊治,近3个月来未能坚持服药,且工作劳累,又不注意饮食宜忌,过多食用荤菜,致病情恶化,又出现泛恶、纳呆,大便少,小便尚可,口干,舌苔黄腻质胖,脉弦细。复查血肌酐升至684μmol/L,尿素氮41.7mmol/L,尿酸:545μmol/L,血常规:红细胞计数:3.2×10^{12}/L,血红蛋白:95g/L。正虚明显,湿热毒瘀浊蓄积日甚。该病例经中医药治疗半年,症状有所好转,病情比较稳定,血肌酐、尿素氮不再上升。但患者对自己的疾病不重视,不注意保养,不坚持服药,又过度疲劳,饮食不节致病情恶化。

上述第二、三种患者心理情况是由于对该病的无知,我们医生要做好解释工作,如该病的情况和如何正确治疗,如何自我保养等,使患者能正确对待,树立起信心,与疾病作长期斗争,并嘱咐应注意的事项,医患合作共同努力来战胜病魔。

6. 中医药治疗慢性肾衰的疗效问题 根据多年来的临床观察,对一部分慢性肾衰早期,即代偿期和失代偿期的病例能取得一定的疗效,对尿毒症的病人则不易取得疗效,但对一小部分患者亦可取得一些疗效,如改善症状,延缓肾衰的进展。举例如下:

例1:张某,女性,55岁,2006年2月2日初诊。主诉:胸闷压紧感,下肢浮肿已4月余。患者有慢性肾炎已20多年,经常尿中蛋白(+～++),血压偏高,去年12月因右肺出现肿块而手术切除,术后咽部压紧,干咳无痰,纳可,大小便较少,眼睑和下肢轻度浮肿,面色萎黄,舌淡红,苔薄,脉细弦。血压120/80mmHg,血肌酐240μmol/L,尿素氮10.2mmol/L。诊断为慢性肾炎氮质血症,肺部肿瘤术后。中医辨证,肺部肿块手术切除后正气亏虚,原有宿疾,病多发展,肺脾肾功能失调。湿浊瘀毒潴留,证属虚实夹杂。目前邪实为主,先泻肺利水,泄浊化瘀解毒。处方用桑白皮15g,葶苈子30g,枳壳15g,炙紫菀15g,制大黄15g,生大黄10g[后下],土茯苓30g,王不留行子30g,皂角刺30g,甘草4g,徐长卿15g,百部10g,灵芝30g,桃仁10g,南沙参15g,至3月5日复诊,情况如前,药后大便不多,嘱前方续服,并用生大黄、水蛭、肉桂、广木香研末脐疗。至4月2日来诊,情况好转,咳除,胸部压紧感明显好转,但下肢尚有轻度浮肿,舌苔薄腻质黯红,脉细弦。再以前方加减,药用:桑白皮15g,葶苈子30g,南沙参15g,灵芝30g,制大黄15g,生大黄10g[后下],皂角刺30g,莪术15g,泽兰叶30g,益母草30g,夏枯草10g,王不留行子30g,桃仁10g,赤猪苓各15g,陈皮10g,脐疗继续使用。至4月30日再次来诊,胸部压紧感轻微,下肢肿消退,纳可,大便正常,小便增多,舌苔薄腻淡红,脉细滑。血压126/84mmHg,血肌酐降低至199mmol/L,尿素氮9.0mmol/L。但近来发现右侧胸部有一如桂圆大小的肿块,疑为肺癌转移。据脉证表现,水湿瘀浊毒减退,正气尚虚,治宜加重扶正之剂,处方为南北沙参各15g,黄芪30g,黄精15g,灵芝30g,石韦30g,制大黄15g,生大黄10g^{后入},莪术15g,王不留行子30g,桃仁10g,三七粉4g^{吞服},夏枯草10g,土茯苓30g。6月17日来诊,右侧胸部肿块检查结果为菱形肺部肉瘤,患者一般情况良好,纳可,大小便正常。舌苔薄腻较黯红,脉细,复查血肌酐降至179μmol/L,血压129/84mmHg,继续以前方去南北沙参、黄精、生大黄,加白术10g,海藻15g,继续应用脐疗。

按:该病例患慢性肾炎已久,原有肺部肿块手术切除,正气亏虚,但来就诊时脉证表现以邪实为主,所以先采取祛邪为主的治法,药后湿浊瘀毒渐减,改成扶正祛邪调理之剂,患者能坚持长期服药而取得疗效,症状好转,血肌酐下降,病情渐缓解。

例2:王某,男性,60岁,2004年2月20日初诊。主诉头晕,两下肢足踝轻度浮肿已久,患高血压已多年,未能坚持服药,且嗜咸食,至2000年体检时发现肾功能异常,血肌酐升至172μmol/L,肾图:左肾19.6ml/min,右肾20.7ml/mim,低于正常值。小便化验正常。服降压药后血压120/70mmHg,平时经常头晕,两下肢足踝部轻度浮肿,纳可,舌苔薄有时较腻,舌底青筋明显,脉缓。面色较晦黯,近来脘腹作胀,嗳气频作,大小便如常,诊断为高血压肾病,肾功能不全。中医辨证:肝阳上亢,气滞血瘀,湿浊内蕴。近又肝胃不和,气机郁滞,故治以疏肝理气,祛瘀化湿泄浊,处方用制香附10g,延胡索10g,青陈皮各10g,枳壳10g,广木香6g,砂仁3g^{后入},制大黄15g,王不留行子30g,土茯苓30g,川草薢30g,大腹皮10g,桃仁10g,赤猪苓各15g,服药2月,脘腹胀除,其中曾有感冒,经用疏解之剂后稍好转,目前一般情况可,但下肢尚有浮肿,改进益气健脾利湿、理气化瘀泄浊之剂,用黄芪30g,白术10g,赤猪苓各15g,青陈皮各10g,乌药10g,枳壳10g,制大黄15g,

王不留行子 30g，土茯苓 30g，甘草 4g，莪术 10g，白茅根 30g，石韦 30g。至 6 月 14 日来复诊，自诉情况平稳，无特殊不适，血压 120/80mmHg，复查血肌酐降至 144μmol/L，尿素氮 14.2mmol/L，血红蛋白 130g/L，继续按上方随证加减，至 8 月 20 日来诊治，情况如前，面色晦黯转淡，足踝部有时浮肿，舌苔脉象无特殊改变，前方加补肾化瘀之品，仙灵脾 30g，西红花 1.5g，参三七粉 4g吞服，丹参 30g。患者坚持长期服中药，2005 年一年内情况平稳，治疗仍以前方加减。在手臂和背部皮肤发皮疹，加祛风清热燥湿之品，防风、蝉衣、地肤子、白鲜皮、徐长卿等。有头晕加平肝之品：天麻、白蒺藜等。2005 年 11 月复查血肌酐 135μmol/L，尿素氮 11.8mmol/L，肾图：左肾 18.6ml/min，右肾 19.8ml/L。甲状腺旁腺素 149.3pg/ml。患者仍坚持服用中药，治疗方法仍以健脾补肾，理气化瘀、利湿泄浊，前方用黄芪 30g，白术 10g，杜仲 15g，丹参 30g，制大黄 15g，王不留行子 30g，土茯苓 30g，丹参 30g，皂角刺 30g，西红花 1.5g，枳壳 10g，川萆薢 30g，至 2006 年 6 月复查肾功能，血肌酐 143μmol/L，尿素氮 11.1mmol/L，尿酸 0.537mmol/L，甘油三酯 3.12mmol/L，甲状旁腺素 106pg/ml。肾图：左肾 18.6ml/min，右肾 19.7ml/min。B超检查双肾形态正常。

按：该病例主要由于高血压病久导致肾功能不全，经服中药 3 年多来，情况良好。照常工作，通过现代各种检查，肾功能未进一步恶化，至 2008 年 6 月随访患者长期坚持中药治疗，注意饮食生活规律，目前情况稳定，继续在工作。

以上两例慢性肾衰早期，中医药治疗效果较好，改善症状，血肌酐有所下降。

例 3：患者施某，男性，77 岁，退休工人，2001 年 8 月 17 日初诊，主诉半年前体检，发现尿蛋白（＋～＋＋）。血肌酐 304μmol/L，尿素氮 15.3mmol/L，自觉无特殊不适，用西药治疗近半年。下肢轻度浮肿，血肌酐上升至 416μmol/L，尿素氮 17.7mmol/L,乃来中医诊治。患者一般情况可,面色不华,纳可,大小便如常,舌苔薄质黯红,脉细数。血压 135/75mmHg,化验血红蛋白 88g/L,红细胞 2.74×10^{12}/L。肌酐清除率 19.7ml/min。B 超示双肾缩小。右肾 76mm×35mm,左肾 80mm×36mm。诊断为慢性肾炎、肾衰。中医辨证:脾肾亏虚,气血不足,湿浊瘀毒蕴阻。治拟健脾补肾,益气养血,化瘀利湿,解毒泄浊,处方用:党参 15g,白术15g,黄芪 30g,仙灵脾 30g,胡芦巴 10g,当归 10g,桑椹子30g,制大黄 15g,生大黄 10g[后下],王不留行子 30g,土茯苓30g,灵芝 15g,皂角刺 30g,徐长卿 15g,砂仁 5g[后下],枳壳10g,丹参 30g。至 11 月 2 日诊治,一般情况改善,复查血肌酐下降至 281μmol/L,尿素氮 15.5mmol/L,尿中蛋白(+),患者主要用中药治疗,其他治疗服用碳酸氢钠片,维生素 B_{12},维生素 B_6 及间断服用铁剂。长期用上述处方。按随证加减。头晕乏力加制首乌、熟女贞子、黄精、鸡血藤,腹部及肢节酸痛,加威灵仙、豨莶草、鹿衔草、怀牛膝,纳呆加炙内金、陈皮。至 2004 年 10 月 16 日,患者一般情况尚好,纳可,大小便如常。血压正常。每 3~4 周来复诊,每 3~4 月复查肾功能。血肌酐维持在 300μmol/L 左右,尿素氮在 15mmol/L,肌酐清除率在 20ml/min。至 2006 年 1 月 18 日,一般情况好,寐食均可,大小便如常,血压正常。复查肾功能:肌酐 344μmol/L,尿素氮 17.4mmol/L,血红蛋白 95g/L,红细胞 2.95×10^{12}/L,尿蛋白(+),B 超检查,两肾大小与前相仿,右肾 73mm×36mm,左肾 81mm×39mm。继续以前方加紫河车粉 5g吞服。

至 2006 年 6 月 9 日患者情况如前,复查血肌酐 364μmol/L,尿素氮 18.3mmol/L,尿酸 333mmol/L,血红蛋白 86g/L,红细胞 2.70×10^{12}/L,继续以上的方药。

至 2007 年 2 月 14 日诊治,患者一般情况尚好,诉腰酸乏力,纳可,大小便如前。但尿中蛋白(++),红细胞(+),舌苔薄质淡红,脉细,血压 130/70mmHg,血红蛋白 72g/L,红细胞 2.19×10^{12}/L。治宗原法,处方用党参 15g,白术 15g,黄芪 30g,当归 10g,黄精 15g,灵芝 30g,茯苓 15g,制大黄 15g,生大黄 10g后下,王不留行子 30g,皂角刺 30g,胡芦巴 10g,丹参 30g,甘草 5g,土茯苓 30g,黄连 5g,砂仁 5g后下,参三七粉 4g吞服,另吞服乌鸡白凤丸,每日 1 丸。

至 2008 年 6 月 25 日,患者一般情况尚好,下肢稍有浮肿,纳可,小便尚多,大便日一次。乏力,面色无华。舌苔薄质淡红,脉细,血压 120/60mmHg,化验血肌酐 443μmol/L,尿素氮 31.6mmol/L,血红蛋白 64g/L,红细胞 1.9×10^{12}/L,B超检查示右肾 72mm$\times$34mm,左肾 76mm$\times$39mm,尿蛋白(+),红细胞 3~5 个/HP。正虚明显,湿浊瘀毒增多,治以虚实兼顾,处方用党参 15g,黄芪 30g,灵芝 30g,当归 10g,肉苁蓉 15g,楮实子 15g,熟地 15g,砂仁 5g后下,制大黄 15g,生大黄 10g,土茯苓 30g,王不留行子 30g,鬼箭羽 30g,莪术 15g,落得打 30g,紫河车 5g吞服。另乌鸡白凤丸日服一丸,至 2008 年 7 月 12 日,情况如前,继续按上方治疗。

按：该病例初次来诊治是 2001 年 8 月 17 日,血肌酐为 416μmol/L,尿素氮 17.7mmol/L,至今 2008 年 6 月 25 日,血肌酐 443μmol/L,尿素氮 31.6mmol/L,时隔 7 年。在中医药治疗过程中,前 2 年血肌酐明显下降,之后 3 年血肌酐维持在 315~358μmol/L,比较稳定,2007 年血肌酐上升,至今为 443μmol/L。患者来中医诊治前半年,血肌酐从 304μmol/L 上升至 416μmol/L,在服用药 7 年后血肌酐上升至 443μmol/L,上升是比较缓慢的,患者已是 85 岁高龄的老人,目前行动自如,纳可,大小便如常,血压平稳。

对该病例的治疗采取攻补兼施、以补为主的方法,在长期治疗中应用健脾益肾、补气养血之剂,对气血亏虚的情况未能明显改善,另一方面患者虚证明显,但大便经常秘结,非用生大黄不能通便,七年来连续服用大黄未见有副作用。

例4:陈某,女性,68岁,2002年5月22日初诊,主诉腰酸乏力,纳呆泛恶3月余,小便尚多,大便日2次。不肿,血压140/90mmHg,尿蛋白(＋＋),白细胞15～20个/HP。血肌酐638μmol/L,尿素氮21.8mmol/L,血红细胞3.16×10^{12}/L,血红蛋白109g/L,患者面色萎黄,舌质黯红,嫩胖,脉细弦。

诊断:慢性肾衰,尿毒症。

中医辨证:脾肾亏虚,湿浊瘀毒蕴阻。

治法:健脾益肾,化湿祛瘀,解毒泄浊。

处方:党参15g,白术15g,黄芪30g,鹿衔草30g,制半夏10g,陈皮10g,制大黄15g,土茯苓30g,王不留行子30g,枳壳10g,灵芝30g,桃仁10g,红花6g,石韦30g,川萆薢30g,当归10g,丹参30g,胡芦巴30g,川芎10g。治疗4月。

情况平稳,纳可,大便日1～2次,小便增多,血压150～130/90～70mmHg,血肌酐下降至463μmol/L,尿素氮27.5mmol/L,其中有感冒咳嗽,咽痛,先以治标,改用辛凉清解之剂,外邪解后,继续服上方。连续服药一年余,一般情况尚可。纳正常,无泛恶,大便日1～2次,小便尚多,舌苔薄质淡黯,脉细。血肌酐维持在500μmol/L左右,尿素氮在23～29mmol/L,尿蛋白(＋),白细胞少许,血压平稳。

至2004年8月因卵巢肿瘤手术切除后,血肌酐升高至673μmol/L,尿素氮15.3mmol/L,但患者一般情况尚可。不愿做血透治疗,继续来中医药治疗。按原来治疗方药,随证加减,服中药后一般情况无特殊变化。

至2006年1月复查血肌酐升至795μmol/L,尿素氮升至31.3mmol/L,临床脉证无特殊变化。

至2007年2月复查血肌酐升高至867μmol/L,尿素氮升至34mmol/L。

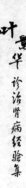

至 2008 年 3 月血肌酐升至 936μmol/L,尿素氮升至36mmol/L,尿蛋白(＋＋),红细胞 4～5 个/HP,患者诉皮肤瘙痒,乏力,纳可,口干燥,舌质黯红,苔薄腻,脉弦,血压145/80mmHg,下肢稍有浮肿,湿浊瘀毒化热,伤阴耗气,佐以益气养阴,清热解毒,祛瘀化湿泄浊。

处方:生地黄 15g,黄柏 10g,知母 10g,太子参 20g,丹皮10g,赤芍 10g,黄连 6g,黄芩 10g,制大黄 15g,土茯苓 30g,落得打 30g,鬼箭羽 30g,苦参 10g,桃仁 10g,王不留行子 30g,青陈皮各 10g。

至 2008 年 7 月来诊治,一般情况如前,但皮肤已不瘙痒,纳可,大小便如前。舌苔脉象如前,前方守方续进。

按:该例尿毒症患者,临床症状不严重,患者一再拒绝血透治疗,每 2～3 周来诊治一次,除服降压药、碳酸氢钠片外,主要服用中药治疗,至今已 6 年,目前患者一般情况尚可,能做轻家务,生活自理。

该病例中医药治疗初期,不仅症状有所好转,且血肌酐有所下降,至末期未能抑制血肌酐的上升,但对改善症状、延缓肾衰的进展有一定的作用。

附 1:62 例慢性肾衰竭长期临床观察情况

慢性肾衰竭是难治病,不仅病程长,病情复杂而且易于反复,变化多端。兹将其诊治超过半年以上的 62 例慢性肾衰病例进行整理总结分析,以观察中医药治疗该病的远期疗效。

一、病例情况

本组病例诊治半年以上的 18 例,1 年以上的 21 例,2 年以下的 9 例,3 年以上的 6 例,4 年以上的 4 例,5 年以上的 1例,8 年以上的 3 例。患者女性 35 例,男性 27 例。年龄以 40岁以上患者为多,20～30 岁 2 例,31～40 岁 8 例,41～50 岁11 例,51～60 岁 19 例,61～70 岁 14 例,71～80 岁 5 例,80

岁以上3例。导致慢性肾衰的有各种肾脏疾病,本组病例中多数是慢性肾炎,有37例,痛风肾病6例,高血压病7例,间质性肾炎3例,梗阻性肾病2例,糖尿病肾病1例,慢性肾盂肾炎1例,肾结石术后1例,红斑狼疮性肾炎1例。

症状:本组病例部分患者前来诊治时无自觉症状,舌苔、脉象无明显变化。一般患者诉无力、腰酸腰痛、头晕头痛、夜尿多、下肢肿、大便干或溏薄。病情较重者,面色晦黯,皮肤痒、恶心呕吐、胸闷、纳呆等。脉象以弦或细弦、弦滑,或沉细、细数较多。病情轻者,舌苔变化不大,舌质正常。随着病情的进展,舌质淡胖或淡黯,舌背青筋明显,舌光红较少见。舌苔一般为薄白、薄黄、白腻、黄腻。若舌质黯而舌苔薄黄,或黄腻,提示病变在进展。

慢性肾功能不全在肾功能进行性减退过程中,一般分肾功能代偿期、失代偿期、尿毒症前期、尿毒症后期。本组病例中代偿期17例,失代偿期35例,尿毒症前期8例,尿毒症后期2例。

二、治疗情况

对本组病例的治疗,应虚实兼顾,扶正和祛邪并进,急则治标,辨证施治和专方专药相结合。一般情况下,病情比较平稳时以扶正为主,祛邪为次。若感受外邪或其他因素而致病变进展时,多表现实证为主,治宜祛邪为主,扶正为次。本组病例病轻者多以脾肾气虚为主,常用党参、白术、黄芪、甘草、灵芝、鹿衔草、桑寄生、怀牛膝等。病较重者不仅脾肾亏虚,且气血两虚,一部分病例还偏于阳虚,在上述方药中加熟附块、胡芦巴、仙灵脾、当归、鸡血藤;一部分病例为肝肾阴亏、肝阳上亢者,常用生地黄、知母、黄柏、天麻、白蒺藜、嫩钩藤等。在上述辨证用药的基础上加解毒、泄浊、利湿、祛风的专药。主要用制大黄解毒泄浊祛瘀,用土茯苓以解毒利湿,用王不留行子以活血祛瘀通络。在临床上根据每个病人的不同情况随证加减。慢性肾衰是难治之病。须采取综合措施,尤其病重者除内服汤剂外,并配合外治疗法。中药保留灌肠、肾衰膏脐疗、肾衰酊擦两肾区,并以丹参针、黄芪针加入葡萄糖溶液中静脉滴注。

三、观察情况

1. 代偿期 17 例

(1)经治疗后有 10 例临床症状好转。血肌酐皆有不同程度的下降。其中 2 例降至正常。治疗时间半年以上的 4 例,1 年以上有 2 例,2 年以上 1 例。4 年以上 3 例。

(2)经治疗临床症状较好,血肌酐维持在原来情况的有 5 例,治疗时间 1 年以上的 1 例,2 年以上 1 例,3 年以上 2 例,8 年以上 1 例。

(3)经治疗后病情情缓慢发展的 2 例,1 例初期治疗 1 年尚平稳,后 1 年血肌酐不断升高至 $519\mu mol/L$。另 1 例治疗 3 年维持平稳,后 1 年血肌酐不断上升,情况变差。这两个病的根底病皆为慢性肾炎。治疗期间经常感受外邪,肾功能不全进展较快。

2. 失代偿期 35 例　在本组病例中占多数。

(1)经治疗,其中 11 例临床症状好转,血肌酐有所下降,治疗时间半年以上的有 4 例,1 年以上的有 6 例,2 年以上的有 1 例。

(2)治疗后症状减轻,血肌酐未明显升高的有 7 例,治疗时间半年以上的有 3 例,1 年以上的 1 例,2 年以上的 2 例,8 年以上的 1 例。

(3)治疗后变差的有 17 例,其中部分治疗时间较长的初期症状有一定好转,血肌酐能维持不升高。治疗时间 4 年的 1 例,3 年的 3 例,2 年的 5 例,1 年的 2 例,半年以上的 6 例。

3. 尿毒症前期 8 例　其中 4 例经治疗后好转,血肌酐有不同程度下降。1 例治疗 1 年,血肌酐从 $478\mu mol/L$ 下降至

355µmol/L；1 例治疗 1 年半,血肌酐从 556µmol/L 下降至 494µmol/L；1 例治疗 2 年,血肌酐从 497µmol/L 下降至 451µmol/L；1 例治疗 8 年,在前 4 年血肌酐从 607µmol/L 一度下降至 427µmol/L,至后 4 年反复呼吸道感染及其他疾病因素,血肌酐渐渐上升,差不多每年上升 100µmol/L,后 4 年血肌酐上升至 1017µmol/L,一般情况亦差；1 例治疗 1 年 8 月余,血肌酐从 461µmol/L 上升至 604µmol/L；1 例治疗 22 个月,血肌酐从 447µmol/L 上升至 495µmol/L,升高不多。另 1 例治疗 2 年,血肌酐从 499µmol/L 上升至 975µmol/L,升高明显。

4. 尿毒症晚期 2 例　其中 1 例治疗 3 个月后症状有所减轻,血肌酐从 865µmol/L 降至 790µmol/L,治疗 1 年后血肌酐升至 899µmol/L；另 1 例血肌酐 741µmol/L,治疗半年后,情况尚平稳,血肌酐降至 665µmol/L,但患者未再坚持来服中药。

从以上比较长期的观察情况来看,中医药对慢性肾衰是有一定的效用。

1. 改善症状　多数慢性肾衰病人,经中医药治疗一段时间后能改善症状,特别是早中期病人,如腰酸乏力,纳呆,泛恶,大小便不爽和减少,感冒等,一部分病例随着症状好转,血肌酐、尿素氮亦可下降,能逐渐趋于稳定,有的病例由于增恶因素,如感受外邪、饮食不当、劳累过度而使病情反复增剧。

2. 延缓慢性肾衰病程的进展　有一部分尿毒症病例,虽然血肌酐、尿素氮已很高,但患者不愿意透析治疗,坚持中医药治疗并能自己注意保养,避免增恶因素,亦可生存比较长的时期,如有一位 56 岁的女性尿毒症患者长期服中药治疗已 5 年多,病情稳定,血肌酐维持 500µmol/L 左右,能轻度劳动,后来因感染病变而血肌酐升至 700µmol/L,于是做血管造瘘准备血透,但患者自觉情况尚好,不愿透析,仍坚持服中药治疗,又维持了 5 年,后来血肌酐升至 1300µmol/L,一般情况差,乃接受血透治疗,至今又5年,情况尚可。

3. 慢性肾衰的治疗,目前透析疗法这是一种有效的治法,但是慢性肾衰病情复杂,原发病不同,病情轻重不同,因此这治法不可能解决所有的慢性肾衰病人,近年来通过体检发现一部分早中期慢性肾衰患者,这些病人临床症状不明显,多年来临床观察,经过中医药辨证论治,扶正祛邪的治法,可取得一定的疗效,一部分病人能稳定比较长的时期,但对一部分病例疗效不理想,有的症状减轻,但实验室指标未好转,原因是多方面的,尚需不断努力,不断学习,博采众长,千方百计来提高疗效,在治慢性肾衰方面,充分发挥中医药的特色和优势。

附2:对"毒"与"浊"的认识

"毒"与"浊"是慢性肾衰竭病变中主要的病邪。"毒"与"浊"是在病变发展过程中产生的,"毒"与"浊"病邪在历代著作中系统的论述不多,我们在整理慢性肾衰病例中,收集有关这方面的资料,作扼要论述如下:

一、"毒"与清热解毒

(一) 毒的概念

辞书上对"毒"的解释含义较广,除指物之害人者皆曰毒外,在思想和行为上的毒,是指残酷、狠毒之意。在中医书籍中"毒"是指致病因子之一,范围较广,《内经》中论述"毒"的内容有多方面,一是指外界致病的邪气,一是指毒物,一是指药物偏性或峻厉猛烈之性。《金匮要略》对"毒"的论述,有病证之名"阴阳毒",另有治疗各种动植物中毒之方。《诸病源候论》论述"毒"为病因,其云"非其令而有其气,一气之至,无人不伤,长少虽殊,病皆相似者,多夹于毒","毒者,鬼毒之气",书中尚有"食六畜肉中毒疾","食诸菜蕈菌中毒疫"。《温疫论》对"毒"是指六淫之邪以外的疫气、戾气,其云"温疫之病,非风、非寒、非暑、非温,乃天地间别有一种异气所感","疫气者,乃天地之毒气"。综上所述,历代医家对毒的论述,归纳有以下几类:

1. 毒是指六淫之邪以外的另一种病邪。

2. 毒是指外感病邪侵入后转化成毒邪,或在病变过程中产生的毒邪,叶天士谓"阳明血热,久蕴成毒",一般称前者为外毒,后者为内毒。

3. 其他毒的因子,如虫毒、蛇毒、狂犬毒、药毒、漆毒、动植物中的毒和各种毒气(煤气、沼气等)。

(二)毒的临床特点

毒的致病种类不少,各种不同毒的病变,临床症状不同,但是邪毒的表现有其共同的特点。

1. 毒多为火热,疫皆为热毒,血热久蕴成毒,历代各医家,多采用清热解毒法,常用清热泻火之剂,如黄连解毒汤、清瘟败毒饮,金豆解毒煎、普济消毒饮、五味消毒饮、化斑解毒汤等。

2. 毒与其他病邪互结为患,外毒有风毒、热毒、温毒、燥毒等,内毒有血毒、溺毒(通俗伤寒论)便毒(重订广温热论)疫毒。现认为外毒是细菌、病毒及其他致病的毒素,内毒是指氧自由基、炎性介质、细胞因子等。

3. 毒致病病势急重,致病性强而剧烈,易伤阴耗气动血,损伤脏腑、筋骨、肌肉、脉络。

4. 毒是外科痈肿疔疮的主要因素,《医宗金鉴·外科心法要诀·痈疽总论》谓"痈疽原是火毒生"。治疗多数应用清热解毒法。

(三)治毒的方法

由于毒有外毒和内毒的不同,且毒多与其他各种致病因子结合为患,因此治毒的方法有多种,如清热解毒,化湿解毒、化瘀解毒、通腑解毒、透表解毒、益气解毒、滋阴解毒等。按不同的证候,配以不同的治法,但治毒以解毒为主,在解毒剂中以清热泻火之品为主。查阅《方剂大全》治毒的一百张方子中，以解毒命名的有 48 张，以消毒命名的有 22 张，以化毒命名的有 12 张，以败毒命名的有 11 张，其余有消毒、散毒、追毒、却毒、退毒等命名的为少数，从这些方子的命名可以看出治毒主要以解毒、消毒为主。

这些治毒方子主治的病症有以下几类：

1. 温热病、瘟疫、壮热、烦渴、热毒发斑、吐血衄血、咽喉肿痛、丹毒、痄腮、肺痈、肝痈。

2. 外科痈疽、疔疮、红肿热痛。

3. 梅毒、痔疮、走马牙疳。

4. 蛇毒、虫毒、兽毒、鱼毒、药毒、草毒。

上述病症皆表现为邪热盛，红肿热痛，处方用药多数为清热解毒之品，根据病症不同情况，按辨证配以其他中药，如麻疹发疹初期、发颐、大头瘟，配以荆芥、防风、薄荷、大力子等以解表宣毒；邪毒热结胃肠腹胀、大便秘结，配以大黄、枳实、芒硝以通腑排毒；痈肿形成多由于邪阻血瘀有关，配以当归、赤芍、川芎、丹皮等以化瘀解毒，由于邪毒深入，耗气伤阴，或素体正气不足、正不御邪、正气大伤，治疗必须以扶正解毒。按辨证气虚者用黄芪、人参、甘草；阴虚者用增液汤，气阴两虚用沙参、西洋参、石斛、天花粉等。

统计一百张解毒的处方中使用的中药有 200 多味，在处方中使用频率最多的有以下几类。

1. 在 58 张处方中有甘草。

2. 在 30 多张方子有黄连、黄芩、连翘、金银花、山栀。

3. 在 20 多张方子中有大黄、玄参、生地、赤芍、当归、防风、桔梗。

4. 在 10 张方子中有大力子、天花粉、黄柏、细柴胡、升麻、木通、荆芥、葛根。

5. 在 5 张方子中有蒲公英、石膏、知母、犀角（现已禁用）、贝母、竹叶、白芷、黄芪、乳香、没药、薄荷、羌活、麦冬、丹皮、芒硝，其他药有 140 多种，只有 1～4 张方子中有。

从以上统计分析来看，治毒的方剂中所用的药物以清热解毒之品为多，甘草、黄芩、黄连、黄柏、大黄、银花、连翘等在治毒方剂中使用率是比较高的，现研究这些药物有抗菌、抗病毒、抗内毒素、抗自由基等作用。清热解毒药还有增强免疫功能。现在认为清热解毒不仅是感染性疾病的重要治法。非感染性疾病的多数患者也存在热、毒瘀证候和病机，因此清热解毒法也是不可少的治疗方法。

叶老对毒的病因病机理论和治毒的方法，在临床上应用比较多，例如对慢性肾衰竭的治疗是由于各种原因导致脾肾功能失司，脾不能运化升清，化生精微，肾不能气化泌浊，精微不摄而下泄，因而正气亏虚，湿浊瘀阻滞，邪蕴日久生毒，病变不断进展，正气日益亏虚，湿浊瘀毒更壅盛，不仅脾肾衰败，亦累及其他脏腑功能失司，慢性肾衰是难治的重症，我们采取扶正和祛邪并进的治法，病情在进展时，临床上多表现为热毒浊盛的情况，如口干苦，舌苔黄腻，大便秘结，小便短赤。故以祛邪为主，重用解毒泄浊、化瘀利湿之剂，有一定的疗效。

有些病例热证表现不明显而有阳虚证者，则清热解毒药与温阳之品同用，如大黄与附子同用，或黄连与附子同用。

对肺脓肿的治疗，提出清热解毒、祛痰排脓法，创制了复方鱼桔汤。肺脓肿，中医称为"肺痈"，由于肺受外邪侵袭，邪热毒壅阻肺络，郁久不解，致肺叶腐败而酿成脓肿，出现振寒、发热不退、咳嗽、胸痛、咳吐脓痰，热毒是病变的主要矛盾，因此治疗以清热解毒为主，佐以祛痰排脓，清热解毒是清解肺部的热毒，使肺叶不再受热毒的熏灼而腐败成脓，以控制病变进一步发展；祛痰排脓，是使已酿成的脓痰及时排出，脓痰不排出，不但腐不去新不生，且滞留在肺叶助长热毒鸱张。临床观察 85 例，一般治疗 4～6 周，治疗结果：痊愈 63 例（临床症状消失，胸部 X 线检查肺部病变完全消散）；好转 15 例（临床症状基本消失，胸部 X 线检查肺部病变部分消散）；无效 7 例

（治疗1周症状未见好转）。复方鱼桔汤中清热解毒药，主要用鱼腥草、黄连、黄芩、金银花、甘草，祛痰排脓药主要用桔梗、冬瓜仁、象贝母、桃仁。在治疗肺脓肿的实践中体会到清热解毒药的效用，并发现重用黄连可增强清热解毒的作用，如有一例肺脓肿病人，高热、胸痛、咳痰不爽，住院后用复方鱼桔汤一日2剂，分四次服，治疗5天症状未见改善，高热不退，治疗碰到了困难，经讨论认为该患者病变比较重，热毒盛，药力不够，提出重用黄连，一方面口服，一方面煎汤保留灌肠，改进治疗后发热逐渐降低，1周后热退，其他症状亦逐渐消除，1个月后痊愈。从该病例整个治疗过程来看，重用黄连是取得疗效的重要方面，由此可见，对一个病例能取得疗效，除正确的辨证论治外，用药的剂量和方法也是不可忽视的问题。

二、论"浊"

（一）"浊"的含义

在《辞海》中谓："浊，浑浊"，与清相对而言。在中医著作中对"浊"的含义是多方面的。

1.《素问·阴阳应象大论》谓："清阳为天，浊阴为地。"是指自然界情况。

2.《素问·经脉别论》谓："饮食入胃，浊气归心，淫精于脉。"《灵枢·小针解》："浊气在中，言水谷皆入于胃，其精气上注于肺，浊留于肠胃。"上述浊气指生理方面的两种情况，一是指饮食入胃消化后的一部分浓厚的精气称为浊气，浊气归心，即将精微浓浊部分注入于心，由心再经过经脉输送到全身；后面所讲是指水谷的精华上注于肺，水谷的浊气则流于胃肠。

3.《素问·阴阳应象大论》谓："浊气在上，则生瞋胀"，是说浊气居上而不下降，就会发生胸腹胀满。在《金匮要略·脏腑经络先后病脉证》谓："清邪居上，浊邪居下。"《温热论》："湿与温合蒸郁而蒙蔽于上，清窍为之壅塞，浊邪害清也。"是谓湿浊邪气阻遏清阳，蒙蔽清窍而神昏。

4. 其他方面 浊气:指体内污浊之气,如口鼻呼出的臭气,肛门排出的矢气。浊道,指消化道,清道指呼吸道。《红炉点雪·痰火失血》谓:"有血越清道而出于鼻者,有血溢浊道而出于口者。"浊邪指水湿之邪,清邪指雾露之气。浊作为病名,如赤白浊,指小便浑浊色白者称白浊,色赤或有血者称赤浊。以上所述,说明浊的含义是多方面的。

(二)"浊"在病变中是指病邪

浊作为病邪在历代医家著作中单独论述者较少,论述较多的是痰浊和湿浊。痰浊:在《中医辞典》上注"痰浊"系秽浊之邪故称。在中风病有痰浊内闭证。"湿浊"在《中医辞典》上诠释"湿气因湿性重浊黏腻故称"。上述对痰浊和湿浊的诠释未能将"浊"的特性说清楚,只是作为痰和湿的形容词。

笔者学习体会:痰、湿、浊三者皆为阴邪,除湿有外感之湿外,皆是病变中的病理变化产生的有害病邪。浊邪与痰和湿相类,为污浊有害之物,且多与痰和湿结合为患而致病多严重。如温病或中风病变中的痰浊或湿浊蒙蔽心包,又如杂病中湿浊毒蕴阻的尿毒症。

(三)浊邪的主要症状

历代各家对浊邪的症状论述比较少,多数将痰或湿联系起来论述,一般有以下一些情况。

1. 由于各种病因致脾阳不振,不能升清降浊,形成湿浊内阻,致脾胃运化失常而纳呆便溏,脘腹胀满,恶心呕吐,肢体困倦,面色萎黄,舌质淡胖有齿痕,舌苔白浊腻,脉沉细,湿浊蕴阻日久成毒,症状加重,小便短少,口中有尿味等。

2. 由于中风等病变,痰浊内盛,蒙蔽心包,出现神志不清,或感受外邪,肺失宣肃,病变日久,痰浊壅肺,咳嗽气急,喉中痰鸣,咯痰污浊,舌苔腻,脉滑数。

3. 由于肾气不足,固摄无权或膀胱湿热蕴阻,气化不利,湿浊下注而小便混浊。

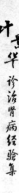

(四) 浊邪的治法

对浊邪的治疗,临床上常用两种治法,一是化浊,一是泄浊。化浊法:主要用芳香化浊,如藿朴夏苓汤、三仁汤、胃苓汤,适用于湿浊蕴阻中焦,清热化浊,用甘露消毒丹、黄连温胆汤,适用于湿浊化热者。化浊开窍用菖蒲郁金汤,热证合至宝丹,寒证合苏合香丸,适用于痰浊或湿浊蒙蔽心包者。分清化浊,用草薢分清饮,适用于膀胱湿热,气化不利者。泄浊法,主要用通腑泄浊法,如大黄黄连汤,适用湿浊化热证。温脾汤、大黄附子汤适用于湿浊蕴阻寒热夹杂证。

第二节　诊治肾病蛋白尿的经验体会

肾病中出现蛋白尿是诊断肾病的依据之一,也是评定治疗效果程度的主要指标。因此在诊治肾病过程中蛋白尿的减少或增多是观察疗效的一个重要依据,下面谈几点对蛋白尿的诊治体会。

一、对蛋白尿的认识

各种肾病中出现尿蛋白,中医认为是水谷之精微下泄,其发病机理主要由于脾肾功能失常所致,脾肾功能失常的原因有两方面。一是禀赋不足或由于多种因素如过度劳累、饮食所伤等,使脾肾受损,致功能失常;一是外邪侵入引起脾肾病变,或药毒伤肾。由于上述因素导致脾肾功能失常,脾不能健运,化生精微,升清降浊,肾不能气化,摄精泄浊,致精微随尿下泄,病变不除,精微不断下泄致正气日益亏虚,不能滋养脏腑器官组织。同时由于脾肾亏虚,不能化生精微,生化之源匮乏,正气更亏虚,脾肾功能日益衰败,日久影响到其他脏腑功能失常,湿浊潴留不能排泄,蕴阻日久生毒,病变日趋严重。

引起肾病的外邪主要为风寒、风热、湿热、寒湿等,在病变过程中产生的邪,主要为瘀、浊、毒,导致肾病的外邪以风为主,风为百病之长,无所不至,善行而数变。《诸病源候论》:"风邪入于少阴则尿血",指出风邪侵入肾而致病。

风邪侵入多兼寒,或兼热,或兼湿,导致脾肾功能失常,由表入里,出现蛋白尿、血尿,肾病患者多正气不足,反复感受外邪,病情反复,邪伏在里,迁延不解,形成虚实夹杂的病症。

二、蛋白尿的治疗

肾病蛋白尿按辨证多为虚实夹杂证,本虚标实,本虚以脾肾亏虚为主,标实主要为风、湿、热、瘀等蕴阻,治疗按急则治标、缓则固本的原则,根据正虚及邪实的不同临床表现,以邪实为主,分别以祛邪为主,病急而正虚,可适当扶正,正虚为主,则以补益为主,佐以祛邪。

在临床上标实为主情况主要有以下两种类型。

1. 外感风热 恶风、发热、咳嗽、咽痛、面浮肢肿、小便短少,舌苔薄尖红,或苔薄黄,脉浮数,则治以疏风清热利水。常用方药:荆芥、西河柳、泽泻、牛蒡子、蝉衣、炙僵蚕、蒲公英、白花蛇舌草、甘草、扦扦活、浮萍、赤猪苓。

2. 湿热蕴结 下肢浮肿、小便短赤泡沫多,纳呆,口干苦,大便干或溏薄,舌苔黄腻,脉缓,治以清热利湿。常用方药:黄柏、苍术、赤猪苓、半枝莲、车前子、生薏仁、扦扦活、落得打、厚朴、陈皮、黄芩。

临床上以正虚为主情况主要有以下两种类型。

1. 脾肾气虚,湿瘀阻滞 腰酸乏力或有浮肿,小便泡沫多,纳少,大便干或溏薄,舌淡有齿痕,苔薄黄腻,脉缓或细,治以健脾益肾,佐以化瘀利湿。常用方药:黄芪、白术、甘草、金雀根、扦扦活、落得打、莪术、猫爪草、山萸肉、陈皮、茯苓。

2. 脾肾阳虚,水湿潴留 全身浮肿,小便减少,大便溏薄,畏寒肢冷,脉沉细,治以温阳利水,常用方药:熟附块、桂枝、补骨脂、胡芦巴、白术、赤猪苓、黄芪、大腹皮、砂仁、泽兰叶、泽泻。

上述外感风热和湿热蕴阻是邪实为主，一般起病急，病程短，治疗以祛邪为主，脾肾气虚和脾肾阳虚为虚实夹杂证，病已日久，治疗须扶正和祛邪并进，根据患者虚实不同情况，有时以扶正为主，有时以祛邪为主，但必须虚实兼顾，另外，按不同见证，须随证加减：

1. 血尿加白茅根、小蓟、炒蒲黄、血余炭，血尿日久不减可加三七粉、琥珀粉。

2. 咽痛、扁桃体肿大加薄荷、射干、元参、金银花、连翘。

3. 气血虚者加黄芪、当归、鸡血藤。

4. 血瘀明显者加莪术、鬼箭羽。

5. 血脂高者加决明子、生山楂。

6. 血尿酸高者加虎杖、川草薢、玉米须、秦皮。

若体检时发现尿中有蛋白，目前无特殊不适，舌苔、脉象无特殊变化，一部分病人诉腰酸或乏力，纳食不馨，大小便无特殊变化，根据对蛋白尿的认识，扶正祛邪并进，一方面补益脾肾，常用黄芪、白术、怀山药、菟丝子、山萸肉、覆盆子、鹿衔草、桑寄生、杜仲、怀牛膝。一方面祛风活血化湿，常用扦扦活、金雀根、落得打、虎杖、鬼箭羽、炙僵蚕、莪术等。

三、临床体会

1. 中医药治疗蛋白尿，不易取得疗效，病情常反复，特别同时有血尿的病例，更不易取得疗效，对急性肾炎的治疗以祛邪为主，比较易取得疗效，对慢性肾炎病程长，病情比较复杂，不易取得效果，但在部分病例，用过激素、雷公藤多苷片无效，而用中药治疗，若能坚持长期服用中药，可取得疗效，下面两个病例，证明中医药在治疗肾病蛋白尿有一定的效用。但需要与患者协作好，医生要精心诊治，患者耐心长期服药，同时药材需要保证质量。

2. 多年来对蛋白尿的治疗经验表明，治疗用药须扶正和祛邪兼顾,慢性肾病蛋白尿长期存在,脾肾亏虚是本,邪伏在里,风、湿、瘀蕴阻在肾,致尿蛋白持续不消除,虽临床无明显邪实证,但处方用药宜在扶正的基础上佐以祛风利湿、活血化瘀,对消除蛋白尿有一定的效用。

例1

姓名:王某,性别:女性,年龄:40岁。

初诊日期:2008年5月15日。

主诉:双下肢浮肿伴泡沫尿1年余。

现病史:患者1年前无明显诱因下出现双下肢浮肿,小便中泡沫多,在某医院肾穿诊断为膜性肾病,以激素治疗,一度有好转,激素逐渐减量过程中不慎外感风寒,症状又加重,后加用环磷酰胺,下肢浮肿时轻时重,目前下肢肿明显,小便不多,经常感冒,纳可,大便日2～3次,激素减量中。舌苔薄,质较淡,脉细。

体检:生命体征平稳,双下肢凹陷性浮肿明显,双肾区叩击痛轻度,双肺(一),咽部较红,腹部触诊(一),BP 110/90mmHg。

实验室检查:肾功能正常,24小时尿蛋白定量5.7g,血浆蛋白17.3g/L,血甘油三酯:7.5mmol/L,胆固醇5.03mmol/L。舌质淡红,苔薄,脉细。

辨证分析:肺脾肾亏虚,水湿潴留。

诊断:中医诊断:水肿;西医诊断:膜性肾病。

治法:健脾温肾,益气利水化瘀。

处方:生白术30g,熟附子6g,生黄芪30g,桂枝10g,赤猪苓各15g,车前子30g,泽兰30g,金雀根30g,虎杖30g,丹参30g,楮实子15g,陈皮10g,制半夏10g,枳壳10g,黄柏10g,生甘草4g。

二诊:2008年5月29日。患者近期感冒症状基本消失,仍有轻度咽痛,双下肢浮肿较前稍减轻,苔薄,脉细。

治疗同前方,加炙僵蚕20g,石韦30g,党参15g,鬼箭羽

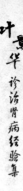

30g,芡实30g,西砂仁5g。

三诊:2008年7月3日。患者服上方加减治疗,浮肿消退不明显,小便不多,大便日3次,舌质淡,苔薄,脉沉细,BP 105/70mmHg。

辨证分析:肾阳虚明显,以前方加重温肾健脾之品。

处方:熟附子10g,生白术30g,生黄芪30g,党参15g,桂枝10g,赤猪苓各15g,车前子30g,泽兰30g,虎杖30g,金雀根30g,僵蚕30g,鬼箭羽30g,泽泻15g,砂仁5g^{后下},青陈皮各10g,石韦30g,芡实30g。

四诊:2008年8月6日。

患者症情如前,小便不多,24小时尿蛋白定量5.01g,浮肿不减,治同前方,再加重温阳之品。熟附子改为15g,再加入肉桂3g,干姜3g,当归10g。

服上方2周来复诊,小便较多,下肢浮肿消退,10月9日复查肾功能正常,血胆固醇10.52mmol/L,甘油三酯2.57mmol/L。前方加补骨脂10g,鹿角片10g,川芎10g。

五诊:10月29日来诊,小便量多,每日2000ml,下肢浮肿逐渐消退,大便日2次,纳可,精神好转,舌苔薄,舌质黯红,脉细,24小时尿蛋白定量5.3g,血总蛋白38g,白蛋白17g,再以前方加减。

处方:熟附子15g,肉桂3g,桂枝10g,生黄芪30g,生白术30g,党参15g,当归10g,川芎10g,炙僵蚕30g,金雀根30g,鬼箭羽30g,鹿角片10g,龟板30g,干姜3g,补骨脂10g,生甘草4g,砂仁5g^{后入},青陈皮各10g。

12月25日,下肢浮肿大部分消退,精神好转,纳可,苔薄,脉细。24小时尿蛋白定量2.3g,血胆固醇8.74mmol/L,甘油三酯3.88mmol/L,血总蛋白48.1g/L,白蛋白23.3g/L。

六诊:2009年3月25日,浮肿已退2个月,一般情况好,纳可,大便正常,舌苔薄,脉细,24小时尿蛋白定量4.2g,血胆固醇7.62mmol/L,甘油三酯2.53mmol/L,肾功能正常,血总蛋白增至 55.9g/L,白蛋白增至 32.8g/L,血压 140/95mmHg。

处方:生黄芪 30g,生白术 30g,党参 15g,金雀根 30g,扦扦活 30g,落得打 30g,制首乌 15g,鹿角片 10g,制龟板 30g,鬼箭羽 30g,生甘草 6g,鸡血藤 30g,当归 10g,枳壳 10g,炙僵蚕 30g,虎杖 30g,白茯苓 15g,仙灵脾 30g,补骨脂 10g,白花蛇舌草 30g。

七诊:2009 年 7 月 8 日来诊,上方连续服至今,一般情况好,不肿,纳可,大便日 2 次,小便多,舌苔薄,脉细,血压 130/80mmHg,查肾功能正常,24 小时尿蛋白定量 1.2g,血胆固醇 5.39mmol/L,甘油三酯 2.48mmol/L,低密度脂蛋白 3.21mmol/L,血总蛋白 63.1g,白蛋白 40.3g,各实验室指标接近正常。再以培补脾肾为主,原方再加鹿衔草 30g,枸杞子 15g,怀山药 30g,陈皮 10g。

八诊:2009 年 12 月 17 日复诊,情况好,各项指标已基本正常,24 小时尿蛋白定量 0.27g,血胆固醇 5.12mmol/L,甘油三酯 1.30mmol/L,低密度脂蛋白 3.03nmol/L,月经来潮量较多,血红细胞 3.73×10^{12}/L,血红蛋白 106g/L,苔薄,脉细,治以补气养血为主。

处方:黄芪 30g,党参 15g,黄精 15g,生熟地各 15g,当归 15g,白术 10g,炙甘草 15g,陈皮 10g,茯苓 15g,鸡血藤 30g,枸杞子 15g,制首乌 15g,枳壳 10g,桑椹子 30g。

九诊:2010 年 2 月 24 日,月经过多。但经妇科用激素治疗已正常,患者情况好,有时眩晕心悸,舌苔薄,脉细数。尿蛋白 0.27g/24 小时,血红细胞 3.94×10^{12}/L,血红蛋白 86g/L。血肌酐 40.0μmol/L,尿素氮 4.77mmol/L,尿酸 235μmol/L,甘油三酯 1.61mmol/L,血胆固醇 4.29mmol/L。继续给予补肾健脾、益气养血之品调理。

处方:生熟地各 10g,枸杞子 15g,熟女贞 10g,旱莲草 30g,炙甘草 5g,桑椹子 30g,黄芪 30g,党参 15g,白术 15g,当归 10g,黄精 15g,菟丝子 30g,山萸肉 10g,砂仁 5g,陈皮 10g,

炙龟板 30g,制首乌 15g。

十诊:2010 年 7 月 21 日来诊,最近 5 个月来,一般情况良好,纳可,大小便正常,舌苔薄,脉数细,血压 120/80mmHg,体重较前增加,复查血红蛋白 121g/L,红细胞计数 $4.49×10^{12}$/L,白细胞计数 $3.3×10^9$/L,血肌酐 52.6μmol/L,尿素氮 4.25mmol/L,尿酸 282.7μmol/L,血脂和血浆蛋白皆正常,24 小时尿蛋白定量 0.07g/24h,继续以培补脾肾,益气养血。

处方:党参 15g,黄芪 30g,白术 10g,熟地黄 15g,当归 10g,怀山药 30g,山萸肉 10g,仙灵脾 30g,甘草 5g,菟丝子 30g,茯苓 15g,鹿角片 10g,炙龟板 30g,枳壳 10g,枸杞子 15g,虎杖 30g,鸡血藤 30g,熟女贞 10g,黄精 15g。

按:本病例是难治性肾病,用激素、免疫抑制剂等治疗一年未见好转,下肢浮肿明显,实验室指标三高一低,明显异常。主症是水肿,由于脾肾亏虚,功能失常,健运气化乏权,水湿潴留肌肤,水湿为阴邪,非温不化,初诊时用温肾健脾利水之剂,服药 2 月余,水肿消退不明显,后来考虑为病重药轻,特别是温阳之剂不够,故一方面加重附子剂量,并加用肉桂、干姜,二周后小便量增多,浮肿逐渐消退,4 个月后肿退,一般情况好,原方去附、桂温热之品,用温肾养阴、健脾补气、活血祛风之剂,调治半年后患者情况良好,无不适,各项实验室指标正常,中医药的疗效是明显的。从这个病例治疗经过情况来看,辨证处方用药虽对症,若病重药轻,仍不易取效。2011 年 12 月 22 日随访,一般情况复查肾功能、血脂、血浆蛋白、血红细胞、血红蛋白、尿常规皆正常。

例 2

姓名:陆某,性别:男性,年龄:31 岁。

初诊:2009 年 3 月 26 日。

主诉:蛋白尿 3 年。

现病史:2006 年体检时发现尿中有蛋白(+),至 2007 年尿蛋白增至（＋＋）,2008年秋季咽部不适,泛恶,小便短赤,尿中红细胞10～40个/HP,蛋白（＋＋）,住院作肾穿刺诊断为IgA肾病（局灶节段增生）,用强的松、雷公藤多苷片治疗4个月未见好转,乃来中医药治疗,主诉:乏力,咽部充血,纳可,大便日1～2次,小便尚多,下肢不肿,面部满月脸,舌苔薄腻,脉数细弦,检验尿蛋白2.8g/24h,红细胞4～7个/HP,血胆固醇7.3mmol/L,甘油三酯6.8mmol/L;低密度脂蛋白4.36mmol/L,尿素氮5.6mmol/L,血肌酐97μmol/L,尿酸336.5μmol/L,血压110/80mmHg,中医辨证脾肾气虚,风湿热瘀蕴阻。治以补益脾肾,清化湿热,活血祛风。

处方:黄芪30g,白术10g,制首乌15g,金雀根30g,炙僵蚕30g,扦扦活30g,落得打30g,决明子30g,虎杖30g,鬼箭羽30g,枳壳10g,白花蛇舌草30g,泽泻15g,土茯苓30g,制大黄15g,白茅根30g。

二诊:2009年4月2日,药后腹中不适,大便日1～2次,舌苔脉象同前,治宗前方,加砂仁5g后入,炒楂曲各15g,改制大黄10g。

三诊:2009年4月30日,近日皮肤发红色糠疹,大便溏薄,舌质淡胖,苔薄,脉滑,尿蛋白＋＋,红细胞5～10个/HP,前方去制大黄,加蝉衣6g,防风10g。

四诊:2009年5月14日,皮肤糠疹减少,尿蛋白仍＋＋,红细胞3～5个/HP,治宗前方续进。

五诊:2009年5月27日,近日感冒咳嗽,痰不多,咽部充血,舌苔薄,脉缓,尿中红细胞增多10～20个/HP,尿蛋白＋,先以治标,宣肺化痰清利。

处方:大力子10g,前胡10g,桔梗6g,甘草4g,蝉衣10g,炙僵蚕30g,防风10g,陈皮10g,金雀根30g,扦扦活30g,落得打30g,白茅根30g,小蓟30g,炒蒲黄10g,血余炭10g。

六诊:2009年6月11日,感冒渐好,尚仍有咳嗽痰少,舌质淡红,苔薄,脉缓,尿蛋白＋＋,红细胞转阴,治宗前方去炒

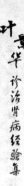

蒲黄、血余炭,加黄芩 10g,制大黄 6g。

七诊:2009 年 7 月 9 日,一般情况好,尿中蛋白未见明显减少,仍有 2.3g/24h,红细胞 3～5 个/HP,治拟补益脾肾,活血祛风清利。

处方:黄芪 30g,白术 15g,制首乌 15g,金雀根 30g,扦扦活 30g,落得打 30g,炙僵蚕 30g,制大黄 10g,陈皮 10g,白茅根 30g,小蓟 30g,白花蛇舌草 30g,决明子 30g,生山楂 20g,鬼箭羽 30g,虎杖 30g。

八诊:2009 年 8 月 20 日,情况好,24 小时尿蛋白定量减少至 1.27g,治宗前方续进。

九诊:2009 年 11 月 12 日,无特殊不适,复查尿蛋白阴性,血胆固醇 5.6mmol/L,甘油三酯 2.13mmol/L,低密度脂蛋白 3.66mmol/L,皆较前下降。

十诊:2009 年 12 月 17 日,近又感冒,咽部不适,一般情况尚可,尿蛋白阴性,红细胞少许,前方加大力子 10g 续进。

十一诊:2010 年 4 月 8 日,一般情况好,尿蛋白阴性,红细胞少许,舌苔脉象无特殊变化,仍以前方调理。

十二诊:2010 年 7 月 29 日,一般情况好,尿正常。

十三诊:2010 年 8 月 18 日,多次化验正常,舌苔薄腻,脉缓,血压 130/80mmHg,一般情况良好。

按:该病例以蛋白尿为主,经肾穿诊断明确为 IgA 肾病局灶节段增生,用激素、雷公藤多苷片治疗 4 个月未见好转且有副作用,患者乃以中医药治疗,我们按治疗蛋白尿的经验,多数是由于风、湿、热、瘀、浊蕴阻为患,致脾肾功能失常,精微下泄而尿蛋白不断出现,治以补益脾肾,祛风清利,祛瘀化湿浊,坚持长期服药取得疗效,从该病例整个治疗过程来看起效是比较缓慢,其中有 2～3 次感冒也是原因之一,但疗效尚巩固,蛋白尿转阴性,随访至今已 9 个月,情况良好。

第三节 诊治血尿的经验体会

血尿在临床上是常见病症,肉眼所见尿液呈血样,或洗肉水样,或带有凝块者,称肉眼血尿,在显微镜下见红细胞称为镜下血尿。来诊治的血尿病人中以镜下血尿为多数,镜下血尿,在中医也属于尿血,镜下血尿需要在显微镜下才能发现,因此,临床诊治须宏观与微观相结合。我们所诊治的血尿患者,经实验室检查皆为肾性血尿,即肾小球性血尿,其红细胞绝大部分为畸形,形态大小和血红蛋白含量均有变异。现将我们在临床上诊治观察各肾病中以血尿为主的 100 例进行小结,从中总结诊治经验。

本组病例,女性居多,有 64 例,男性 36 例,年龄 20 岁以下,11 例;21~30 岁,22 例;31~40 岁,21 例;41~52 岁,22 例;51~60 岁,21 例;60 岁以上 3 例。

本组原发病:IgA 肾病 19 例,慢性肾炎 20 例,隐匿性肾炎 45 例,急性肾炎 2 例,高血压肾病 3 例,紫癜性肾炎 3 例,间质性肾炎 3 例,糖尿病肾病 2 例,肾囊肿 3 例。

病程皆比较长,多数在半年以上,1 个月 4 例,3 个月 6 例,6 个月 19 例,1 年 14 例,1 年半 9 例,2 年 15 例,3 年 12 例,4 年 6 例,5 年 4 例,7 年 2 例,8 年 1 例,10 年 7 例,20 年 1 例。

一、临床表现

本组病例除皆有镜检血尿外,临床表现有以下几类:

1. 有外感表证,发热、咳嗽、咽痛,舌苔薄尖红,或苔薄黄,脉浮数,小便短赤,口干。

2. 腰酸无力,纳少,大便有时溏薄,小便清,舌苔薄,脉细。

3. 头晕,腰酸,咽燥口干,或咽部不适,有黏痰,舌较红苔薄,脉细数,大便干,小便黄。

4. 患者无特殊不适,舌苔脉象亦无特殊变化,体检时发现尿中有红细胞。

治疗方法:辨证论治和专方专药相结合,按辨证,本组病例皆为本虚标实证,本虚以脾肾虚为主,标实多数为外感风邪或湿热阻滞,感受风邪多数表现为反复感冒,湿热阻滞,女性患者多见尿路感染,治疗按急则治标、缓则固本原则,在治标时需兼顾血尿的治疗。①感受外邪风热者治以疏风清热为主,银翘散加减;风寒者,荆防败毒散加减。如有血尿加白茅根、小蓟、蒲黄、血余炭。②湿热阻滞可以八正散、二妙散、小蓟饮子加减。

本虚以脾肾两虚为主,有两种情况:

1. 脾肾气虚　腰酸无力,纳呆,气短,舌苔薄质淡,脉细,以补中益气汤、六味地黄丸加减,血尿多可加仙鹤草、茜草根、三七粉、琥珀粉,兼有尿蛋白加用金雀根 30g,扦扦活 30g,石韦 30g,芡实 30g。

2. 肾阴亏而虚火内炎　咽燥或痛,口干,舌红苔少或薄黄,小便短赤,腰酸头晕,脉细,以知柏地黄汤、二至丸加减,尿血明显则加阿胶、土大黄、地骨皮、玄参、赤芍、炒蒲黄、侧柏叶。

治疗观察情况:本组病例治疗时间在一年以内为多,为86 例,这 86 例中最短的 2 周共 3 例,3 周 3 例,4 周 7 例,2 个月 12 例,3 个月 10 例,4 个月 13 例,5 个月 5 例,6 个月 12 例,1 年 21 例,平均为 13 周,治疗 1 年以上的有 14 例,1 年半的 4 例,2 年的 4 例,2 年半的 1 例,3 年的 1 例,4 年的 2 例,5 年的 1 例,7 年的 1 例,这 14 个病例治疗观察时间长,多数原因是由于病情多次反复,血尿时多时少,间断治疗血尿,好转后不来服药,血尿明显又来服药。

疗效情况,本组 100 例血尿病例经治疗血尿能消除的 30 例,治疗后血尿不同程度减少的(尿血＋＋减为＋,＋＋＋减为＋＋)55 例,治疗无效的 15 例(表 1)。

表 1　血尿治疗前后情况表

血尿程度	－	＋	＋＋	＋＋＋	完成
治疗前		24 例	44 例	32 例	100 例
治疗后	30 例	38 例	17 例	15 例	100 例

本组尿血病例,合并有蛋白尿的 41 例,治疗尿蛋白能转阴的 16 例,尿蛋白不同程度减少的 20 例,无效的 5 例(表 2)。

表 2　合并有蛋白尿治疗前后情况表

蛋白尿程度	－	＋	＋＋	＋＋＋	完成
治疗前		18 例	17 例	6 例	41 例
治疗后	16 例	9 例	11 例	5 例	41 例

二、临证心得

本组血尿病理多数为 IgA 肾病及隐匿性肾炎,隐匿性肾炎中不少病例可能为 IgA 肾病,因未做肾穿而未能明确病理诊断,其次慢性肾炎,其他肾病较少,病程多数病例皆比较长,在一年以上,最长的已 20 年,可见该病缠绵难愈。本组病例用过激素或雷公藤多苷片等治疗效果不好,病情反复以致迁延不愈,治疗比较困难。

肾性血尿比较难治有两种情况,一种为反复感受外邪而血尿反复增多,一种是血尿持续不减少,虽经多种治法皆未能取得效果,在临床上常见的肾性血尿患者多因感受外邪而致病情反复,血尿反复增多,一般经治疗后若外邪解,则血尿可减少,小部分病人嗜食辛辣之品或劳累过度,而血尿反复增多,因此在治疗过程中患者应注意自己保养,重视卫生,避免受凉感冒,过度劳累,饮食忌辛辣,宜清淡,可减少病情反复。

在治疗中不少病例因感受外邪而血尿反复增多,治疗按急则治标,先以疏解清利,外邪解后,血尿亦随之减少,但在有些病例,临床症状改善,而血尿不减少则须结合化瘀止血之品,可取得一定疗效。

本组部分病例治疗观察时间较长,有两种情况,一是因病情一再反复,不断来诊治,一是病情难以缓解,患者自知血尿易反复,故长期来复查尿的情况。

治疗肾性血尿须化瘀止血利尿,因患者有浮肿尿少情况,不宜用止涩之剂,离经之血即成瘀,瘀阻络脉,血不循经,血随尿出,若瘀阻肾与膀胱络脉甚者,则影响尿液的生成和排泄而导致尿闭。我们治疗血尿时如用化瘀止血利尿方法,药物多采用白茅根和小蓟、蒲黄和血余炭、三七粉和琥珀粉,这三对药作为专药,结合辨证应用,临床观察这三对药对减少血尿有一定的作用,对利尿消肿有一定帮助。

例1:

季某,男性,41岁。

初诊日期:2005年11月2日。

主诉:发现小便色深5个月。

现病史:患者为中年男性,反复小便色深近半年,时轻时重,平时感腰酸腰痛,乏力,经中医药治疗未见明显好转,长期咽部疼痛,有不适感,口干轻度,纳可,大便日一次,小便尚通畅,为进一步治疗就诊。舌质红,苔薄微黄,脉缓。

体检:生命体征平稳,双肾区叩击痛轻度,咽部充血明显,双肺(一),腹部触诊(一),BP 120/80mmHg。

实验室检查:尿蛋白++,红细胞:20~30/HP,白细胞:3~5/HP。

诊断:中医诊断:血尿;西医诊断:隐匿性肾炎。

辨证分析:肾阴亏虚,热蕴下焦。

治法:滋阴降火,凉血止血。

处方:生地黄 20g,玄参 10g,金银花 30g,白花蛇舌草 30g,蛇莓 15g,炙僵蚕 15g,白茅根 30g,小蓟草 30g,蒲黄炭 10g[包],血余炭 10g,生甘草 4g。水煎服,日一剂。

二诊:2006 年 1 月 12 日。患者药后症状好转,仍有轻度咽痛,腰酸乏力减轻,稍有口苦,苔薄,脉细。尿 RBC 5~10/HP,尿蛋白+,BP 120/80mmHg,肾功能正常。治疗同前方,加黄柏 10g。

三诊:2006 年 3 月 8 日。患者近期劳累,不慎外感,咽痛有所加重,口不干,纳可,二便通畅,偶有腰酸不适,舌质红,苔薄黄,脉细,BP 110/80mmHg,尿 RBC 40~50/HP,尿蛋白++。治拟:清热解毒,凉血止血。

处方:白花蛇舌草 30g,蛇莓 15g,土大黄 15g,白茅根 30g,小蓟草 30g,蒲黄炭 10g[包],血余炭 10g,藕节炭 30g,旱莲草 30g,金银花 30g,蒲公英 30g,景天三七 30g,生甘草 4g。水煎服,日一剂。

四诊:2006 年 5 月 18 日。近日情况好转,咽痛明显减轻,充血亦较前减轻,纳可,大便正常,舌质红,苔薄微黄,脉缓。24 小时尿蛋白定量 0.9g。前方加玄参 10g,石韦 30g。

治疗后患者症情尚平稳,每月门诊一次,小便中红细胞时多时少,患者诉与咽部病变密切相关,咽痛明显则尿中红细胞增多,咽痛好转则尿红细胞减少。

五诊:2006 年 10 月 19 日。一般情况尚好,咽部不适时有,腰酸轻度,大小便尚可,舌质淡,苔薄,脉缓,尿中红细胞 10~15/HP,尿蛋白++。

治法:益肾清利,化瘀止血。

处方:鹿衔草 30g,怀牛膝 15g,桑寄生 30g,炙僵蚕 15g,白花蛇舌草 30g,土大黄 15g,金银花 30g,荠菜花 30g,白茅根 30g,小蓟草 30g,旱莲草 30g,槐米炭 15g,血余炭 10g,蒲黄炭 10g[包],侧柏炭 30g,生甘草 4g。尿血多者加琥珀粉 4g[吞],三七

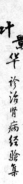

粉 4g 吞，水煎服，日一剂。

六诊：2007 年 12 月 26 日。一年来间断服用中药，患者一般情况尚好，尿中红细胞明显减少，24 小时尿蛋白 0.7g/24 小时，咽不痛，但尚有轻度充血，舌红，苔薄，脉缓，血压 120/80mmHg。

七诊：2009 年 3 月 18 日。尿中红细胞 3～5/HP，蛋白＋，一年多来间断服用中药，咽痛与血尿明显时服中药即见好转，一般情况好，咽不痛，但尚有轻度充血。

八诊：2009 年 8 月 5 日。近来一般情况好，尚有腰酸，咽部充血较前明显好转，舌苔薄尖红，脉缓，尿化验无蛋白和红细胞少，治以益肾清化。

处方：鹿衔草 30g，桑寄生 30g，生熟地各 10g，旱莲草 30g，甘草 5g，白茅根 30g，小蓟 30g，仙鹤草 30g，西青果 10g，白花蛇舌草 30g，炙僵蚕 15g，炒蒲黄 10g 包，黄芪 15g，枳壳 10g。

九诊：2010 年 5 月 26 日，一般情况尚好，有时腰酸，口干，舌尖红，苔薄，咽部尚较红，脉缓，连续 2 次尿检验红细胞 1～3/HP。

处方：玄参 15g，板蓝根 15g，大力子 10g，甘草 5g，炙僵蚕 15g，旱莲草 30g，鹿衔草 30g，桑寄生 30g，炒蒲黄 10g 包，白茅根 30g，小蓟 30g，茜草 10g，白花蛇舌草 30g，藕节炭 30g。

十诊：2010 年 7 月 1 日，一般情况好，咽部充血明显减轻，舌尖红，苔薄，脉缓，尿化验正常。

按：患者长期坚持中医药调理，终于获得病情缓解。该病例咽部病情比较重，镜检血尿亦较多，近 5 年来经中医药治疗使病情逐渐好转，在长期治疗过程中，主要归纳为二种情况，一是有感受外邪时，治以疏风清热为主，佐以凉血止血之剂，咽痛和血尿逐渐好转，一是因过度劳累或食辛辣之品而血尿又增多，但服药即可好转，照常工作。治拟益肾清利，化瘀止血,终获佳效。

例2

孙某,男性,16岁。

初诊日期:2004年7月9日。

主诉:小便色深伴泡沫增多2月余。

现病史:患者为青少年男性,2个月前无明显诱因下外感,发热,后出现小便色深伴有泡沫增多,经化验小便中大量红细胞,就诊于某三级医院,肾穿刺病理诊断为IgA肾病,局灶节段硬化型病变。近期纳差,食后腹胀感明显,咽部不适,大便日一次,小便尚多。

体检:生命体征平稳,双肾区叩击痛轻度,咽部红,双肺(一),腹部触诊(一),BP:90/60mmHg。

实验室检查:尿红细胞20～30/HP,尿蛋白＋～＋＋。舌质尖红,苔中腻,脉缓。

中医诊断:血尿;西医诊断:IgA肾病。

辨证分析:病由风热之邪侵袭,脾肾功能失常,目前邪热未清,脾失健运,肾不固摄。

治法:先以清解邪热,健脾化湿。

处方:白花蛇舌草30g,金银花30g,小蓟草30g,白茅根30g,生白术10g,枳壳10g,制半夏10g,陈皮10g,鸡内金10g,砂仁3g后入,谷麦芽各15g,旱莲草30g,血余炭10g,甘草4g。

二诊:2004年7月23日。患者经治疗后,胃口较前增加,其他情况同前。治宗前方,去半夏,加川朴花6g,藿香、佩兰各15g。

三诊:2004年8月6日。患者胃口明显好转,腹胀感不明显,咽红充血明显减轻,苔薄,尿红细胞、蛋白消失。治疗原方继服。

四诊:2004年10月8日。患者症情平,情况好转,纳可,二便正常,咽部充血不明显,尿常规阴性,舌尖红,苔薄,脉缓,

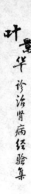

血压 96/60mmHg。

处方:白花蛇舌草 30g,金银花 15g,白茅根 30g,小蓟草 30g,旱莲草 30g,蒲黄炭 10g,炒枳壳 10g,谷麦芽各 15g,鸡内金 10g,陈皮 10g,砂仁 3g后入,川朴花 6g,生甘草 4g。

例 3

吴某,女性,20 岁。

初诊日期:2004 年 8 月 10 日。

主诉:反复茶色小便近 5 年。

现病史:患者青年女性,1999 年 5 月发热后出现肉眼血尿,一般情况尚可,未予重视。5 年来反复小便色深,时轻时重,外感后加重。今年曾进一步检查,肾穿刺病理诊断为 IgA 肾病,节段硬化伴系膜增生,目前下肢两足踝部轻度浮肿,脉缓,手足心热感,纳可,大小便正常。

体检:生命体征平稳,咽部充血,双肺(一),腹部触诊(一),BP 140/100mmHg。

实验室检查:肾功能正常,尿 RBC:++,尿蛋白+~++。舌质红,苔薄黄腻,脉细数。

中医诊断:血尿;西医诊断:IgA 肾病,节段硬化伴系膜增生。

辨证分析:脾肾亏虚,湿热蕴阻。

治法:益肾清利。

处方:鹿衔草 30g,桑寄生 30g,旱莲草 30g,黄柏 10g,石韦 30g,白茅根 30g,小蓟草 30g,蒲黄炭 10g包,茜草根 15g,炙僵蚕 15g,白花蛇舌草 30g,白茯苓 15g,陈皮 10g,生甘草 4g。水煎服,日一剂。

二诊:2004 年 8 月 17 日。患者近期症情平稳,仍有轻度咽痛,稍有腰酸乏力,苔薄,脉细。治疗同前方,加琥珀粉 4g,三七粉 4g 吞服。

三诊:2004 年 9 月 2 日。患者症情明显好转,尿中红细胞＋,蛋白＋,双下肢浮肿减退,舌质淡,苔薄黄腻,脉细,BP 140/95mmHg。加服降血压药物。

处方:前方加制大黄 10g,落得打 30g,生黄芪 30g。山海棠片 5 片,一日三次。

四诊:2004 年 9 月 23 日。患者症情平,纳可,大便正常,浮肿消退,舌质稍红,苔薄,脉细。治疗仍以清补肾脏、利湿清热、活血止血治疗。测得尿常规 RBC 3～5/HP,尿蛋白＋。

按: 该病例经中医药治疗症状好转,尿中红细胞减少明显。

例 4

姓名:张某,性别:男性,年龄:15 岁。

初诊日期:2007 年 4 月 21 日。

主诉:反复镜检血尿 10 余年。

现病史:患者为青少年男性,4 岁时感冒发热咽痛后出现血尿＋＋＋,经治疗血尿时多时少(＋～＋＋＋),每次发热咽痛则尿中红细胞增多,近 5 年来间断来诊治,按急则治其标,缓者图本为主,即有外感发热、咽痛、咳嗽等表现时,先以治标为主,缓解症状,常用处方:荆芥、大力子、板蓝根、白花蛇舌草、金银花、甘草、蒲公英、炒蒲黄、血余炭、白茅根、小蓟草,随证加减,咳嗽多加前胡、桔梗、杏仁、象贝母、射干、鱼腥草,血尿多加琥珀粉、三七粉。平时无外感表现证而多以血尿为主,则以扶正调理为主,按辨证有两种情况:①咽部不适而充血,舌红苔薄黄常用方:玄参、生地黄、丹皮、赤芍、旱莲草、白茅根、小蓟草、白花蛇舌草、甘草、蒲黄炭、血余炭,血尿较多加琥珀粉、三七粉吞服。②神疲乏力易出汗,舌质红,苔薄,常用黄芪、白术、防风、仙鹤草、灵芝、槐米炭、甘草、陈皮、茯苓、蒲黄炭。

复诊:2009 年 3 月 25 日。

患者一般情况良好,近一年来感冒发热头痛很少发生,生长发育正常,纳可,大小便正常,咽部无不适,无充血,血压正常,舌苔薄,脉缓。平时经常检查尿中红细胞,少则 2～4/HP,多则 5～10/HP,蛋白阴性,即使打篮球等剧烈运动或偶有感冒,尿中红细胞亦不明显增加。

2009 年 8 月 19 日随访,进入大学后近几年身体较前好,很少有感冒,运动增加,小便情况正常,三周前感冒发热咽痛,化验尿无异常,目前一般情况好。

按:该病例随访时间比较长,在 10 年以上,这主要由于患者家长比较重视,经常定期检查小便,长期间断诊治,并注意饮食,病情逐渐好转、稳定。

附1:血尿与咽炎的诊治

在临床上血尿病人,特别是肾性血尿患者,往往同时患有咽炎,咽炎对血尿的变化密切相关,咽炎在中医属于喉痹,急性咽炎多数由于感受风邪或脾胃积热搏击咽部为患,咽部红肿疼痛或有咳嗽黏痰,病重者并有发热,慢性咽炎由于急性咽炎反复发作,迁延不愈,或由于烟、酒及嗜食辛辣之品,起病缓慢,咽部干燥,隐痛或有异物感,局部黯红色,淋巴滤泡突起,慢性咽炎往往因感受外邪,使咽部病变加重。

血尿一般多为热蕴下焦,热迫血妄行或外邪侵入。《诸病源候论》有"风邪入于少阴则尿血"。血尿的原因复杂,不仅外邪侵入,亦有内伤的各种因素,血尿病变在肾与膀胱,由于各种因素致肾与膀胱络脉受损,血不循经而溢出,血随尿液排出而成血尿。为什么不少血尿患者同时患有咽炎,或先患有咽炎而后出现血尿或因血尿日久而后出现咽炎,咽炎病变的轻重对血尿的变化有直接影响,这可以从经络学说来解释,《灵枢·经脉》:"肾足少阴之脉……其直者从肾上贯肝膈入肺中,循喉咙,挟舌本",可见肾与肺咽喉经络相联,关系密切,因此,外邪侵入咽喉和肺可下传至肾。反之,肾病变通过经络传至肺而咽喉,临床上常见风邪侵袭从咽喉至肺而引起咽痛咳嗽等症,之后下传至肾而出现血尿,或尿血日久,肾阴亏虚,水不制火而循经上炎或脾虚运化不健,水谷精微匮乏,不能濡润咽部而致咽部干燥不适,有异物感等。

在临床上有血尿而同时又有咽炎病变的病例有以下三种情况。

1. 感受风热之邪而先出现恶风发热、咽痛或咳嗽等症,咽部充血明显,小便短赤或如浓茶样,尿检验红细胞多,舌质红,苔薄或薄黄,脉浮数。治以疏风清热,凉血止血,方用银翘散合小蓟饮子加减,常用药物:金银花、连翘、荆芥、薄荷、大力子、甘草、桔梗、白花蛇舌草、板蓝根、白茅根、小蓟草、蒲黄炭、血余炭、藕节炭。

随证加减:

(1)发热高,咽部红肿甚者加四季青、蒲公英、地丁草、鸭跖草;暗哑加蝉衣、胖大海。

(2)血尿甚加琥珀粉、三七粉吞服。

(3)咳嗽多加杏仁、象贝母、射干、鱼腥草。

2. 咽痛迁延不愈或由于过度吸烟饮酒、嗜食辛辣之品或用声过度,咽喉干燥,隐痛或有异物感,有黏痰而咳呛,咽部充血呈黯红色,或咽部有滤泡,呈颗粒状白色或红白相间,小便黄,尿中红细胞时多时少,口干,舌红苔薄腻或苔黄,脉细,治拟滋阴清火,方用知柏地黄丸加减。常用药物:生地黄15g,黄柏10g,知母10g,玄参10g,丹皮10g,桔梗6g,甘草4g,西青果10g,旱莲草30g,白茅根30g,小蓟草30g,血余炭10g,蒲黄炭10g。

随证加减:

(1)咳呛痰黏加射干10g,象贝母10g。

(2)咽燥口干,舌红少苔,加北沙参15g,麦冬10g。

(3)血尿多,大便干燥加土大黄15g,丹皮10g,赤芍10g,

侧柏叶 30g。

3. 血尿时多时少,病程已久,腰酸乏力,纳呆,大便溏薄,咽部不痛,充血不明显,或有滤泡颗粒,感咽部不适有异物感,有黏痰,小便清,但尿有红细胞,苔薄,质淡红,脉濡。治拟建脾益肾,常用药物:党参 15g,白术 10g,怀山药 15g,甘草 4g,桑寄生 30g,黄芪 15g,木蝴蝶 6g,桔梗 6g,陈皮 10g,仙鹤草 30g,炒槐米 15g,景天三七 30g。

随证加减:

(1)大便溏薄次数多者加煨诃子 10g。

(2)咽壁有滤泡、有颗粒者加昆布、海藻或三棱、莪术。

在临床上对血尿与咽炎同时存在的患者治疗要分清主次,血尿为主者以治疗血尿为主,兼顾咽炎,咽炎为主者以治疗咽部病情为主,特别是起病初时,重点应治疗咽部病变,不少病人血尿时多时少,与咽部病变轻重有关,咽部病变好转,血尿亦减少,新感外邪发热而咽痛甚者血尿亦增多,因此重点应疏风清热祛邪为主,或嗜食辛辣刺激之品,咽部症状增剧,血尿明显增多,亦应清热为主。

血尿与咽痛的治疗除药物外应注意避风寒,不宜过度劳累,饮食宜清淡忌食辛辣之品,部分患者吃了辛辣之物之后血尿即增多。

这类病人多数因血尿而来诊治,有些患者咽痛轻,但检查咽部有充血,追问病史过去有过外感发热,咽痛咳嗽等症状。

附2:治血尿毋忘化瘀利小便

血尿在临床上是常见病,可分肉眼血尿和镜检血尿两种情况。血尿病变主要在肾与膀胱。

导致尿血的原因是复杂的,多方面的。对尿血的治疗,笔者多年的经验,按辨证分为以下几种类型:

1. 实热证 多由于湿热之邪侵入,蕴阻肾或膀胱,或邪热侵入营血,灼伤肾与膀胱络脉,迫血妄行而尿血。起病急,尿血量多,如洗肉水样或如浓茶样,口干苦,或有发热,舌红苔黄,脉数。多见于急性尿路感染、急性肾炎、紫癜性肾炎、尿石症等,治拟清热凉血止血,常用药物:黄柏10g,山栀10g,丹皮10g,赤芍10g,白茅根30g,小蓟10g,甘草4g。

2. 虚热证　由于实热证病久不愈,或素体阴亏,或痨病传肾,肾阴亏耗,阴亏则火旺,灼伤肾与膀胱络脉而尿血。病程较长,尿血量一般不多,尿色红,或尿色黄,镜检红细胞多,头晕,腰酸,口燥咽干,颧红盗汗,或有低热,舌红少苔,脉细数。治宜滋阴降火,凉血止血,常用药物:生地黄30g,知母10g,黄柏10g,地骨皮15g,旱莲草30g,苎麻根15g,白茅根30g。

3. 脾肾气虚证　由于素体虚弱,或劳累过度,或因实证尿血不止,脾肾受损,脾虚则中气不足,不能统血,血随气陷,肾虚则封藏失职,不能固摄而尿血。病程长,小便色淡红或尿清,但镜检有红细胞,面色萎黄,神疲乏力,头晕耳鸣,腰膝酸软,纳呆便溏,舌淡红,脉濡细,此证多见于血液病、肾下垂、慢性肾炎、肾结核等病。治宜健脾益气,补肾固摄,常用药物:党参15g,黄芪15g,白术10g,山药15g,熟地15g砂仁拌,菟丝子15g,茯苓15g,杜仲10g,阿胶10g烊化,仙鹤草30g,茜草10g。

4. 瘀血证　由于湿浊内阻日久,或情志抑郁,气机不畅,气滞血瘀,或劳伤而血瘀,或膀胱内有癥积,瘀血阻滞肾或膀胱络脉,致血不循经而尿血。尿血紫黯或有血块,小便不畅或小腹有刺痛,舌质紫黯或有瘀点,脉细缓或涩。此证多见于紫癜性肾炎、膀胱肿瘤、尿石症、乳糜血尿或外伤等。治宜行气活血化瘀,常用药物:细柴胡6g,青皮10g,桃仁10g,红花6g,川牛膝15g,茜草根15g,生蒲黄10g,血余炭6g,琥珀2g研末分二次吞。

以上证型可随症加减,不再赘述。

血尿的治疗与其他出血病症不同,其他出血病症皆可用止涩之剂以止血。然血尿则不能轻易用止涩之剂，因肾与膀胱是水液代谢的主要脏腑之一，也是尿液生成和排泄的器官，若因血尿而用止涩之剂，促使瘀血留滞，则影响尿液的生成和排泄，可以出现癃闭重症，古人早已提出"水道之血宜利"的原则，对此在临床上深有体会，特别是血尿而浮肿尿少者，切不可忘记化瘀而利小便。

下列几种药物既有止血作用，又可利小便，是治疗血尿的要药，可按辨证使用。白茅根、小蓟有清热止血利水之功，对热证血尿有较好的疗效。可用白茅根 50～100g 煎汤代饮。琥珀、参三七等量研末吞服，每次 1g，一日 3 次，适用于血尿而瘀证明显者。血余炭研末吞服，每次 1.5g，一日 3 次，有止血利水之功，虚实皆宜。炮山甲研末吞服，每次 1.5g，一日 3 次，有化瘀通利作用，对血尿有一定的疗效，但对虚证不宜。

第四节 肾炎外感诊治体会

肾炎病变与外感有密切关系，在肾炎的辨证治疗中，外感是一个重要问题，以下是叶老的几点临床诊治的体会。

1. 外感是肾炎发病的主要原因之一，也是导致肾炎病情反复的重要因素。根据急、慢性肾炎的临床表现，属于中医的水肿范畴，《内经》谓之"风水"；《金匮要略》论述"风水"除水肿外，多兼有外感表证；《医学入门》认为水肿由"涉水冒雨，或兼风寒暑气"，指出其发病主要由于感受外邪所致。部分病例水肿不甚而以血尿为主者属尿血门，《诸病源候论》谓"风邪入于少阴则尿血"，指出尿血也可由外邪侵入所致。笔者统计分析 420 例急性肾炎，大多数病例的发病与外感有关，其中有上呼吸道感染、扁桃体炎及脓皮病等 381例，多数有外感表证，只有 39 例无明显外感病史；不少慢性肾炎急性发作亦多因感受外邪而使病情反复增剧，感受外邪以风热、风寒和湿热三邪居多。慢性肾炎迁延不愈,虽然临床表现无明显外感症状,其腰酸痛、浮肿、蛋白尿等持续不除,应考虑与外感风邪湿邪入络入肾有关。有些肾炎患者腰酸痛久治不愈,若用补肾之剂不见效者,后从风邪、湿邪入络入肾论治,用祛风化湿、活血通络之品则大多取得疗效,部分病例蛋白尿有所减少。

2. 肾炎的外感辨证治疗与一般的外感病例有所不同,治疗时不仅需祛除外感之邪,更要注意肾炎水肿及小便异常等情况。如对急性肾炎的治疗,不仅要辨清外感风热或风寒之邪而治以疏风清热,或祛风散寒,同时要利水消肿止尿血。不能仅仅只治外感表证,更须表里同治。有些肾炎病例虽无明显的恶寒发热等外感表证,但起病较急,出现面浮肢肿,小便短少,舌苔薄白,脉浮紧等,这与外感风寒之邪有关,治疗宜疏解外邪为主,用祛风散寒、宣肺利水之剂可取疗效。

3. 肾炎的外感辨证治疗时要正确处理标本、缓急、虚实关系。肾病是本,外感是标,急性肾炎以邪实为主,治宜祛邪为主;慢性肾炎多虚实夹杂,治宜扶正祛邪兼顾;新感外邪病急者以治标为主,若肾病水肿较甚,小便少或血尿明显而外感表证轻者以治本为主,但必须兼顾治标,若不祛邪,任其传变,往往会使肾病增剧。总之,在肾炎病变中如何掌握分寸来处理邪正关系,是一个重要的临床经验问题,在辨证治疗时切切不能忽视。

4. 在肾炎外感治疗中常用祛风药,祛风药有两类,一类为祛风解表之品,如荆芥、浮萍、西河柳、紫苏、薄荷等,适用于急性肾炎或慢性肾炎急性发作时有外感表证者,能发汗退热,利小便,配合清热解毒之品,如金银花、连翘、板蓝根、蒲公英、白花蛇舌草等,有清除病原、控制炎症之效;一类为祛风而兼有活血化湿之效者,如鹿衔草、金雀根、徐长卿、菝葜、扦扦活等,用于治疗慢性肾炎水肿,能改善腰痛,利水退肿,减少蛋白尿。现代药理研究认为,祛风药能改善微循环、扩张血管、加速血液运行、抗菌、抗病毒、抑制免疫系统反应、抗凝解痉等作用,对肾炎的病变是非常适合的。下面介绍两例皆由感受外邪引起肾炎而分别用不同的祛风药为主的临床治疗经过。

例1

患者女性,14岁,学生。因发热面部及下肢浮肿5天而住院。患者于入院前12天出现咽痛、恶寒发热,4天后好转,至入院前5天又出现恶寒发热,头痛,咳嗽,面部及下肢浮肿日渐增剧,小便短少,大便溏薄,纳呆。舌苔薄,质红,脉弦滑。体检:T 37.8℃,BP176/109mmHg,面部轻度浮肿,咽部充血,扁桃体较大,心脏听诊无异常,右肺有少许湿性啰音,腹部胀满,肝脾未扪及,下肢有明显凹陷性水肿,血白细胞$8.9×10^9$/L,血沉40mm/h,血尿素氮10mmol/L,血肌酐128μmol/L,尿蛋白(+),红细胞(+)。

诊断:急性肾炎。

中医辨证为外感风热之邪,肺失宣肃,三焦水道不利,治以疏风清热,宣肺利水。

处方:浮萍6g,薄荷6g,桑叶10g,牛蒡子10g,杏仁10g,象贝母10g,冬瓜子、冬瓜皮各10g,带皮茯苓15g,泽泻15g,车前子30g,白茅根30g。服药3天,汗出热退,小便增多,浮肿渐退,血压18/10.5kPa,但至第4天又发热咽痛,用银翘散加黄芩、黄连、山豆根、猪苓、泽泻,服药2剂热退,咽痛除,血压109/60mmHg,再予清利,5天肿退,一般情况好,但尿中尚有蛋白、红细胞。外邪已解,改进健脾益肾之剂调理2周,复查各项指标均正常。

按:该急性肾炎临床表现比较典型,主要由于外感风热之邪导致发病,按辨证应用疏风解表剂,配以清热利水之品而取效,先汗出发热退,小便渐增多,随之浮肿消退,血压亦下降,稍后尿中蛋白、红细胞消失而病愈。

例2

患者男性,34 岁,农民。因面部及下肢浮肿 5 天而住院,患者于入院前半月患猩红热,经治疗后情况好转,至 5 天前起面部及下肢浮肿,腰部酸痛,小便短赤,纳呆,口干苦,大便溏薄,日 4～5 次,舌质红,苔薄黄,脉细滑。体检:体温正常,血压 120/75mmHg,面部轻度浮肿,心肺无异常,腹部较饱满,无压痛,肝脾未扪及,两下肢有凹陷性浮肿。化验:尿蛋白(＋＋＋),24 小时尿蛋白定量 6.6g;血肌酐 79.56μmol/L,血尿素氮 5.36mmol/L,血浆白蛋白 14.6g/L,球蛋白 18.4g/L,胆固醇 10.01mmol/L,甘油三酯 3.82mmol/L。

诊断:肾病综合征。

辨证:肾虚湿热阻滞,风邪入络。

治法:益肾清利,活血祛风。

处方:鹿衔草 30g,金雀根 30g,菝葜 30g,怀牛膝 10g,黄柏 10g,苍术 15g,丹皮 10g,荠菜花 30g,白术 10g,苡仁根 30g,陈皮 10g。每日 1 剂,水煎服。

肿节风片 5 片,一日 3 次,服药 3 周。小便增多,一天 1500～2000ml,浮肿消退,24 小时尿蛋白定量 3.57g。继续服原方月余,症状消失,复查 24 小时尿蛋白 0.9g,血浆白蛋白 35g/L,球蛋白 25g/L,胆固醇 8.06mmol/L,甘油三酯 2.66mmol/L。出院后继续门诊治疗 3 个月,一般情况好,尿化验正常,恢复正常工作。3 年后,因咽痛发热出现浮肿、小便少而收治入院。24 小时蛋白定量 3.3g。

辨证外感风热为患,先以疏风清热利水。

处方:荆芥 10g,牛蒡子 10g,金银花 30g,连翘 10g,板蓝根 10g,甘草 4g,猪苓、茯苓各 10g,泽泻 15g,车前子 30g,白茅根 30g。

服药 1 周,发热咽痛除,小便增多,浮肿退,但尿蛋白仍多,改进益肾清利、活血祛风之剂(即上述第一次发病的方药)

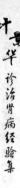

连续服药 1 月余,尿蛋白减少而消失,恢复工作,随访 2 年情况良好。

按:该病例第一次发病,先患外感热病旬日后发肾病,第二次患病又是外感风热之邪而致肾病复发,治疗按辨证有表证者,先以疏解清利,用疏风解表之剂。表证解后,用另一类祛风之剂,配以益肾清利活血之品。从该病例治疗经过来看,再次复发,先后次第选用不同组合的疏风之剂,同样取得较好的疗效。

附:治疗急性肾炎 122 例的临床观察和随访情况

急性肾炎是临床上的常见病,以儿童患病为多,成人较少,一般成人的病程较儿童为长,临床治愈率较儿童为低。我们以中医药治疗 13 岁以上的患者 122 例,取得较好的疗效,现将临床观察资料和随访情况,总结如下。

一、一般资料

男 68 例,女 54 例。年龄 13～25 岁 95 例,21～30 岁 18 例,31～40 岁 6 例,41～50 岁 1 例,50 岁以上 2 例。

发病季节:春季 21 例,夏季 11 例,秋季 44 例,冬季 46 例。

感染病史:上呼吸道感染 52 例,急性扁桃腺炎 28 例,皮肤感染 30 例,中耳炎 2 例,淋巴结炎 3 例,牙槽脓肿 1 例,耳疖 1 例,无明显感染病史 5 例。

临床症状:轻度浮肿(仅面部浮肿)76 例,中度浮肿(面部及下肢肿)37 例,高度浮肿(全身皆肿)9 例;发热 53 例,其中 37.5～38℃43 例,38.1～39℃ 5 例,39℃ 以上 5 例;咽痛 41 例,咳嗽 33 例,气急 6 例,头胀痛 15 例,腰酸 41 例,纳呆 53 例,口干 26 例,呕吐 16 例,腹胀 11 例。绝大多数病人小便较平时减少而色赤,个别病人小便减少显著,尿色深如浓茶,或如洗肉水样。大便秘结者 15 例,溏薄者 6 例,余者正常。薄腻苔 80 例,薄黄苔 25 例,厚腻苔 17 例,舌质偏红者 55 例,其余正常。脉弦和细弦者 46 例,浮数者 21 例,细数者 26 例,缓者 23 例,滑者 6 例。

血压:按不同年龄计算,高过正常范围的 74 例(收缩压在 140～180mmHg,舒张压在 90～110mmHg)。

化验:血象中白细胞在 1 万以下者 32 例,其余在 1 万～ 1.5 万,检查血沉者 71 例,其中 20～80mm/h 者 52 例;检查肌酐者 33 例,1 例 2.2mg/L,余正常;检查尿素氮者 32 例,其中 10 例在 20～30mg/L,7 例为 42.5mg/L,酚红试验 10 例,2 小时排泄在 60% 以上者 15 例,50% 以上者 4 例。

尿化验:以红细胞为主者 97 例,其中(＋)30 例,(＋＋) 20 例,(＋＋＋)25 例,(＋＋＋＋)22 例,少部分病人入院时尿中无红细胞,住院期可出现红细胞,多数病人同时有蛋白: (＋)48 例,(＋＋)22 例,(＋＋＋)18 例,少部分病例并有管型。

诊断依据:发病前 3 周有上呼吸道或皮肤感染等病史,起病较急,临床主要症状为浮肿、高血压。尿化验有红细胞、蛋白。

二、辨证和治疗

急性肾炎的病变过程,按中医辨证可分为邪盛期和恢复期。邪盛期有外感症状及浮肿,致病因素多为风热和湿热之邪,少数为风寒和寒湿之邪,临床治疗一般可分为以下两型。

风邪侵袭:多表现恶风发热、咽痛、面浮肢肿、小便短赤、舌苔薄白或薄黄、舌边尖红、脉象浮数或弦数等风热表证,少数病例表现为恶寒无汗、发热不甚、面浮肢肿,舌苔薄白、脉象浮紧或弦等风寒表证。治疗以疏解外邪而利水,常用荆芥、牛蒡子、金银花、连翘、板蓝根、茅根、小蓟、车前子、泽泻、赤猪苓等药。风寒表证去清解之品,加麻黄、紫苏、生姜等。

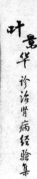

湿热阻滞:面浮肢肿,小便短赤或如浓茶样,低热,口干苦,舌苔薄黄腻,脉弦或数,或脓疱疮未愈。治疗以清利湿热为主,常用黄柏、山栀、丹皮、半枝莲、泽泻、茅根、小蓟。湿重者加苍术、苡仁、厚朴;血尿明显者加苎麻根、血余炭,兼有外感表证者加疏解之剂。

恢复期,当外邪解、浮肿退,但小便中尚有红细胞、蛋白,多为余邪未清,湿热羁留。一般无明显虚象者,治疗仍以清利湿热为主,常用黄柏、茅术、丹皮、茯苓、苡仁、茅根、小蓟等,如有神疲乏力、脉濡细等气虚现象者,加党参、黄芪;口干、舌光红少苔、脉细数等阴虚现象者,可用六味地黄汤加减。

三、疗效观察

浮肿消退情况:本组病例皆有浮肿,其中 74 例未用西药利尿剂,肿退最快的 2 天,最慢的 14 天,平均 5.3 天,一周内肿退尽者 59 例。另 48 例中药加双氢克尿噻,肿退最快的 2 天,最慢的 27 天,平均为 6.8 天,一周内肿退尽者 36 例,两组比较 $P > 0.05$,无显著差别意义。

74 例急性肾炎血压偏高的病人中(少数病例过高时有头痛、恶心呕吐等症,一般除脉弦外无其他特殊现象),用中药治疗血压降至正常者 33 例,最快的 2 天,最慢的 25 天,平均为 7.3 天,10 天降至正常的 25 例。另 41 例中药加用西药利血平或复方降压片(血压高的程度与单纯用中药的病例相类似),血压降至正常最快的 2 天,最慢的 21 天,平均为 7 天,10 天内降至正常的 36 例。

两组比较 $P > 0.05$,无显著差别意义。急性肾炎的高血压症,一般随着浮肿的消退,血压亦随着下降,加用西药降压药,未见血压降至正常时间明显缩短。

治疗后尿中红细胞、蛋白消除情况:本组病例中单用中药治疗的 49 例,出院时尿中红细胞、蛋白消失的 35 例,最短的 7 天,最长的 43 天,平均为 21.1 天。出院时未正常的 14 例,其中红细胞(＋)、蛋白(＋)的 6 例,红细胞(＋＋)、蛋白(＋＋)的 6 例,红细胞(＋＋＋)、蛋白(＋＋＋)的 2 例。另 73 例在治疗过程中,曾用过抗菌药物或氢氯噻嗪或利血平等西药,出院时尿中红细胞、蛋白消失的 44 例,最短的 7 天,最长的 58 天,平均为 22.1 天。出院时尿未正常的 29 例,其中红细胞(＋)、蛋白(＋)的 17 例,红细胞(＋＋)、蛋白(＋＋)的 10 例,红细胞(＋＋＋)、蛋白(＋＋＋)的 2 例,两组比较 $P>0.05$,无显著差别意义。在中药治疗过程中加用西药,对尿中红细胞、蛋白的消失,未能明显增加效用。

其他症状:发热、咽痛、咳嗽等,经治疗后一般能较快地消除。血象中白细胞高、血沉快,非蛋白氮、尿素氮增高的病例,随着症状好转均逐渐恢复正常。

疗效评定:痊愈为症状、体征消失,尿化验红细胞、蛋白消失;好转:为症状、体征消失,尿化验尚有红细胞、蛋白者。

治疗结果:出院时痊愈 79 例,好转 43 例。

四、随访情况

对出院随访的 90 人情况,归纳如下:

随访年限:1～5 年的 46 人,6～10 年的 26 人,11～15 年的 18 人。其中 83 人一般情况良好,尿化验和血压皆正常;3 人血压偏高,但一般情况良好,尿化验正常;4 人尿化验异常。1 例为青年女性,1973 年患急性肾炎,至 1979 年 4 月连续化验尿 5 次,红细胞多则为(＋＋),少则(±～＋),血压正常,至 1980 年 8 月复查尿中仍有红细胞(＋),一般情况良好,血压 110/60mmHg。1 例为青年男性,于 1971 年患急性肾炎,至 1979 年复查尿常规、血压皆正常,1980 年复查尿中出现蛋白(＋),隔 1 周复查尿蛋白消失,但有红細胞（＋），一般情况良好。1 例男性 18 岁，于 1975 年患急性肾炎，至 1979 年复查尿中有红细胞（＋），一般情况良好。这 3 例虽有镜检血尿，但无其他转变为慢性肾炎的征象。另 1 例青年女性，于 1978 年患急性肾炎，经常尿中有红细胞、蛋白，至 1981 年 7 月复查，主诉腰酸乏力，面部时有浮肿，血压 140/90mmHg，尿化验蛋白（＋），红细胞（＋），有转变为慢性肾炎的趋势。

五、讨论和体会

1. 病因病机　急性肾炎属于中医学"风水"、"阳水"范围。发病的病因，历代医家多认为外邪侵入所致，其主要病变在肾。我们通过临床实践并参阅历代医学文献，认为除了急性肾炎的病机，是由于外邪入侵，肺先受病，出现肺卫表证，继而病邪内客于肾，使气化功能失常，肺失宣肃，脾不运化，致水液代谢障碍，水湿泛溢肌肤则出现浮肿，水湿不下行则小便短赤，邪热郁结于肾，迫血妄行则出现尿血等症状。

2. 治疗问题　急性肾炎初起以疏解外邪、清利湿热为主。临床观察疏解外邪可以控制感染、消除病源，清利湿热可以消炎利水、退肿止血尿，恢复期治宜清化余邪而适当补虚。恢复期主要指外邪解，水肿退，但尿中红细胞、蛋白不易消失或较长时间反复出现者，可根据临床具体情况，适当选用以上治法。

3. 疗效问题　急性肾炎预后良好，一般可自愈，但在发病期间的适当治疗仍属必要。从本组治疗观察情况来看，中医药治疗能较快地消除症状，缩短病程。急性肾炎的病程大多数在 4～6 周左右，本组病例多数发病三四天方住院，经中医药治疗后，近三分之二的病例痊愈出院，平均为 3 周。部分病例加用西药（双氢克尿塞、利血平、抗菌药物），对浮肿的消退、血压的降低，尿中蛋白、红细胞的消失未见明显增加疗效，由此更可说明中医药治疗急性肾炎的效果。急性肾炎的临床治愈率一般成人较儿童为低,在 50%~70%。本组随访的 90 例,治愈率较高,一般情况均良好。少数人在患急性肾炎后几年内尿中尚有少量红细胞,只有一人有转变为慢性肾炎的趋势。但部分病例随访时间不长,未超过 5 年,需要继续随访观察。

第五节　治疗糖尿病肾病的经验

糖尿病肾病(Diabetic Nrphropathy,DN)是糖尿病严重的微血管并发症和主要死亡原因。属中医"水肿"、"尿浊"等范畴。目前尚无理想的防治方法,延缓或防止 DN 肾损害是临床上一个重要课题。

一、病因病机的认识

本病脾、肾气血亏虚为本,浊邪内蕴,日久成瘀为标。本病源于糖尿病,糖尿病属"消渴"范畴,本于肺、脾、肾三脏,以脾为主。《内经》有云:"此肥美之所发也,此人必数食甘美而多肥也。肥者令人内热,甘者令人中满,故其气上溢,转为消渴。"《类证治裁》中更明确地指出,消渴之病机是"小水臭反甜者,此脾气下脱症最重"。脾为后天之本,为气血生化之源,人赖之而生存,今脾气运化失职,清浊不分,升降失权,上不奉心肝则燥热,下不滋肝肾则阴虚,阴虚燥热,复而损脾,病久及肾则水液运化失常,是有"消渴病久,肾气受伤,肾主水,肾气虚衰,气化失常,开阖不利,能为水肿"(《圣济总录》)。脾肾同病,是先有清浊不分、浊留清流,继有开合失司,气化失功,日久则浊邪内蕴,伤及五脏六腑则气血失畅;糖性本黏滞属阴,流行脉中,碍血则血流缓慢,失治则为瘀,浊邪血瘀又可互为因果,五脏六腑受损失养,多生变故而有雀目、疮疡等。

二、辨证治疗

早期预防为主,治多衷中参西。据 Mogensen 对 DN 的分期认为,按 M 氏分型的 Ⅰ、Ⅱ 期,属于肾小球高滤过期,临床上仅以糖尿病表现,Ⅲ 期仅在尿微量白蛋白检测中发现异常,所以容易被临床医师所忽略,而达到了 Ⅳ 期,也就是临床糖尿病期,仅以控制血糖已难以恢复受损的肾功能,最终慢性肾衰期已成定局,这对于糖尿病肾病患者及治疗者来说,是很大的遗憾。古有"上工治未病"、"见肝之病,知肝传脾,当先实脾……"之说,而此病尤其应注重早期诊断、早期治疗。多年临床经验分析得出:糖尿病 5 年以上,肾损害就可存在,所以对于患糖尿病 5 年以上的患者,定期检测尿微量白蛋白是最简便的方法,而尿 β2-微球蛋白测定也是早期诊断方法之一。

三、辨病分期与辨证分型相结合的治疗原则

DN 初期相当于 Ⅰ、Ⅱ 期,可表现为肝肾阴虚及气阴两虚,前者表现为咽干口渴,眩晕耳鸣,腰膝酸软,失眠多梦,伴血压升高,舌红苔少,脉细数。治宜滋养肝肾、益气活血为主,药用知母 9g、黄柏 9g、生地 12g、葛根 15g、山药 15g、山萸肉 9g、丹皮 15g、赤芍 10g,后者见神疲乏力、眩晕懒言、舌淡苔少、脉细软。治宜益气养阴,药用黄芪 30g、党参 10g、生地 12g、太子参 15g、麦冬 9g 等。头晕甚者加菊花 6g、钩藤 15g、决明子 15g;夹湿则见纳呆口腻、大便不实,苔腻,加土茯苓、苍术各 30g,川草薢 30g;夹瘀则见面色晦黯,舌黯或见瘀斑,女子经行不畅等,加丹参 30g、赤芍 10g。

DN 中期相当于 Ⅲ、Ⅳ 期,有脾肾气阴两虚为主,表现为神疲腰酸、眩晕耳鸣、口干纳亢、尿浊尿频、下肢偶肿、舌红少津、脉沉细。治宜补脾肾之气、养脾肾之阴,治以黄精 15g、怀

山药 12g、山萸肉 10g、玄参 30g、生地 15g、黄芪 30g、党参 9g；有脾肾气阳两虚型为主,表现为神倦肢冷、下肢偶肿、脘腹胀闷、纳减便溏,舌质淡,苔白腻。治宜健脾补肾、益气活血,药用黄芪 30g、苍术 10g、补骨脂 10g、胡芦巴 10g、党参 10g、仙灵脾 30g、丹参 30g、当归 10g、猪苓 20g、茯苓 20g。兼有肝郁气滞者加柴胡、枳壳、枳实、赤白芍;兼有肺胃燥热见口渴明显者加生石膏、知母;兼下焦湿热见尿频、尿急、尿热、尿痛者加土茯苓、石韦、生地榆;兼血虚而症见面色苍白,口唇淡白无华者加生黄芪、当归、枸杞子、熟地。

DN 晚期相当于 V 期,有脾肾阳虚型,表现为神疲身肿,腰以下为甚,脘腹胀闷、心悸气促、纳减便溏、尿少肢冷、面色萎黄,舌质淡、苔白、脉沉缓无力,治宜温运助阳、化气利水,药用白术 30g、肉桂 2g、附子 9g、制大黄 15g、干姜 9g、菟丝子 10g、仙灵脾 30g、芡实 30g、猪苓 30g、川芎 10g、石韦 30g 等;有脾肾阴阳俱虚型,表现为水肿进一步加剧,以上症情进一步发展,宜益阴扶阳,利水消肿,方选济生肾气丸加减:制附子 10g、肉桂 6g、白术 30g、泽泻 12g、山萸肉 10g、茯苓 30g、补骨脂 15g、菟丝子 30g、大腹子、皮各 15g。

经多年临床探索,叶老总结了以下糖尿病肾病的用药经验:

1. 缓补优于峻补,缓泻优于峻泻　通过多年临床观察发现,对于糖尿病肾病,若以峻补之品,徒"闭门留寇"之害,治疗应该循慢性病的治疗原则,以平为上,药用平和之何首乌、菟丝子,何首乌,滋阴养血,补肝益肾,不寒不燥,功居地黄之上;菟丝子则能增强免疫功能,两药相合可阴中生阳,阳中生阴,平调阴阳,长用无碍胃、化燥升阳之弊。

DN 晚期,多有腑气不通、浊邪壅塞之证,通腑泄浊为其正治,但峻猛之品久泻,则恐攻伐太过,徒伤正气,故主张缓泻为要，或峻药缓用，如将泻药作保留灌肠（大黄之泻与牡蛎之收同用），或以制军入药，祛邪而不伤正。

2. 活血化瘀贯穿治疗始终 由于瘀毒是 DN 的诱发及加重因素及病理产物，治疗上始终活血化瘀贯穿：瘀血属热证，以丹皮、赤芍、紫草、茜草根、生蒲黄、泽兰、丹参等加入；瘀血属寒证，用川芎、桃仁、红花、当归、山楂等；瘀血属气郁，以郁金、元胡、降香等加入；瘀血属气虚，加以三七、王不留行；瘀血持久不化选用穿山甲、水蛭等。

3. 重用活血不忘健脾 久病致瘀，治宜活血化瘀，然病之所以缠绵难愈，很大因素是由于正不胜邪，DN 长期迁延不愈，穷必及于脾肾，培补脾肾法正契合此类病机，补脾重在健培，因脾为湿土，土湿才能滋生万物，补脾气以固下脱之阴津，养脾阴可救涸竭之津液。注重用参、芪、山药，斡旋中州，益气养阴；而由于脾胃相表里，故补脾须富于调节升降，即用参、芪、术、甘草之类建中，又伍半夏、干姜、黄芩、黄连之属辛开苦降，共奏补脾和胃、滋养化源之功。

四、病案举例

倪某，男，65 岁。1999 年 5 月 21 日初诊，诉患糖尿病 8 年，诊为 2 型糖尿病，曾用过二甲双胍、达美康等。由于用药、饮食不规律，近 3 年来血糖控制不理想。常感胸闷、口干，不思饮食，大便干结，诊见：精神委靡不振，面色萎黄、下肢浮肿，舌淡黯，有瘀斑，苔白腻，脉沉细。查体：T 36.9℃，P 105 次/分，R 19 次/分，BP165/105mmHg。实验室检查：尿蛋白（＋＋），24 小时尿蛋白定量 1.97g，血红蛋白 10g/L，血糖 10.2mmol/L，血尿素氮 9.9mmol/L，血肌酐 115μmol/L。

西医诊断：2 型糖尿病，糖尿病肾病Ⅵ期。

中医诊断：消渴、水肿。

辨证：脾肾气阴两虚，瘀血阻滞。

治疗给予糖适平降低血糖、科素亚降压外,中药予健脾益肾活血。

处方:何首乌 15g、制黄精 15g、怀山药 12g、山萸肉 10g、玄参 30g、生地 15g、黄芪 30g、党参 9g、赤芍 9g、丹参 30g、桃仁 10g、葛根 15g。

每日 1 剂,水煎服。治疗 60 天后,症状明显减轻,水肿消退,纳食好转,二便正常,血压稳定在 143/83mmHg,血糖 6.9mmol/L,尿蛋白(+),24 小时尿蛋白定量 0.61g,血尿素氮 6.1mmol/L,血肌酐 97μmol/L,自觉症状良好。随访二年症情稳定。

第六节 痛风诊治经验

痛风是一组嘌呤代谢紊乱所致的疾病,其特点是高尿酸血症,由此引起痛风性关节炎反复发作,痛风结石沉淀,关节畸形,常累及肾脏,引起慢性间质性肾炎和肾结石形成。本病一般归属于中医"痹证"范畴。

一、基市方药

痛风症由于风寒湿热之邪侵入络脉、肌肉关节,导致血瘀、痰浊滞留、气滞血瘀,经脉不通,不通则痛,故临床可见肌肉关节疼痛,病久累块形成则关节畸形。治疗本病以祛风化瘀利湿为主要原则,以经验方祛风化瘀利湿方为基本方。祛风化瘀利湿方由威灵仙 15g、制大黄 10g、虎杖 30g、川萆薢 30g、鬼箭羽 30g 等 5 味中药组成,有祛风化湿、活血化瘀通络功效。方中威灵仙味辛、咸,性温,有毒,入膀胱经,功专祛风湿、通经络、消痰涎、散癖积,可用于治疗痛风、顽痹、腰膝冷痛。制大黄味苦,性寒,归胃、脾、大肠、肝、心包经,具有解毒消痈、行瘀通经、清热除湿功效。虎杖味苦,性平,归肝、胆、肺经,功效:祛风利湿、破瘀通经。川萆薢味苦,性平;归脾、肾、

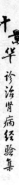

肝经;气微降泄;功效:利湿浊,祛风湿,以达到化湿清热的作用。鬼箭羽味微苦涩,性寒,入厥阴经,具有破血、通经、杀虫、散瘀止痛等功效。现代药理研究证实,威灵仙根煎剂通过抗组织胺作用,使局部松弛,蠕动改变,同时对离体兔肠平滑肌亦有明显的抗组织胺作用;鬼箭羽具有降血糖、调血脂及延缓动脉粥样硬化等作用,其水溶性部分可提高小鼠耐氧能力,对垂体后叶素所引起的急性心肌缺血大鼠有保护作用,可抗心律失常,并具有镇静、降压等作用。以上诸药合用,可达到祛风化瘀利湿之功。

二、辨证加减

关节疼痛甚者,可选加乳香、没药各5g,徐长卿15g,延胡索10g,炮山甲10g,炙僵蚕10g,全蝎3条,蜈蚣2条。上肢关节痛者,加桂枝10g,下肢关节痛者加川牛膝10g。受寒痛剧、痛有定处,舌苔薄白、脉紧者,加制川乌、草乌各5g,细辛3g,麻黄10g。红肿热痛明显、发热口干,舌红苔薄黄、脉数者,加蒲公英30g,地丁草30g,野菊花10g,大青叶30g。肌肤关节麻木重着肿胀,舌苔腻、脉濡缓者,加制茅术15g,生薏苡仁30g,茯苓15g。关节疼痛时重时轻、关节肿大或有瘀斑,舌淡黯或有瘀斑者,加桃仁10g,红花10g,赤芍10g,牡丹皮10g,水蛭5g,泽兰叶30g。病久肝肾虚,症见腰膝酸软乏力、头晕耳鸣者,加熟地黄30g,枸杞子15g,制何首乌15g,白芍10g。关节畸形僵硬、痛风结石者,加白芥子10g,山慈菇10g,莪术10g,三棱10g。

三、配合其他治法

在辨证使用汤药的同时,还常根据患者的病情配合以中成药和局部药物外敷疗法。中成药:新癀片4片,每日3次口服,适用于疼痛者。外治法:金黄散或芙蓉叶、生大黄研末,以凡士林调匀外敷,亦可用六神丸10粒研末调敷,或用片仔癀研末调敷,适用于局部关节红肿热痛者。

治疗痛风,除采用药物疗法外,还非常重视对患者的日常调摄。急性发作期患者应卧床休息,平时应避免受寒,不过度劳累;忌食高嘌呤饮食(动物内脏、蟹、鱼虾、海味等),肉类、豌豆、菠菜亦须少吃,可多食山慈菇、百合;多饮水以利尿酸排出,不饮酒;肥胖者应减肥,控制食量,适当增加运动。另外嘱咐患者日常可用玉米须(或梗和根)煎汤代茶煎服。

四、典型病例

白某,男,53 岁。2006 年 5 月 22 日就诊。

患者素有痛风病史十余年,右足曾多次出现红肿热痛,均诊断为痛风,口服大量抗尿酸药物,具体药名不详,但疗效不显。1 周前因外出旅游,行走较多又致宿疾复发,无法行走,至本院门诊就诊。刻诊:右足足背及足踝部红肿,边界欠清,肤温高,触痛明显,尤以外踝处最甚;左足屈伸不利,右小趾跖趾关节处略肿,触痛(＋＋);无发热,胃纳欠佳,大便 3 日未行;舌红、苔薄黄,脉小数。中医诊断:痛风,证属湿热下注,风湿瘀阻滞经络,不通则痛,治拟祛风化瘀利湿,通络止痛。方用祛风化瘀利湿方加减,药用:威灵仙 15g,制大黄 10g,虎杖 30g,川草薢 30g,鬼箭羽 30g,黄柏 10g,金银花 30g,忍冬藤 30g,当归、桃仁各 15g,赤芍 30g,土茯苓 30g,川牛膝 15g,红花 6g。14 剂。每日 1 剂,头煎加水 300ml,药物浸泡 30 分钟至 1 小时,旺火煎开后,文火煎 30 分钟,取汁 150ml;二煎加水 200ml,煎 15 分钟后取汁 150ml;二煎相混,分 2 次温服。

二诊(6 月 15 日):关节肿痛基本消除,腰痛缓解。上方加川续断 12g,枸杞子 12g。14 剂。

三诊(7 月 2 日):诸症明显好转,无痛风发作。病情处于稳定期,当治其本,治以补肾健脾、活血通络、利湿泄浊。处

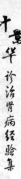

方:威灵仙 15g,制大黄 10g,虎杖 30g,川萆薢 30g,鬼箭羽 30g,黄芪 30g,党参、丹参各 30g,土茯苓 30g,白术 15g,玉米须 30g,熟地黄 12g,何首乌 15g,当归、牡丹皮各 12g,桃仁 15g,红花 6g,鸡血藤 30g,黄精 15g,黄芩 10g,柴胡 9g。14 剂。

患者此后定期来院诊治,以上方加减治疗 6 个月,痛风始终未发。

第七节　诊治急、重症肾病经验体会

一、重症急性肾炎

患者陈某,女性,20 岁,农民。因面部及下肢浮肿 2 天而于 1978 年 10 月 31 日住院治疗。患者于入院前 1 周起咽痛、恶寒发热、鼻塞、稍有咳嗽,至入院前 2 天起面部及下肢浮肿、腰部酸痛、小便短赤。既往无慢性病史。

体检:体温 38℃,血压 140/90mmHg。面部浮肿,咽部充血,扁桃体略肿大,无分泌物。舌苔薄腻质红,脉数。心肺无特殊,腹软无压痛,肝脾未扪及。两下肢有轻度凹陷性浮肿。

化验:血白细胞 13×10^9/L,中性 85%。尿蛋白(+++),红细胞 20~30/HP,白细胞 5~6/HP。血沉 30mm/h,血胆固醇 156mg/dl,肌酐 2.2mg/dl,尿素氮 32.5mg/dl。

住院后患者小便量少,浮肿增剧,至第 3 天小便量仅为 20ml。予速尿、甘露醇静脉用药,小便量仍不多。至第 4 天血中尿素氮增高至 116mg/dl,肌酐 2.65mg/dl,于是做腹膜透析,并继续用速尿及抗菌素、激素和支持疗法等。但小便量仍不多,每天在 300ml 左右,血中尿素氮仍在 100mg/dl 左右。在腹膜透析的第 7 天,请中医会诊。

患者面部及下肢浮肿,精神委靡,颧赤,口干燥,纳少,小便短赤,大便溏薄,日3次。舌苔薄腻质红,脉象弦。系肾阴肾阳不足,气化失常,湿热阻滞,治以滋阴扶阳,清利湿热。用生地黄10g,肉桂3g后下,黄柏10g,茅根30g,赤猪苓各15g,泽泻15g,车前子15g,陈皮10g,炒六曲15g。服药1剂小便量增多,24小时尿量735ml(用中药后未用西药利尿剂),大便正常。舌苔薄腻,质红较淡,脉象如前。前方去炒六曲,加熟附块6g,以增加温阳之力。服药2剂,日尿量增加至1200ml,但尿素氮、肌酐仍高。继续用前方加制大黄6g、六月雪60g。又连服3剂,日尿量维持在1500ml左右,一般情况好转,肿渐退,血中尿素氮降至68mg/dl。于前方再加黄芪30g以益气。2剂后,尿素氮降至21.8mg/dl,停用腹膜透析,前方续进。至11月24日血中尿素氮已降至17.3mg/dl,但小便色红如血样,镜检红细胞满视野,伴有低热,口干苦,不多饮,舌红较淡少苔,脉象弦。改用知柏地黄汤和小蓟饮子加减,另予琥珀屑研末吞服。服药1月余,一般情况好,小便色淡,但镜检尚有红细胞。于1979年1月5日出院,继续中医门诊治疗,尿中红细胞渐消失。1980年7月复查:情况良好,能参加劳动,尿化验正常,血压和眼底检查皆正常。

按:水肿主要是由于体内水液代谢失常,过多的水液潴留于肌肤所致。中医认为,体内水液代谢归肺、脾、肾三脏,其中肾的作用是主要的。清·喻嘉言谓:"然其权尤重于肾,肾者胃之关也。肾司开阖,肾气从阳则开,阳太盛则关门大开,水直下而为消;肾气从阴则阖,阴太盛则关门常阖,水不通而为肿。"肾在水液代谢中开阖气化功能的正常进行,需要肾阴肾阳保持一定的平衡。如阴盛阳衰,或阴阳俱衰,则可使肾的开阖气化功能失常,致小便不利而水肿。治疗水肿虽然可以从肺治,从脾治,从肾治,但从肾治是根本的方法,特别是在其他治法无效时,更应考虑从肾治。从肾治,要辨准阴阳盛衰,以确定益阴或扶阳,或阴阳并补,以冀阴阳趋于平衡,

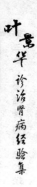

使肾的开阖气化功能恢复而水液代谢能正常进行。根据上述理论,本例采取益阴扶阳利水治法,以肾气丸、滋肾通关丸加减,取得了效果。后阶段出现血尿、低热,经中医辨证是由于肾阴不足,虚火内扰,迫血妄行,故治以滋阴清火、凉血止血法。

本例属重症急性肾炎,病情变化多端,不是一种疗法所能奏效。本例经采取中西医结合的综合治疗而获效,故单独评定某一项疗法的效果是比较困难的。总的来看,病情的好转是与腹膜透析的作用分不开的。但在腹膜透析时,原来用速尿利小便,尿液仍不多;而改用中药治疗后不用速尿,小便增多,血中尿素氮逐渐下降,一般情况好转,由此可以说中医治疗的效果是肯定的。后一阶段出现血尿,仍以中医药治疗为主,使血尿逐渐消除,疗效也是显著的。

二、急性肾小球肾炎并发心力衰竭

患者陈某,男性,10 岁。浮肿半月。初起面部浮肿,继而四肢亦肿;咳嗽 1 周,肿势日渐增剧,小便短少,近 4 天来气急日甚而来院急诊就医。检查:体温正常,全身浮肿,神清,烦躁不安,呼吸急促,血压 20.5~17.3kPa(154/130mmHg),心率152 次/分,心浊音界扩大,两肺有湿啰音,腹饱满,肝在肋下2.5cm,下肢有凹陷性浮肿。胸部线透视见两肺纹理增粗模糊,心影略扩大。血检:白细胞 $17.5×10^9$/L。尿检:尿蛋白(++),红细胞 3~5/HP,白细胞 2~3/HP,颗粒管型 1~2只/HP。诊断为急性肾小球肾炎并发心力衰竭、肺水肿。在急诊室进行抢救、对症处理后,请中医诊治。

问诊:浮肿已半月,日渐增剧而遍身皆肿,咳嗽 1 周,近 4 天来气急不能平卧,小便短少,头痛,纳呆,恶心,大便尚可。

望诊:头面四肢浮肿,腹部饱满,精神委顿,舌苔薄、质正常。

闻诊:呼吸急促而气粗,咳声不爽。

切诊:腹软无压痛,四肢有凹陷性浮肿,脉细如丝而疾。

证属风水。风邪与水气相搏,水势泛滥,不但溢于肌肤,而且凌心射肺,肺气壅塞,宣肃无权,三焦气化失常,水道不利,以致出现肿甚喘急的危候。

治法:祛风宣散,泻肺利水。

处方:麻黄 3g,浮萍草 6g,杏仁 10g,紫菀 9g,甜葶苈 9g,桑白皮 9g,赤猪苓各 9g,冬瓜子皮各 9g,车前子 9g。

服药 1 剂。翌日住入病房,除用青霉素、利血平,维生素乙、丙外,未用其他药物,继续以中医药治疗为主。据患者家属代诉,昨服药后小便 3 次,量多,大便 1 次。今晨起咳嗽气急较减,脉细数较有力,舌苔薄,浮肿仍不退。继续服原方 2 剂,咳嗽气急渐减,情况好转,但肿尚明显,血压 18.7/14.7kPa(140/110mmHg)。前方去麻黄、浮萍草,加泽泻 9g、玉米须 15g、大腹皮 9g、前胡 9g。服药 2 剂,小便增多,浮肿渐退,咳少,气急平,纳增,舌苔薄,脉渐缓和,血压降至 13.9/9.33kPa(104/70mmHg)。尿检尚有蛋白(+),红细胞 8~10 只/HP。前方去葶苈子、前胡,加茅根 15g。又服药 5 剂,肿退,咳甚少,一般情况好,舌苔薄,脉缓,尿检正常。改进健脾益肾之剂以固本,用党参 9g,白术 9g,生熟地各 10g,怀山药 9g,茯苓 9g,泽泻 9g,茅根 15g。服药 3 剂病愈出院。

该病例是风水病的重症,来院急诊时经对症处理后,接着即以中医药治疗为主,治疗方法和用药,主要参照了《柳选四家医案》中一个风水案的治法。本病例的第一张处方,大多数药味与该案的处方相同。因喘急甚,故减去椒目、桂枝,用葶苈子、桑白皮以泻肺平喘利水。服药后即见小便增多、咳减、喘平、肿退,疗效较明显,从中深切体会到古人经验之宝贵,应很好继承发扬。关于用麻黄、紫苏等煎汤遍身揩熨,这是一种外治法,可以疏解肌表,促使发汗，使表邪外解，并藉以发越肌表之水气，对风水治疗是一种较好的辅助方法，但必须注意室内温度，并要护理得当，否则易再感外邪。下面摘录《柳选四家医案》中该风水案，并略加讨论。

"旬日内遍体俱肿，肤色鲜明。始也，有身热，不慎风而即止，亦无汗泄，诊脉浮，气喘促，小便闭，舌白，不思饮。证系水湿之邪，藉风气而鼓行经随，是以最捷。倘喘甚气塞，亦属至危之道。治当开鬼门，洁净府为要着。麻黄五分，杏仁三钱，赤苓三钱，苏子二钱，桂木五分，苡仁三钱，紫菀七分，椒目五分，浮萍一钱五分，大腹皮一钱五分。外用麻黄、紫苏、羌活、浮萍、生姜、防风各五钱，闭户煎汤遍体揩熨，不可冒风。"《柳选四家医案·爱庐医案·肿胀门》从案中病史和症状的叙述来看，该病例属于较典型的风水病。风水之名在《内经》中早有记载，如《素问·水热穴论》"勇而劳甚，则肾汗出，肾汗出逢于风，内不得入于脏腑，外不得越于皮肤，客于玄府，行于皮里，传为胕肿，本之于肾，名曰风水"即是。《金匮要略》则有了较详细的论述，并提出了治法方药。如治风水有表邪并里热者，用越婢汤以发越水气而清里热；治风水汗出表虚者，用防己黄芪汤以扶表利水；治风水有表寒证者，用麻黄加术汤以发散风寒而去湿。这些方剂至今仍是治疗风水的常用方。风水的病因，是由于感受风邪。该病例"始也，原有身热，不慎风而即止，亦无汗泄气"说明病由外邪侵入所起。风邪犯肺，肺失宣肃，不能通调水道，下输膀胱，三焦气化失常，肾不主水，致水湿泛滥，溢于肌肤而遍体俱肿，小便闭。肺气不能肃降而喘促，病甚则水气凌心射肺，可出现喘甚气塞之危候。处方用麻黄、浮萍、杏仁、紫菀以解表发汗、宣肺利水，用苡仁、赤苓、椒目、大腹皮以利水渗湿。为何用桂木，张寿颐论桂枝"其效在皮……无皮为木，而晚近来或用其木，毋乃嗜好之偏"。按照病情，该方的桂木，似以桂枝为宜，桂枝一方面佐麻黄以解肌发汗，一方面通阳以助利水药的作用。用苏子以降气平喘。并外用中药煎汤揩熨,以助解表祛风、发越水气之功。该方用药十分确切,正如柳宝诒谓"立方清灵流动,颇得轻可去实之旨"。

三、救治尿毒症

患者男性,31岁,农民,1982年5月22日住院。入院前5天起恶寒发热,无汗,头痛,全身关节酸楚,咳嗽咯痰白黏,口干引饮,胸闷纳呆,大便干,尿短赤。

体检:发热38.8℃,血压90/70mmHg,神识清楚,精神委顿,面色晦滞,咽部充血,左侧扁桃体稍大,有少许脓性分泌物,舌质红苔黄腻,脉缓细,胸背部皮肤有刮痧痕,心率88次/分,律齐,无明显杂音,左肺呼吸音粗糙,腹软无压痛,肝在剑突下可扪及,脾未扪及,四肢无畸形,不浮肿。血常规:红细胞$4.15×10^{12}$/L,血红蛋白85g/L,白细胞$1.4800×10^9$/L;尿:蛋白(+++),红细胞5～6个/HP,白细胞1～2个/HP,颗粒管型1～2个/HP。

中医辨证,本例各症由外感风热侵袭肺卫所致,治以辛凉清解,予银翘散加减:金银花、鸭跖草各30g,连翘、荆芥、牛蒡子、山栀、前胡、陈皮、半夏、竹茹各10g,薄荷6g。

3剂后,寒热渐退,咳嗽减少,但出现泛恶呕吐,腹部胀痛阵发性加剧。小便不利,一昼夜尿量350ml,脉象变迟(56次/分),血压升高至120/84mmHg,一度升至150/90mmHg,化验血肌酐4mg/dl,尿素氮60mg/dl,二氧化碳结合力33.6vol%,血胆固醇150mg/dl,甘油三酯360mg/dl。眼底检查,两眼底血管较扩张,黄斑区下方网膜有少许渗出。西医诊断为慢性肾炎急性发作所致尿毒症,认为急需抢救。中医认为,泛恶呕吐、小便不利、腹胀痛、脉迟等症皆为邪浊壅滞所致,属里实证,按急则治标原则,先应通腑。

用大黄保留灌肠后,大便3次,量多,腹胀痛缓解,尿增多,24 小时量 650ml。但仍泛恶呕吐,纳少,面部轻度浮肿,头痛,脉迟(48 次/分)。心电图报告:显著窦性心动过缓伴心律不齐。血中肌酐继续上升至 6.5mg/dl,尿素氮 82mg/dl。辨证为湿浊邪毒壅滞,升降失常,治以清利湿热,理气和胃降浊。处方:黄连 3g,紫苏、半夏、枳实、陈皮、茅术、生大黄各10g,泽泻、茅根各 30g,六月雪 60g,口服,另用生大黄、熟附块各 10g,蒲公英、生牡蛎各 30g,煎汤保留灌肠,并用丹参注射液静脉滴注。因虑大剂祛邪恐伤正,再以小量生晒参煎汤代茶佐以扶正。

经上述各项治疗 4 天,尿量增多,每日 1500～2000ml,大便日行 3～4 次。腹不胀痛,但仍感不适;虽不呕吐,尚有恶心、头痛。脉搏 56 次/分,血压 130/90mmHg,血肌酐仍有8.3mg/dl,尿素氮 76mg/dl。

继续治疗 3 天,面肿退,一般情况好转,尿量每日约2000ml,血肌酐下降为 4.9mg/dl,尿素氮 56mg/dl,酚红排泄试验,2 小时为 20%,因脉象较细,予原方加党参 15g。停止灌肠。给番泻叶泡茶饮,以维持大便通畅。

又 3 天,一般情况好转,恶心、头痛等症消失,腹舒纳增。复查血肌酐降至 2.5mg/dl,尿素氮 37.5mg/dl,多次验尿,蛋白逐渐减少,由(＋＋＋)减至(＋),红细胞时多时少,停丹参注射液静滴,以口服中药为主。

至住院第 3 周,患者主诉无不适,舌苔薄腻质淡红,脉搏增至 78 次/分,和缓有力,血压 110/70mmHg,按辨证减清解之品,加益肾健脾活血之属,处方:青皮、陈皮、半夏、生大黄各 10g,党参、黄芪、茅术各 15g,鹿衔草、生苡仁、毛冬青、丹参各 30g,六月雪 60g,4 剂后再复查:血肌酐降至 1.75mg/dl,尿素氮 20mg/dl,甘油三酯降至139mg/dl,酚红排泄试验 2 小时增至 60%,尿中蛋白消失,红细胞 5～6 只/HP。

一般情况良好,于 1982 年 6 月 14 日出院。

按:《证治汇补》谓:"关格者,既关且格,必小便不通,旦夕之间陡增呕吐,因浊邪壅塞三焦,正气不得升降,所以关应下而小便闭,格应上而生呕吐,阴阳闭绝,一日即死,最为危候。"本病例属于关格一证。其病程分为两个阶段:第一阶段,风热邪毒侵入肺卫,表现为表热证:恶寒发热、头痛、身楚、咳嗽等;第二阶段,经治疗后表证虽除,但邪毒不清,传入内脏,导致原有肾病增剧,他脏也功能失调。湿浊壅滞,胃气上逆而为呕恶,肾气化无权而为小便不利。其腹胀痛是由于邪毒积滞交阻胃肠,通降失常,不通而痛。清阳不升,浊阴不降,上扰清空而致头痛。脉迟是由于浊邪壅滞而心阳受遏,血运不利所致。

本病例主要矛盾是湿浊邪毒壅滞,故治疗始终以祛邪为主。先通腑以利尿通便,使邪毒得以泄出。迟脉往往误为阳虚寒证,我们不为所惑,在治疗中仍偏重于寒凉清解通利,但适当佐以温阳之品(灌肠剂中加用熟附块),促使阳气振奋,迟脉增快。对于危重患者特别是伴有呕吐者,口服进药不多,尚须多种途径给药,如灌肠、静滴等,以增强药力,同时注意煎药质量,保证效用。本例除临时用过 4 次速尿外,在抢救过程中始终用中药治疗。

四、肾结核并发肾功能衰竭

患者女性,27 岁,农民,因恶寒发热 3 天,右腰部酸痛、恶心呕吐、小便短少,下腹部胀满而于 1980 年 1 月 8 日住院。

患者于 1979 年 3 月因血尿经本院外科诊为右肾结核,须手术切除,患者拒绝手术,且又未坚持抗结核治疗。

入院体检体温:体温 40℃,BP 130/90mmHg,面色萎黄,颧红,消瘦,舌质淡红苔薄,脉细数。心尖区有Ⅱ级收缩期杂音,两肺呼吸音较低,腹部胀满,肠鸣音减弱,右下腹有压痛及移动性浊音,肝在肋下,质软无压痛,脾未扪及,右肾区有叩击

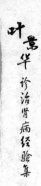

痛,余未见阳性体征。

实验室检查:血红蛋白 34g/L,RBC 177 万,血沉 65mm/h,血肌酐 2.6mg/dl,尿素氮 85mg/dl,CO_2CP 33.6vol%。尿蛋白++,红细胞 3~5/HP,白细胞 60~80/HP。血、尿培养皆阴性,胸部 X 透视两肺上部陈旧性结核,心电图报告窦性心动过速。

住院后经科室病例讨论及外科会诊,诊断为肾结核、膀胱结核、结核性腹膜炎、肺结核、继发感染、氮质血症、酸中毒。病情危重以中西医结合抢救。西药用异烟肼、PAS,青、链霉素抗感染及纠正酸中毒等。待发热稍退,腹部仍胀满疼痛,以胃肠减压及服中药大黄片后,大便解,矢气多,腹胀减。小便不通,经导尿管导出脓尿,并有血块。泛恶纳少,口干,舌淡红少苔,脉细数无力,中医辨证:湿浊内蕴而气阴两亏,治以养气阴而清解,药用:孩儿参 30g,石斛 10g,天花粉 15g,半枝莲 30g,黄连 3g,制大黄 6g,毛冬青 30g,鹿衔草 30g,枳壳 10g,佛手 5g,每日 1 剂,治疗旬日后发热渐退,一般情况好转,血中肌酐 1.7mg/dl,尿素氮 48mg/dl。

至 1 月 18 日导尿管拔除后又发热、烦躁、泛恶,小便未能自解,腹胀甚,大便不多,口腔查到霉菌,于是再行导尿,导出小便浑浊有腐烂组织,停用青霉素,继续用抗结核药。舌光,脉细数,中医辨证虽气阴不足,但此时邪热湿浊蕴阻为主,宜祛邪为主,改用通腑清解之剂,药用:生大黄 6g,枳实 10g,槟榔 10g,蒲公英 30g,土茯苓 30g,茜草 30g,龙葵 30g,黄连 5g,野蔷薇花 10g,广木香 5g,青陈皮各 10g。药后大便量多,小便导出亦较多,腹胀稍减。前方再加养气阴之品孩儿参 30g,金石斛 10g。

至 1 月 23 日腹胀又甚,烦躁,气促,肠蠕动音消失,经胃肠减压,肛排气未见好转,乃给大黄片 10 片,消胀合剂(广木香、砂仁、枳壳、槟榔、陈皮、生谷麦芽),从胃管中灌入。另用大黄片20片溶于250ml温开水中保留灌肠。经以上处理排矢气7～8次,解大便腥臭稀薄量多,随即腹胀顿减,发热亦渐退,但血中尿素氮又升至52mg/dl,中医辨证仍属邪盛正虚,继续给清解通腑、养气阴之剂,另用皮尾参煎汤代茶,西药停用PAS,改利福平。

至2月4日,口腔内有溃疡,仍有霉菌,一般情况较差,给以大蒜针静滴及支持疗法,中药仍以前法,病情日趋好转,经治疗月余,低热退,纳增,大便通畅,拔除导尿管后小便能自解,尿液变清,无腹胀。复查血肌酐1.6mg/dl,尿素氮32mg/dl,病情缓解于1980年3月5日出院,继续以抗结核治疗和扶正调理。至1982年4月29日复查,一般情况良好,寐食佳,体重较出院时增加15kg。

按:本病例由于肾结核未能及时治疗而病变播散,导致多脏器有结核病变,并有继发感染,出现肾功能衰竭,病情复杂而危重,经中西医结合抢救而得到病情缓解。西药以抗结核、抗感染及补液输血等支持疗法,中医药以扶正祛邪,一方面以补养气阴,一方面清热解毒、通腑利小便、理气消胀。中西医结合取长补短收到了较好的效果。

五、通腑泄浊治疗继发性急性肾衰1则

顾某,男性,73岁。

初诊日期:2007年7月16日。

患者尿少、浮肿10天。因右上腹痛1天余伴发热,以"急性胆囊炎"于2007年7月16日收入我院外科治疗。入院后经抗炎、解痉、制酸对症治疗,2周后腹痛缓解,但无明显诱因出现全身浮肿、乏力,查肾功能:肌酐1155.0μmol/L,尿素氮29.3mmol/L,血红蛋白84g/L,5次透析后,血肌酐、尿素氮明显下降,水肿消退。仍感全身乏力,口干,纳差,腹胀不适,右上腹轻度压痛,小便量少,约600ml/d,大便不通已5天,夜寐欠安。为进一步治疗,由外科转入我科治疗。刻

下：患者神疲乏力，口干，腹胀，大便5日不通，小便量少。查：舌质红，偏胖，苔黄腻，脉弦。既往有糖尿病史多年，目前用胰岛素控制血糖，血糖控制基本稳定。查体：贫血貌，睑结膜苍白；两肺呼吸音低，未闻及明显干湿啰音；腹平软，无明显压痛，双下肢轻度浮肿。血常规：白细胞计数：5.7×10^9/L，嗜中性粒细胞：59％。红细胞计数：2.23×10^{12}/L，血红蛋白：64g/L，血小板计数343×10^9/L。肾功能：尿素氮6.43mol/L，肌酐232μmol/L。电解质：血钾3.1mmol/L，血钠138mmol/L，血氯106mmol/L。

西医诊断：急性继发性肾功能衰竭；急性胆囊炎，胆石症。

中医诊断：腹痛（湿热壅滞），水肿（湿热壅盛）。

治法：泻热通腑，理气化湿利水。

处方：生大黄10g，玄明粉6g，枳实10g，厚朴6g，黄连3g，黄芩10g，青皮、陈皮各10g，玉米须30g，车前子30g，赤苓、猪苓各10g，金钱草30g，甘草4g。另以灌肠方灌肠：制大黄15g，土茯苓30g，生牡蛎30g，王不留行子30g，水煎100ml，日一剂，保留灌肠；肾衰膏脐疗，双肾区微波对症治疗。并以维持血透治疗。

二诊（7月23日）：患者用药1周，症情较转入时明显转好，乏力腹痛已不明显，无发热及腹胀再发，大便2次/日，24小时尿量约1000～1300ml余。查：神志清，贫血貌，睑结膜苍白，两肺呼吸音低，未及明显干湿啰音，心率85次/分，腹部略饱满，双下肢压迹阴性。实验室检查：肾功能：尿素氮6.00mmol/L，肌酐189.3μmol/L，尿酸：398μmol/L。血糖：7.38mmol/L，果糖胺1.88mmol/L。电解质：血钾3.51mmol/L，血钠147mmol/L，血氯107mmol/L。治疗仍以原方治疗，停止血液透析。

三诊（7月30日）：患者症情平稳，无明显不适，自感精神较前好转，纳可，大便2次/日，尿量2000ml/24小时，舌质淡、苔薄，脉细弦，血压130/80mmHg。血常规：红细胞计数：2.86×

10^{12}/L,血红蛋白:79g/L,血小板计数 318×10^9/L。肾功能:尿素氮:5.4mmol/L,肌酐:152.2μmol/L,尿酸:314μmol/L,血糖:7.32mmol/L,果糖胺 1.91mmol/L。电解质:基本正常。予以出院,门诊随访,嘱其避风寒,慎饮食,定期复查。门诊处方:黄芪 30g,当归 10g,党参 15g,生白术 15g,灵芝 30g,制大黄 15g,鬼箭羽 30g,怀牛膝 15g,桑寄生 30g,生甘草 4g,长期服用。

随访(12 月 10 日):无明显不适,血糖平稳,尿素氮:5.2mmol/L,肌酐:108μmol/L,尿酸:184μmol/L。目前服用金水宝补肾扶正。

按:本患者老年男性,有糖尿病史多年,虽没有规律监测,但糖尿病所致肾功能损害已然潜在,加之胆道急性感染,乃是亏损之肾脏的一个"增恶因素",致肾功能急剧受损而失其所主,故二便闭。中医辨证该患者症属本虚标实,脾肾亏虚为本,湿热内盛为标。肾受邪实所攻,加之久病素亏,则肾之功能急剧衰竭,水液代谢失常,故有突发浮肿。肾藏精,主前后二窍。今湿热熏蒸,湿热之邪阻于肾,肾失气化,则二窍不利,小便量少,大便不通。

过去急性肾功能衰竭的治疗中,非常重视二便的通畅与否。出汗与二便是人体排邪、保持内环境平衡的三大方式。大便通则胃肠道的积滞邪毒得解,热、毒之邪随之而解,病情就能迅速好转。而下法是保持大便通畅的主要方法,在临床急腹症治疗中应用广泛。下法取效较快,应用得当,效如桴鼓。但是对临床医生来说,如何应用下法比较难掌握,是为"易补难攻"。基本用药则以承气类、三黄泻心汤、大小柴胡汤互取其长,兼夹并用为治。有燥屎如大便干燥或秘结不通、腹胀腹痛者,以承气类为主;热盛如口干口苦、口舌生疮、咽痛,舌红苔黄燥者,加用三黄类;邪热熏蒸,外及少阳,症见胁痛胁胀、情志郁怒,则以大柴胡为主。该患者病情已经 2 周,少阳证情不明显,而以大便 5 日不通,舌质红,苔黄腻的湿热之邪阻于胃肠所致的腑气不通为主要表现,故以大承气汤合三黄泻心汤治疗。使邪有出路,二便得通,症情平稳而正安,故可停止血液透析。患者经一诊、二诊治疗后,腑气畅通,使湿热邪毒得清,三焦气机通畅而病愈。邪祛则正安,后期调养则以调补脾肾以治其本,扶正最宜以缓图。予以黄芪、当归、党参、生白术、灵芝益气养血健脾,怀牛膝、桑寄生平补肾阴,制大黄、鬼箭羽活血泻浊,生甘草调和诸药。全方旨在平补脾肾,兼以泄浊活血药,以祛瘀毒。用药半年后患者症情平稳,肾功能各项指标正常。

在临床用药常中有变,机圆法活,尤其注重不同给药途径的选择。口服是最常用的方法,患者神志清醒,可以耐受中药治疗。有一部分慢性病患者,大便长期需要保持通畅,或患者不愿口服中药,予以脐部给药。因脐部是人出生以前的主要血液供应处,对药物的吸收较快,而且可直接作用于腹部,促进胃肠蠕动而起效。我们有多种效验脐疗药膏,根据不同病情选用,临床应用效果较好。该患者以肾功能衰竭为主要表现,故用肾衰膏脐疗以通便活血。肾衰膏是经验方,主组成为生大黄、地鳖虫、水蛭、肉桂、王不留行子、急性子等具有通便活血、温肾利水作用的药物。灌肠常用于两种情况,其一,用于患者长期排便不畅,就诊时症情较急,或急腹症患者,或外科手术后有肠道功能紊乱的患者。一般急性病患者以大黄粉单用或大黄和芒硝同用,取效快而且效果显著,常有逆流挽舟之效。其二,用于急慢性肾功能不全患者,以协定方灌肠方(制大黄 15g,土茯苓 30g,生牡蛎 30g,王不留行子 30g)通利二便、泻浊排毒为目的。

大黄,味苦、性寒,入胃、大肠、肝经;功能泻热毒,荡积热,行瘀血,临床常用于治实热便秘、谵语发狂、食积停滞、湿热黄疸、溲赤、吐血、衄血、积聚等。大黄生用力猛,熟用力缓。长期用以通便泄浊,排瘀活血,用制大黄,可以 30g 久服;病情急,取其急下通秘或临时起用,则用生大黄 10g,后下入药,也可以药粉吞服。同时也可以根据病情与他药合用。如大便干结者与芒硝合用,中焦气滞者与青皮、陈皮合用,下焦气滞与乌药、制香附等合用。

六、肾病综合征并发感染性休克

患者黄某,男性,87岁。

初诊:2008年10月13日。

主诉:双下肢浮肿,伴腹胀乏力加重1周。

现病史:患者2006年7月因双下肢浮肿住院治疗后诊断为肾病综合征,予以强的松口服治疗后出院,后患者自觉浮肿消退,自行停药,至2008年3月再次出现双下肢浮肿伴有咳嗽,尿蛋白+++,收住我科后因强的松出现肝损改用甲泼尼龙,每日12粒,后因患者浮肿症状改善又自行停药。1周前,患者再次出现乏力腰酸,尿中泡沫尿增加,查尿常规蛋白+++,家属又自行给予甲泼尼松龙8mg口服,但患者腹胀明显,腹围明显增大,纳差,为进一步治疗拟"肾病综合征"收住入院。入院当日患者出现气促不能平卧,全身寒战,四肢抽搐。

体检:体温40.1℃,反应迟钝,对答不能完全切题,心率150～160次/分,律欠齐,血压70～90/40～60mmHg,测血压肱动脉搏动微弱,两肺呼吸音粗,两下肺可及湿啰音,双下肢浮肿明显。

实验室检查:EKG:窦性心动过速,房性早搏,频发高位室性早搏,ST-T改变,左前分支阻滞。肾功能:尿素氮:40.20mmol/L,肌酐:445μmol/L。血常规:白细胞计数:21.5×10^9/L,嗜中性粒细胞:85.8%,红细胞计数:4.17×10^{12}/L,血红蛋白:125g/L,血小板计数154×10^9/L。血气分析:PH值:7.465,二氧化碳分压:1.85,氧分压:11.6,氧饱和度:98,碱剩余:－14,碳酸氢根:10,全血CO_2总浓度:10。电解质:血钾:4.1mmol/L,血钠:141mmol/L,血氯:107mmol/L。尿常规:尿蛋白++,高倍红细胞:143.6/HP,高倍白细胞:7.7/HP。大便隐血:＋＋＋。血培养:大肠埃希菌。胸片:右上肺团片状阴影,心脏增大呈主动脉型。

西医诊断:肾病综合征并发感染性休克;慢性肾衰竭;慢性心衰急性发作,心功能Ⅲ级,心衰Ⅱ度。

西医治疗:心电监护,控制感染:滴注罗氏芬。升压药治疗:多巴胺、阿拉明静脉使用以维持血压。

病因病机:今晨高热、神志模糊、气促,腹胀满下肢肿甚,小便短少,大便不解,胃纳差,四肢不温。给患者做详细体检后认为:患者老年病人,原有肾脏基础疾病,心肺功能差,目前肺部感染并发心衰,肌酐急剧升高,预后极差,病情危重。末梢循环差,升压药维持中,腹胀大,患者目前肾功能不全进入尿毒症阶段,进食少,苔白腻,质淡红,四肢不温,阳气不升,痰浊毒阻滞。

治则方法:通腑泻浊。

中药保留灌肠治疗。灌肠方如下:熟附块 10g,生大黄 10g,葶苈子 30g,黄连 6g,金银花 30g,穿心莲 15g,蒲公英 30g,甘草 6g,青陈皮各 10g。

同时益气温阳用参附针静脉用药以温阳通脉。

治疗结果:经治疗患者发热退,尿量明显增多,24 小时尿量约有 3000～3500ml 余,胃纳可,大便转黄,能正常进食。目前未使用升压药,血压正常范围。查:神志清,血压:126/75mmHg,两肺呼吸音低,未及明显干湿啰音,心率 75 次/分,可及早搏,腹隆,双下肢压迹阴性。实验室检查:2008 年 10 月 24 日血培养:阴性。尿常规:高倍镜红细胞:3.3/HP;高倍镜白细胞:16.2/HP。尿蛋白:阴性,肾功能:尿素氮:8.58mmol/L,肌酐:降至 162.3μmol/L,尿酸:175μmol/L。电解质:血钾:4.23mmol/L,血钠:146mmol/L。

二诊(2008 年 10 月 28 日):患者咳嗽气促不甚,病情好转明显,再请叶老诊治,其舌质红,苔薄黄,脉细。

治法:益气健脾,清热化浊解毒。

处方用药:太子参 30g,黄芪 30g,甘草 4g,生白术 15g,生地 15g,鬼箭羽 30g,制大黄 15g,土茯苓 30g,王不留行子 30g,枳壳 10g,黄芩 10g。

中药煎汤服用,日一剂,分二次顿服。

三诊(2008 年 10 月 29 日):患者无发热,尿量明显增多,24 小时尿量约有 3000～3500ml 余,胃纳可,大便转黄,能正常进食。目前未使用升压药,血压正常范围,心率在 70～89 次/分,偶及室早。查:神志清,血压:126/75mmHg,两肺呼吸音低,未及明显干湿啰音,心率 75 次/分,可及早搏,腹隆,双下肢压迹阴性。目前患者血象及肾功能均较入院时转好。实验室检查:血常规:白细胞计数:8.2×10^9/L,嗜中性粒细胞:86%,红细胞计数:3.67×10^{12}/L,血红蛋白:106g/L,血小板计数 316×10^9/L。肾功能:尿素氮:7.02mmol/L,肌酐:143μmol/L。电解质:血钾:4.5mmol/L,血钠:148mmol/L,血氯:118mmol/L。据目前实验室检查结果回报,患者尿蛋白转阴,肝功能中白蛋白明显较入院时好转,目前尿量多,电解质基本正常,肾功能也较入院时明显转好,择期出院,门诊随访。

按:患者肾病综合征史多年,长期激素治疗,效果明显。但患者症状缓解时激素用药不规则,造成症状反复,并出现严重感染导致感染性休克,由于严重感染引发急性肾功能衰竭以及心衰,室早频发伴有房颤,血压下降,出现便血。患者老年病人,原有肾脏基础疾病,心肺功能差,目前感染并发心衰,肌酐急剧升高,预后极差,病情危重。叶老在病情危急之初,运用祛邪为主,通腑泻浊,腑以通为用,以生大黄、葶苈子、黄连、金银花、穿心莲、蒲公英、甘草、青皮、陈皮,清热解毒泻浊治疗为重,同时加用熟附块以扶助温通心阳。后患者病情明显好转,各项实验室指标大多恢复正常,但由于患者大病后正气大伤,叶老治疗以扶正入手,用太子参、黄芪、甘草、生白术、生地益气健脾,恢复其损伤之正气,同时邪毒仍未完全清除,

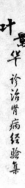

加用鬼箭羽、制大黄、土茯苓、王不留行子、枳壳、黄芩。叶老对整个病情的发展掌握入微,从正与邪的变化中辨证求本,在仔细分析病情的基础上及时用药,中西医结合抢救而取得满意的疗效。

七、心肾综合征

患者杨某,性别:男性,年龄:63 岁。

初诊:2006 年 8 月 14 日。

主诉:活动后胸闷、气急 3 年余,再发 3 天。

现病史:患者有高血压病史 10 余年,2005 年 2 月因突发气急而住院检查发现"右侧胸腔积液,主动脉瓣、二、三尖瓣关闭不全",给予对症治疗,胸腔积液一直存在,后发现肾功能不全,最高 Cr 291mmol/L,诊为"扩张性心肌病,顽固性全心衰,心肾综合征",经反复就诊于多家心内科、心胸外科,无法进行积极治疗,维持生命,对症予以强心利尿,多次抽胸水治疗,右侧胸水仍未完全消失,2 月前予以血液透析,维持治疗至今,3 天来又出现胸闷心悸,动则加重,稍有胸痛,门诊为进一步治疗,拟"扩张性心肌病,顽固性全心衰,心功能Ⅲ级,心肾综合征,右侧胸腔积液"收治入院。入院时,患者以半卧位睡眠,胸闷心悸,气急活动后加剧,小便量少,200ml/d,大便一日 2 次。

体检:体温 36.5℃,血压 115/65mmHg,胸廓呈桶状,右下肺呼吸音消失,余呼吸音粗,未闻及干湿啰音。心界向左扩大,心率 80 次/分,律齐,二尖瓣膜区可闻收缩期 3 级隆隆样杂音,向左腋下传导,主动脉瓣区闻及舒张期 3 级杂音,腹平软,肝脾肋下未及。双下肢轻度凹陷性浮肿。舌质黯红,苔薄,脉细。

实验室检查:血常规:白细胞计数:4.6×10^9/L,中性粒细胞 0.656,红细胞计数 3.64×10^{12}/L,血红蛋白 97g/L,血小板计数 174×10^9/L,尿蛋白+++,尿红细胞 10.5/HP,尿

白细胞 89.7/μL。肾功能：尿素氮 16.7mmol/L，肌酐 222.6μmol/L，尿酸 479μmol/L；脂蛋白 43.6mg/dl。血白蛋白 34g/L，肝功能、电解质、血糖、心功能正常；心电图：一度房室传导阻滞，ST-T 改变；心脏彩超：全心扩大，以左心扩大为主，室壁收缩活动减弱，肺动脉高压，主动脉瓣、二尖瓣、三尖瓣重度反流；胸片：右侧中等量胸腔积液，部分呈包裹性及机化改变；心影增大呈普大型，符合扩张性心肌病改变；B超检查：胸水定位右侧胸腔积液，最深处约 75mm 的液性暗区。

诊断：中医诊断：悬饮（饮邪瘀阻）。西医诊断：扩张性心肌病，心肾综合征，顽固性全心衰，右侧胸腔积液。

治法：温阳化瘀通络。

处方用药：汤剂：真武汤合葶苈大枣泻肺汤、苓桂术甘汤加减。熟附块 10g，赤猪苓各 15g，葶苈子 30g，桃仁 10g，丹参 30g，甘草 4g，桂枝 10g，枳壳 10g，党参 10g，炒白芥子 10g，炒白术 10g，泽兰叶 30g。水煎服，日 1 剂。

外敷中药方：桃仁 200g，红花 200g，白芥子 200g，苏子 200g，黄栀子 200g。打粉外敷。日 1 次。

西药治疗予强心利尿：地高辛、速尿、螺内酯；扩冠脉：长效异乐定。

一个月后复诊：患者胸闷、心悸、浮肿明显减轻。可以平卧休息，并可下床慢走活动，小便量 400ml/天，复查胸水定位右侧胸腔积液，最深处有约 52mm 的液性暗区。肾功能：尿素氮 16.2mmol/L，肌酐 232.3μmol/L，尿酸：469μmol/L，总二氧化碳20.2mmol/L。血常规：白细胞计数 6.4×10⁹/L，中性粒细胞 0.68，淋巴细胞 19.4%，红细胞计数：3.91×10¹²/L，血红蛋白：105g/L，血小板计数 194×10⁹/L，尿素氮：21.9mmol/L，肌酐：280.1μmol/L，尿酸：374μmol/L。血沉 37mm/h，尿常规：蛋白＋＋，红细胞＋＋＋，17.5/HP，白细胞 17.5/HP，肝功能、电解质正常，治疗原方案上适当加白蛋白支持,中药参麦注射液间断点滴,并中药原方加黄芪15g、黑白丑5g、赤芍10g,加强益气活血利水功效。外敷方继续。

二个月后复诊:患者胸闷、气急症状进一步缓解,纳可,小便每日800ml左右,大便通畅。查胸水定位右侧胸腔积液,最深处有约31mm的液性暗区,较前明显减少。心脏彩超:①全心扩大、室壁收缩活动低平;②二尖瓣、主动脉瓣、三尖瓣重度反流;③肺动脉高压;④EF:0.52。肾功能:尿素氮:18.8mmol/L,肌酐:289.0μmol/L,尿酸:398.0μmol/L;心功能:乳酸脱氢酶:294.0IU/L,肌酸磷酸激酶:31.0IU/L,肌酸激酶同工酶:16.0IU/L,谷草转氨酶:6.0IU/L。电解质:正常。胸片:胸膜明显增厚,约7cm。B超示右侧胸腔少量积液。继以中药治疗为主,外敷方如前,原方加王不留行子30g、红花10g。

按:近年来心肾综合征(cardiorenal syndrome)的问题,逐渐引起人们注意。广义上讲,心肾综合征是指心脏和肾脏中一个器官对另一个器官的功能损害不能进行代偿,最终导致心脏和肾脏功能的共同损害。狭义的心肾综合征是特指CHF引起的进行性肾功能损害,并导致肾功能不全,通常认为是CHF发展到终末期的一种表现。心肾综合征发生率高、预后差,对其发生机理所知甚少,尚无有效治疗措施。目前已基本取得了一致意见:慢性肾功能不全与CHF患者的预后密切相关,是CHF患者的一个独立预后指标。出现心肾综合征的CHF患者通常年龄偏大,女性偏多,冠心病和高血压较多,其临床表现多与液体潴留有关(如呼吸急促、啰音、颈静脉压升高),37%~55%的患者左心室射血分数I>40%,现有的研究及理论推测,心肾综合征发生的机理除了与肾功能的生理变化及心肾共同危险因素如高血压、糖尿病、血脂紊乱、动脉粥样硬化等有关外,存在CHF中血流动力学及神经体液异常,对肾脏的结构和功能可产生重要的影响，CHF中血液和动力学及神经体液异常引起肾血管收缩，导致肾脏缺血，促红细胞生成素（EPO）生成减少，引起贫血。贫血使心率加快，心肌肥厚，心肌细胞凋亡等，进一步加重CHF和肾功能损害，三者之间形成恶性循环，有学者称之为心肾贫血综合征。加强CHF的预防和治疗是预防心肾综合征发生的根本措施。由于心肾综合征最近几年才引起大家的注意，目前在治疗上几乎没有确凿的循证医学证据；并且利尿剂和血管紧张素转换酶抑制剂（ACEI）等药物在肾功能不全时不良反应增加，使治疗更加困难；出现心肾综合征的患者又多处于心力衰竭的终末期，临床处理非常棘手。

本病属于中医学的"心悸"、"水肿"、"胸痹"、"痰饮"等范畴，其病是由于素体心肺气虚，日久致血脉瘀阻，终令脾肾亏虚，水无所主，滞留体内或泛滥肌肤而致水气凌心。而风邪、饮食、劳倦、药毒是本病的诱发及加重之因，辨证按脾肾亏虚为本，瘀血、痰浊阻遏心脉为标。治以益气养阴、温肾利水、活血化瘀为法，改善心肾功能。

此患者为扩张性心肌病后期，心肾综合征，顽固性胸水、心衰，血液透析仅对症缓解症状，虽年事不高，但病已长久，心肾阳衰，阳不制水，水湿泛滥，治以温阳利水为主，活血化瘀为辅，外用化瘀通络，熟附块振奋心阳，黄芪、党参补益中气，葶苈子泻肺行水，祛痰定喘，苓桂术甘汤温阳利水，"血不利则为水"，取泽兰叶、丹参、桃仁等活血利水，使瘀从水道而去；经过内治和外治结合，患者症状改善，胸水明显减少，患者局部胸水不易消除，根据过去的经验用局部敷药可帮助胸水吸收，故在辨证内服同时，取桃仁、红花、白芥子、大黄、黄栀子研末外敷，有活血散瘀作用，通过皮肤渗透，促胸水吸收。经过内治和外治结合，患者症状改善，胸水明显减少，内服外治三月之间，未发现肝功能及电解质异常。

第八节　尿路感染的诊治经验

尿路感染一般指的是细菌感染,其他如真菌、病毒、支原体、衣原体、寄生虫等也可引起尿路感染,尿路感染是常见病,男女老少均可发病,特别是育龄的已婚女性最为常见。绝大多数尿路感染是由上行感染引起的,细菌经尿道口上行至膀胱甚至肾盂引起感染,少数为血行感染和淋巴道感染。膀胱炎和尿道炎,即指下尿路感染,占尿路感染总数的50%～70%,临床表现:尿频、尿急、尿痛、排尿不适,下腹部坠胀感或不适等,可有尿液混浊或血尿,一般无明显全身感染症状。少数患者可有腰痛、低热(不超过38℃)。小儿尿路感染的临床表现无特征性,主要有发热、食欲不佳、呕吐和腹部不适。肾盂肾炎多见于育龄妇女,临床表现除上述下尿路症状外,并有腰部或肋脊角痛和叩击痛,肾区疼痛可放射至腹部,全身感染症状:寒战、高热、头痛、肌痛;或有恶心、呕吐、腹泻等胃肠道症状。尿常规有大量脓细胞或者有白细胞管型则可作为区别肾盂肾炎及下尿路感染的根据。

尿路感染的临床表现属于中医的"淋证"(热淋、气淋、劳淋)、"热病"范畴。《证治准绳》:"淋之为病,尝观《诸病源候论》谓由肾虚而膀胱热也,膀胱与肾为表里,俱主水,水入小肠与胞,行于阴为溲便也,若饮食不节,喜怒不时,虚实不调,脏腑不和,致肾虚而膀胱热,肾虚则小便数,膀胱热则水下涩,数而且涩,则淋沥不宣。故谓之淋。"又谓"淋病必由热甚生湿,湿生则水液浑,凝结而为淋"。指出病因是湿热。由于湿热邪毒侵入膀胱和肾而发病,肾与膀胱表里相连,病邪可由表及里,由膀胱入侵至肾,另一种情况病邪可由肾下传至膀胱。膀胱为湿热之邪蕴阻,致气化失常,水道不利而出现小便频数,淋沥涩痛。腰为肾之府,湿热之邪阻滞经络,气血运行不畅,不通则痛,而腰痛或不适,是足厥阴肝经脉循少腹,络阴器,湿热蕴阻,肝经气滞而小腹胀痛或不适,小便淋沥不爽,邪毒盛正邪相搏而寒热作。或兼外感风邪而出现表里同病,或由于邪热蕴积肺胃,以温热病表现为主,尿路症状不明显。本病易于感染,特别女性,若不注意阴部卫生,易于感染而反复发作,或由于治疗不及时,不彻底,病邪羁留不除而病情迁延不愈,致正气亏虚,出现虚实夹杂病症,由于正气亏虚或劳累过度,湿热之邪更易侵入,或新感风邪再引发宿疾,由于邪热灼伤血脉或病久入络而出现尿血、舌紫点或舌黯红等瘀血证。

一、辨证论治

根据尿路感染临床表现的不同情况,可分急性和慢性两类。急性病例以邪实为主,一般有以下两种类型:

1. **邪毒热盛** 起病急,恶寒壮热无汗,口干苦或恶心呕吐,大便秘结,小便频数,灼热涩痛,或腰痛,舌苔黄白腻或薄黄腻,脉浮数或滑数,治以疏解清里,解毒通淋,银翘散合八正散加减。

处方:金银花 30g,连翘 15g,荆芥 10g,薄荷 10g,黑山栀 10g,萹蓄草 30g,瞿麦 15g,黄柏 10g,车前子 30g,半枝莲 30g,甘草 4g,生大黄 10g后入。

恶寒发热持续不解者加细柴胡 15g、黄芩 15g。

壮热不退、口渴舌红者加生石膏 30g,知母 10g,四季青 30g,凤尾草 30g,蒲公英 30g,鸭跖草 30g。

恶心呕吐加制半夏 10g,陈皮 10g,黄连 3g。

2. **湿热蕴阻下焦** 起病较缓,小便短赤,频数刺痛,淋沥不爽,身热不甚,口苦,大便干燥,小腹胀不适,或腰酸痛,舌苔薄黄或腻,脉濡数或细数,治以清利湿热,三妙丸加减。

处方:黄柏 10g,制苍术 15g,川牛膝 10g,萹蓄草 30g,瞿麦 15g,甘草 4g,白花蛇舌草 30g,乌药 10g,细柴胡 10g,黄芩 10g,土茯苓 30g。

胸闷纳呆,舌苔腻者加厚朴 6g,制半夏 10g,陈皮 10g。

尿血明显者加白茅根 30g,小蓟 30g,生地榆 15g。

小腹胀痛或尿涩痛甚者加川楝子 10g,延胡索 10g。

大便秘结者加生大黄 10g^{后入}。

慢性者多虚实夹杂,本虚标实,有以下几种类型:

1. 肝肾阴虚,湿热阻滞　病程已久,迁延不愈,腰酸头晕,小便短赤,涩滞不爽,大便干,口干,舌红苔薄黄,脉细数,治以滋阴清利,知柏地黄汤加减。

处方:知母 10g,黄柏 10g,生地黄 30g,丹皮 10g,鹿衔草 30g,凤尾草 30g,土茯苓 30g,甘草 4g,怀牛膝 10g。

若低热盗汗者加银柴胡 10g,青蒿 15g,白薇 10g,地骨皮 30g。

小便涩痛者加川楝子 10g,延胡索 10g。

腰痛者加川断 10g,桑寄生 30g。

尿中红、白细胞多者加白茅根 30g,萹蓄草 30g,小蓟 30g。

2. 气阴两虚,湿热阻滞　腰酸、乏力、易出汗,小便短数不爽,舌质淡红苔少,脉细。治以益气养阴清利。

处方:黄芪 30g,生地黄 20g,鹿衔草 30g,怀牛膝 10g,甘草 4g,桑寄生 30g,生地榆 10g,萹蓄草 30g,土茯苓 30g。

若小腹胀不适者加乌药 10g,青皮 10g。

3. 脾肾气虚湿阻　病程长,反复发作多次,神疲乏力,气短,腰酸,小腹坠胀,小便淋沥不爽,纳呆,便溏,舌淡红较胖,苔薄腻,脉濡细,治以健脾益肾化湿,补中益气汤加减。

处方:党参 15g,白术 15g,茯苓 15g,甘草 4g,细柴胡 10g,升麻 6g,鹿衔草 30g,怀牛膝 10g,杜仲 10g,生苡仁 30g,炒山楂 20g,川草薢 30g。

若畏寒肢冷,小便频数,舌淡脉沉细者加熟附块 6g,肉桂 3g,补骨脂 10g,益智仁 10g。

尿中红、白细胞多者加仙鹤草 30g,萹蓄草 10g,生地榆 10g。

二、经验体会

尿路感染急性病例以实热证为主,治疗应重点祛邪,重用清热解毒、利湿通淋之剂,特别高热病例,应多途径给药,除口服中药外,并可用中药针剂静脉滴注,以增强药效。例如:一女性患者农民,因发热、右侧腰酸而住院治疗,患者于入院前 4 天起右侧腰酸,继而恶寒、发热、无汗,右上腹不适,呕吐一次,小便短赤,大便干,曾用氯霉素、呋喃坦丁、安乃近等治疗,发热不退,症状未见好转,住院后体温 39.5℃,心肺无异常,肾区无叩痛,化验:血象白细胞 12.9×10^9/L,中性 0.88;尿中白细胞 100 只以上/HP,蛋白±;尿培养:溶血性大肠杆菌 10 万以上。住院以中医药治疗,右侧腰痛,恶寒发热无汗,脘部隐痛,纳呆呕吐,小便短赤,大便干,舌苔薄腻,脉数。治以疏解清利湿热,药用:细柴胡 10g,黄芩 10g,凤尾草 30g,车前草 30g,川萆薢 15g,制半夏 10g,青陈皮各 10g,制香附 10g,乌药 10g,服药 2 天,热退尿中白细胞减少,继以清利湿热,症状好转。

尿路感染高热重症病例应每日服中药 2 剂,每 3 小时服一次,同时以中药药汁保留灌肠以增强药力,提高疗效。例如:一男性患者,39 岁,工人,因发热 1 周、尿频尿痛而住院治疗,患者于入院前 1 周出现恶寒发热,鼻塞咽痛、咳嗽,门诊按"上呼吸道感染"治疗,但药后发热不退,而出现腰部酸痛,尿频、尿急、尿痛,小腹部有胀感,口干苦,大便干燥,化验尿中有红白细胞,住院后体温 39℃,心肺无异常,两侧肾区有轻度叩痛,化验:血常规:白细胞 12.3×10^9/L,嗜中性粒细胞 0.84,尿蛋白(＋＋),并有红白细胞,尿培养阴性,诊断为急性肾盂肾炎,以中医药治疗,恶寒、发热、汗少,腰部酸痛,右侧为甚,小便频数涩痛,大便干燥,舌苔黄腻,脉数。治以表里双解,清利湿热,药用:葛根 10g,细柴胡 10g,黄芩 15g,生山栀 10g,瞿麦 15g,萹蓄草 30g,白花蛇舌草 30g,甘草 4g,金银花 30g,陈皮 10g,制半夏 10g,每日服药 2 剂,每 3 小时一次,并先用大黄粉加温开水溶化后保留灌肠,继用一见喜 100g 煎汤灌肠,治疗 3 天,发热退,小便频数涩痛消失,尿中蛋白红细胞减少,血象中白细胞减至 $5.4×10^9$/L,原方去葛根、柴胡,加黄连 3g;一见喜保留灌肠再用 5 天,继续服药旬日,一般情况好,尿化验正常,病愈出院。

慢性尿路感染病例皆为虚实夹杂、本虚标实病症,治疗应虚实兼顾,但须辨清本虚和标实的不同情况,本虚一般为肝肾阴虚或脾肾气虚,标实主要为湿热或病久有瘀阻情况。临床上有些病例,无症状表现,但菌尿仍阳性,这需辨证论治与专方专药相结合,菌尿是本病的病原,治疗必须要清除病原,现药理研究,中药清热解毒之品金银花、鱼腥草、白花蛇舌草、黄柏、芙蓉花、马齿苋、车前草、小蓟有抑菌作用,金银花、鱼腥草并有清解内毒素作用,柴胡、黄芩、地榆、土茯苓、生地对大肠杆菌及副大肠杆菌有抑制作用,我们在临床上对尿路感染症状已消除而菌尿未转阴患者,采用扶正调理之剂,并选用上述抗菌之品,观察 32 例,其中 15 例菌尿转阴,17 例菌尿仍阳性。抗菌素对菌尿有效,但对小部分病例也未能取效,后经中医药调理取得疗效,例如一女性患者,65 岁,患慢性肾盂肾炎已 2 年多,多次清洁中段尿培养有副大肠杆菌,用抗菌素治疗未能使菌尿转阴而来中医药治疗,辨证为阴虚湿热羁留,给滋阴清利之剂,服药 2 月而菌尿转阴。

根据多年的临床经验,中医药对尿路感染消除临床症状易见效,使菌尿转阴比较难,有待进一步探索。对尿路感染慢性病例处方中应佐以活血化瘀之品,中医认为湿热蕴阻日久必导致血瘀,活血化瘀主要可以改善肾脏血液循环,增加血流量,提高肾小球滤过率,起到冲洗尿路作用,有利于炎症消退,我们常用赤芍、益母草、丹皮、制大黄、泽兰叶等,对提高疗效有一定的帮助。

附1:尿感方为主治疗急性肾盂肾炎110例观察

急性肾盂肾炎是临床上常见病,患者以女性居多,中医药对此治疗的方药甚多,为了便于观察疗效,我们根据急性肾盂肾炎的临床表现,按中医理论,拟定尿感方作为基本治疗方药,现将以尿感方为主治疗急性肾盂肾炎110例疗效观察总结如下。

一、临床资料

一般资料:患者女性居多,为101人,男性9人,年龄青壮年为多,13～20岁1人,21～30岁35人,31～40岁29人,41～50岁20人,50岁以上25人。职业:工人42例,农民50例,其他18例。病程1～3天59人,4～7天27人,8～15天24人。

临床症状:本组病例皆有尿路刺激症状,但轻重程度有不同,发热37～38℃的39例,38.1～39℃的29例,39℃以上的16例,无发热的26例。腰酸痛83例,小腹胀痛56例,口干苦94例,大便秘结62例,舌苔多腻,白腻13人,薄黄40人,黄腻38人,薄腻21人,舌质多红有80人,黯红12人,光红1人,淡红17人,脉象:发热者多浮数或滑数,细数有62人,其余为细滑或细弦。

实验室检查:血象中白细胞在一万以上的15例,一万以下的95例,尿中白细胞50只以上的49例,20～50只的25例,大于10只的31例,小于10只的5例,一部分病例同时有红细胞和蛋白,尿细菌培养阳性,菌计10万以上的62例,其中多数为大肠杆菌和普大肠杆菌。

二、尿感方的组成

急性肾盂肾炎的临床表现,按中医辨证为湿热之邪为患,且多偏于热重,故尿感方的组成以清热利湿为主而偏重于清热。药用:四季青 30g,凤尾草 30g,鸭跖草 30g,白花蛇舌草 30g,黄柏 10g,萹蓄草 30g,瞿麦 30g,随症加味,热盛者加服三黄片(黄芩、黄连、黄柏),兼外感风寒而有表证者加荆芥、防风、紫苏,高热者加金银花、连翘、山栀,寒热往来加细柴胡、黄芩,大便秘结加生大黄,血尿明显者加白茅根、小蓟,腰酸痛者加徐长卿、鹿衔草,小腹胀痛者加乌药、青皮。小便涩痛甚者加川楝子、延胡索,胸闷纳呆,泛恶舌苔腻者,加制半夏、陈皮、厚朴、苍术。高热者每日服 2 剂,分 4 次服,每 3 小时一次,并予静脉补液。并以穿心莲 30g、生地榆 30g,煎汤保留灌肠,1 日一次。

三、疗效观察

经治疗后,从以下几方面观察疗效:

1. 发热 84 例,服药后 1～3 天热退的 48 例,4～7 天热退的 22 例,1 周以上退清的 9 例,无效的 5 例。

2. 尿路症状消失情况,服药后 1～3 天消退的 14 例,4～7 天消失的 50 例,2 周消失的 34 例,无效的 12 例。

3. 尿化验情况,治疗后尿中白细胞 1～3 天消失的 5 例,4～7 天消失的 33 例,2 周消失的 33 例,1 周消失的 25 例,出院时大于 5 只的 14 例。

4. 尿菌培养情况,经治疗后出院时尿菌培养转阴的 30 例,未转阴的 32 例。

5. 血象中白细胞增高的经治有效病例,随着发热退,尿路症状改善,皆逐渐降至正常。

6. 治疗结果　痊愈(临床症状消失,尿常规正常,尿菌培养阴性)66 例,占 60%,好转(临床症状消失,尿常规中白细胞大于 5 只或尿常规正常而尿菌未转阴)32 例,占 29.1%,无效(治疗 3 天热不下降,或治疗 1 周尿路症状未改善者)12 例,占 10.9%。

四、讨论和体会

按本组急性肾盂肾炎的临床表现,尿频、尿急、尿痛以及恶寒发热,腰部酸痛等症,属淋证范围,中医辨证多为湿热之邪为患,病变在肾与膀胱,湿热之邪由膀胱入侵至肾,或由肾下传至膀胱,湿热蕴阻肾与膀胱,气化失常,水道不利而出现小便频数,淋沥涩痛,腰为肾之府,湿热之邪阻滞经络,气血运行不利而腰部酸痛,邪正交争而恶寒发热或寒热往来,按八纲辨证以里热证为主,或兼感外邪而同时见表证者为表里同病,本病的主要矛盾为湿热之邪阻滞肾与膀胱,因此,治疗以祛邪为主,清利湿热,拟定基本方用四季青、凤尾草、鸭跖草、白花蛇舌草等以清热解毒,这些药并有活血、凉血、利尿之功,用萹蓄、瞿麦以利湿通淋,根据每个病例的不同见证,随证加味,这既考虑到一种疾病病变的共性,又照顾到每个病例的不同个性。

在治疗过程中我们体会以尿感方为主,并根据每个病人的不同情况,随证加减,如本组病例中半数以上的病例大便秘结,里热较盛,加生大黄以通腑为主,有较好的疗效,大便通畅后小便往往可随之爽利,恶寒、高热、无汗者应解表发汗与清里热同用,无恶寒而汗出热不退者应着重清里热并适当静脉补液,鼓励病人多饮水,我们用白茅根 30g、佛手 5g 煎汤代茶,以帮助病人排尿,一部分病人尿路症状消失,但尿中白细胞不易较快消除,女性病人留尿标本时应注意不要将白带滴入,一部分病例症状消除,尿常规亦正常,但尿菌不易转阴,出院后继续治疗,一方面扶正调理,一方面清利祛邪,使部分病例尿菌转阴,部分病例则仍未能转阴,但这些病例一般情况好,亦未见于短期内反复发作。

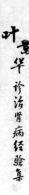

附2:诊治慢性肾盂肾炎51例观察

慢性肾盂肾炎患者多为女性,在临床上比较常见,病情迁延,不易治愈,几年来,我们以中医药治疗取得一定的疗效:兹将51例治疗情况报告如下:

一、一般资料

51例中,女47例,男性4例;年龄:20~40岁28例,41~50岁13例,51~60岁8例,60岁以上2例;病程皆在半年以上。半数病例过去有急性肾盂肾炎病史。临床症状除9例无明显膀胱刺激症状外,其余病例皆有不同程度的尿频、尿急、尿痛、排尿不畅症状;有高热39℃以上的12例,低热37~38℃的24例;腰酸痛43例,小腹胀24例,纳呆乏力29例;舌质偏红39例,淡红12例,舌苔薄黄24例、白腻6例、黄腻8例、薄腻13例;脉象:发热病人多滑数、弦数、细数,不发热病者多为细、滑、弦、濡等。实验室检查:尿常规中白细胞均增多,部分病例同时有少量红细胞,其中5例以红细胞为主,尿培养细菌阳性菌在10万以上的有41例,其中大肠杆菌占多数,有29例,其余为葡萄球菌、产碱杆菌、变形杆菌。35例查血中尿素氮、肌酐,有9例较正常值偏高。

二、治疗方法

本组病例按中医辨证可分为以下三个类型:

1. 阴虚湿热阻滞(17例) 临床表现低热、腰酸、头晕,或有盗汗、小便短赤涩滞不爽、口干,舌质红苔薄黄,脉细数。治以滋阴清利,药用生地黄、黄柏、知母、丹皮、地骨皮、鹿衔草、凤尾草、萹蓄草、甘草。低热持续不退者加银柴胡、青蒿、白薇;小便涩痛甚者加川楝子、延胡索;腰痛甚者加徐长卿、防己。

2. 气阴两虚、湿热阻滞(22例) 临床表现腰酸乏力,或有低热汗出、小便短数不爽、口干不引饮,舌质较红少苔,或有薄黄苔,脉细。治以益气养阴清利,药用黄芪、川石斛、鹿衔草、怀牛膝、甘草、土茯苓、凤尾草、萹蓄草、白花蛇舌草。小腹胀加乌药、青皮。

3. 气虚湿阻(12例) 临床表现神疲乏力气短、腰酸、小腹坠胀、小便淋沥不爽、纳呆或便溏,舌质淡红或较胖、苔薄腻、脉濡。治以益气健脾化湿,药用党参、白术、茯苓、甘草、细柴胡、升麻、鹿衔草、枳壳、乌药、生米仁、生地榆。病程长有阳虚症状,畏寒肢冷、舌淡脉沉细者,加熟附块、肉桂、补骨脂、益智仁。急性发作时多见恶寒发热、腰酸痛、小便频数疼痛,舌苔黄腻、脉数,治以清热解毒通淋,药用四季青、鸭跖草、黄柏、凤尾草、萹蓄草、生大黄、细柴胡、黄芩、瞿麦、白花蛇舌草。

三、治疗结果

本组病例经治疗,出院时临床痊愈(症状消失,尿培养阴性、尿常规正常,血中尿素氮、肌酐正常)25例,好转(症状基本消失,尿常规正常,但尿培养细菌未转阴)21例,无效(症状及实验室检查无好转)5例。51例中阴虚湿热阻滞型,临床痊愈8例,好转6例,无效3例;气阴两虚、湿热阻滞型,临床痊愈14例,好转8例;气虚湿阻型,临床痊愈3例,好转7例,无效2例。有效病例出院后门诊随访2年有38例,其中8例经继续治疗后尿培养细菌转阴。另7例又复发。

第九节 治疗前列腺增生症经验

一、良性前列腺增生研究现状

随着人均寿命的延长,男性患者常见病之一良性前列腺增生症(BPH)的发病率也与日俱增。国外报告显示,40岁以后前列腺增生发生率逐年增加,51～60岁有50%的男性出现病理上的前列腺增生,90岁有90%的男性伴有前列腺增生。国内尸检结果显示,前列腺增生发生率为,51～60岁20%,61～70岁50%,71～80岁57.1%,81岁以上为83.3%。而且BPH是一种进行性疾病。在美国,每年大约要做3万次手术来治疗前列腺增生症,术中使用的手术器械花费约3亿多美元,手术住院及对其并发症治疗的总费用每年达30亿美元。据资料显示,随着生活节奏不断加快,BPH患者有呈年轻化发展趋势。BPH可引起急性尿潴留、血尿、泌尿系感染、膀胱结石、肾功能损害等并发症。近年来一些研究提示,BPH患者更容易发生性功能障碍。因此BPH严重危害老年朋友的健康及生存质量,众多学者致力于BPH的发病机理与治疗研究。近年来,中医药在治疗良性前列腺增生症方面形成了自己独特的理论认识,积累了丰富的经验,初步显示出中医药临床疗效稳定、副作用小的优势。由于前列腺外壁脂膜坚硬,不易被药物穿透,使治疗方法显得被动、消极,不能获得手术达到的效果,因而研究及诊治BPH的方法显得尤为重要。

二、辨证与辨病相结合治疗前列腺增生症

前列腺增生症属中医"癃闭"范畴,癃闭是指以小便量少,点滴而出,甚则小便闭塞不通为主症的一种疾患。其中以小便不利,点滴而短少,病势较缓者为"癃";以小便闭塞,点滴不通,病势较急者为"闭",一般合称为癃闭。本证包括西医各种原因所引起的尿潴留,以及肾功能衰竭所致的少尿症和无尿症。

治疗前列腺增生症运用辨证与辨病相结合的方法,徐灵胎谓"欲治病者,必先识病之名,能识病之名而知病之所由生,明其所生,又当辨其生之因各不同,病状所由异,然后知医其

治之法"。根据癃闭的中医病机,辨病自拟通淋方(由肉桂、炮山甲、地鳖虫、王不留行子四味中药组成)治疗前列腺增生症,同时根据症状辨证加减用药。

随证加减:

1. 肾阴虚　溺后余滴,夜尿频数,腰酸,乏力,口干,舌红少苔,脉细数,治以滋益肾阴,用药:生地黄 30g,天冬 10g,知母 10g,怀牛膝 10g,山萸肉 10g,茯苓 15g,牡丹皮 10g,泽泻 10g。

2. 肾阳虚　畏寒肢冷,小便清,频数淋沥,舌淡苔薄,脉细,治以温补肾阳,用药:熟附块 6g,补骨脂 10g,巴戟肉 10g,淫羊藿 30g,菟丝子 30g,肉桂 3g后入,茯苓 15g,山萸肉 10g。

3. 脾虚中气不足　小便频数不畅,溺后余滴,小腹作胀,动则气短,神疲乏力,纳呆,便溏,劳累后易发,舌苔薄,脉濡细,治以补中益气,用药:党参 15g,白术 10g,黄芪 30g,枳壳 10g,升麻 6g,细柴胡 6g,茯苓 15g,乌药 10g。

4. 湿热下注　小便不爽,尿频尿急,溺时刺痛,有灼热感,大便秘结,口干,苔黄腻,脉数,治以清利湿热,用药:黄柏 10g,土茯苓 30g,生大黄 10g后下,龙胆草 6g,萹蓄草 30g,瞿麦 15g,蒲公英 30g,白花蛇舌草 30g,山栀 10g,车前草 30g。

5. 肝郁气滞　小腹胀满而小便不通或淋漓不畅,神志抑郁,胁肋胀闷,舌苔薄,脉弦,治以疏肝理气通淋,用药:细柴胡 10g,青皮 10g,乌药 10g,制香附 10g,枳壳 10g,萹蓄草 30g,车前草 30g。

6. 肺热气壅　咳嗽气促,烦渴引饮,小便点滴不畅,大便秘结,舌红苔黄,脉数,治以泻肺清热通淋,用药:桑白皮 15g,黄芩 10g,地骨皮 15g,天花粉 30g,枇杷叶 10g,生大黄 10g后下,鱼腥草 30g,车前子 30g包煎,甜葶苈 30g。

7. 瘀血阻滞　小便点滴而下或尿细如线,甚则阻塞不通,小腹胀满疼痛,舌质紫黯或瘀点,脉涩,治以活血化瘀通淋,用药:桃仁 10g,红花 10g,赤芍 10g,泽兰叶 15g,益母草 30g,王不留行 30g,川牛膝 10g,水蛭 5g,制大黄 10g,乌药 10g,延胡索 10g。

三、补肾通络法治疗良性前列腺增生症

BPH 在中医证属"癃闭"范畴,根据大量临床病例分析,肾阳虚和瘀血是 BPH 发病的主要原因。通过检测血液流变学指标发现健康人与前列腺增生患者比较有显著差异,认为瘀血是前列腺增生的病理变化之一。《景岳全书》云:"或以败精,或以槁血,阻塞水道而不通也。"缘由痰、浊、败精、瘀血内停,阻塞膀胱,经络痹阻,气化不利,水道不畅而成癃闭。肾阳肾气虚衰,不能催动气血的运行,致前列腺阴血瘀结而增生。其中医病因病机复杂多端,病程较长,久病致瘀致虚,故活血化瘀是治疗前列腺增生症的主要原则。现代药理证明,活血化瘀药物能明显改变血液流变性,降低血浆黏度,加快血液循环,改善局部的充血水肿,可能具有使腺体软化和缩小的作用。在此基础上提出补肾通络法治疗良性前列腺增生症。

补肾通络法以原通淋方为基础,原方中用炮山甲一药,由于为国家保护动物,对后期取材带来麻烦,把此药换成水蛭,同时由于前列腺增生症患者往往都存在湿热,在方中加入清热之穿心莲一药,这也是在继承叶老师学术经验思想基础上的创新。补肾通络法的中药基本方药有肉桂、地鳖虫、水蛭、王不留行、穿心莲,方中肉桂温补肾阳,行气利水,有助于膀胱气化功能的恢复。《素问·灵兰秘典论》说:"膀胱者,州都之官,津液藏焉,气化则能出矣。"同时膀胱的气化有赖于肾阳的作用,肾为水脏,膀胱为水腑,肾与膀胱在生理上共同完成泌尿功能,而肉桂温补肾阳,可达此目的。水蛭"味咸,平","主逐恶血、瘀血、月闭,破血瘕积聚,无子,利水道"(《神农本草

经》）。地鳖虫味咸性寒，擅破血逐瘀，消癥散结。《本草经疏》说该药"咸寒，能入血软坚"。王不留行子苦、平，功效行血清热解毒，行而不住，善行血脉，消肿散结。《外台秘要》说："本品治诸淋，对于膀胱血瘀而致小便涩痛不利，用此药均可利尿通淋。"穿心莲"苦，寒，清热解毒，消炎退肿"（《泉州本草》）。综观全方，具有温通小便、软坚散结、活血化瘀之功效。

四、补肾通络法治疗前列腺增生症的临床和实验研究

在大肾科的背景下，提出用补肾通络法治疗良性前列腺增生症，此法在临床已使用多年，先后两次科研立项，通过正规的临床研究证实其疗效及机理。前期也已通过小样本临床试验观察发现，补肾通络法能够改善前列腺增生症的临床症状。

附1：叶景华补肾通络法治疗良性前列腺增生症的临床研究

一、资料与方法

1. 病例选择　100例患者均来自2009年4月～2010年5月本院中医外科男性门诊、中医病房和上海中医药大学附属曙光医院中医外科就诊患者，年龄45～85岁，平均53.6岁，病程1～30年，均符合BPH的诊断标准。

2. 诊断标准

（1）BPH诊断标准：参考1998年国际前列腺咨询委员会制订的良性前列腺增生症诊断标准以及《中药新药治疗良性前列腺增生症的临床研究指导原则》和山东科技出版社吴阶平主编《泌尿外科学》。根据临床症状，直肠指诊，超声波、尿流率检测确诊。

（2）中医辨证诊断标准：主症：尿频，夜尿增多，排尿不畅，余沥不尽。次症：①用力排尿，但小便难出，点滴不畅或闭塞

不通;②尿道涩痛或不适;③会阴、小腹胀痛;④有血尿或血精;⑤舌质淡红或有瘀斑,苔黄或白,脉细弦或细数。符合以上主症及次症 2 项以上。

(3)排除标准:过敏体质,合并尿路感染,急性尿潴留,肾功能不全,精神病患者及其他类似疾病,如前列腺癌、前列腺结核、神经源性膀胱功能障碍、膀胱颈硬化症等。

3. 分组 统计人员借助 SAS 统计分析系统 PROCP-LAN 过程给定种子数,产生 100 例受试者的分层区组随机化方案,治疗组 50 例和对照组 50 例,两组治疗前 IPSS(国际前列腺评分标准)评分病情轻重程度经 χ^2 检验无显著差异。

4. 治疗方法 治疗组:叶景华补肾通络法,药物组成:肉桂 6g、水蛭 10g、地鳖虫 10g、王不留行 30g、穿心莲 10g。用法:煎汤口服,量 100ml,每日 2 次,饭后半小时服用。对照组:翁沥通胶囊(华北制药),口服,每日 2 次,每次 3 粒。治疗疗程均为 3 个月。

5. 观察项目 国际前列腺评分标准(IPSS)、生活质量评分(QOL)、前列腺体积、残余尿量、血清 PSA、血总睾酮、血液流变学。IPSS 和 QOL 每次随访记录登记,前列腺体积、残余尿量每 1 月复查 1 次,血清 PSA、血总睾酮、血液流变学治疗前和治疗结束后各检测一次。症状分级:轻度:IPSS≥5 分,中度:IPSS≥10 分,重度:IPSS≥15 分。

6. 疗效评定 根据《中药新药临床研究指导原则》:显效:主要症状消失,总积分(IPSS+QOL)降低 60%~89%以上,(或残余尿量减少 50%以上,或前列腺体积缩小 10%以上);有效:主要症状改善,总积分(IPSS+QOL)降低 30%~59%以上(或残余尿量减少 20%以上,或前列腺体积有缩小);无效:主要症状及各项指标变化不明显。

7. 统计学方法 采用 t 检验、Ridit 分析和 Mann-Whitney Test 非参数检验,分析选用 SPSS11.5 软件版本,观察数据 $\bar{x}±s$,以 $P<0.05$ 为差异有统计学意义。

二、结果

见表3～7。

表3 总体疗效评定

	N	显效	有效	无效	总有效率
治疗组	50	22	17	11	78%
对照组	50	2	22	26	48%

经 Ridit 分析，$P<0.05$，表明治疗组与对照组存在显著差异，治疗组有效率明显高于对照组。

表4 IPSS及QOL评分比较

组别	例数	IPSS 分值		QOL 分值	
		治疗前	治疗后	治疗前	治疗后
治疗组	50	19.52± 5.25×	10.24± 5.90△●	3.62± 1.18×	1.66± 0.98△●
对照组	50	19.58± 5.19	13.96± 4.20●	3.70± 1.15	2.24± 0.77●

×:治疗前治疗组与对照组无显著性差异（$P>0.05$）；

△:治疗后治疗组与对照组有显著性差异（$P<0.05$）；

●:治疗前与治疗后比较存在显著差异（$P<0.05$）。

表5 前列腺体积、PSA比较

组别	例数	前列腺体积（ml）		PSA（ng/ml）	
		治疗前	治疗后	治疗前	治疗后
治疗组	50	32.53± 18.26×	26.74± 14.30×●	1.64± 1.73×	1.76± 1.61×◆
对照组	50	32.97± 18.37	33.76± 25.80◆	2.46± 2.86	2.61± 2.79◆

×:治疗组与对照组无显著性差异（$P>0.05$）；

◆:治疗前与治疗后比较无显著差异（$P>0.05$）；

●:治疗前与治疗后比较存在显著差异（$P<0.05$）。

表6　全血黏度值(200)、(30)Mann-Whitney Test 非参数检验

组别	例数	全血黏度值(200)		全血黏度值(30)	
		治疗前	治疗后	治疗前	治疗后
治疗组	50	4.63± 2.06×	4.51± 2.81×◆	5.96± 0.89×	5.88± 1.11×◆
对照组	50	4.42± 2.64	4.98± 3.26◆	5.52± 1.08	5.63± 1.23●

×:治疗组与对照组无显著性差异($P>0.05$);

◆:治疗前与治疗后比较无显著差异($P>0.05$);

●:治疗前与治疗后比较存在显著差异($P<0.05$)。

表7　全血黏度值(5)、(1)

组别	例数	全血黏度值(5)		全血黏度值(1)	
		治疗前	治疗后	治疗前	治疗后
治疗组	50	9.51± 1.91×	9.65± 1.96×◆	20.98± 5.49×	20.10± 5.03×◆
对照组	50	9.26± 1.93	9.48± 2.72◆	20.14± 5.80	19.01± 5.69◆

×:治疗组与对照组无显著性差异($P>0.05$);

◆:治疗前与治疗后比较无显著差异($P>0.05$);

●:治疗前与治疗后比较存在显著差异($P<0.05$)。

三、结果讨论

实验数据表明,治疗组总有效率78%,对照组总有效率48%,$P<0.05$,表明治疗组与对照组存在显著差异,治疗组有效率明显高于对照组。国际前列腺评分标准(IPSS)治疗前后两组有差异($P<0.05$),治疗组在治疗前后也有差异($P<0.05$)。生活质量评分(QOL)治疗后两组有差异($P<0.05$),治疗组评分治疗前后比较存在差异($P<0.05$)。前列

腺体积观察治疗后两组无显著性差异（$P>0.05$），但治疗组治疗前后比较有显著差异（$P<0.05$），治疗后体积明显小于治疗前，对照组无显著差异（$P>0.05$）。血清 PSA、全血黏度治疗前后两组均无显著差异（$P>0.05$）。

良性前列腺增生症中医证属"癃闭"范畴，是以小便量少，点滴而出，甚则闭塞不通为主症的一种疾患。肾阳虚和瘀血是良性前列腺增生症发病的主要原因，其中医病因病机复杂多端，病程较长，久病致瘀致虚，故活血化瘀是治疗前列腺增生症的主要原则。《景岳全书》云："或以败精，或以槁血，阻塞水道而不通也。"缘由痰、浊、败精、瘀血内停，阻塞膀胱，经络痹阻，气化不利，水道不畅而成癃闭。肾阳肾气虚衰，不能催动气血的运行，致前列腺阴血瘀结而增生。

叶老补肾通络法的中药基本方有肉桂、地鳖虫、水蛭、王不留行、穿心莲，方中肉桂温补肾阳，行气利水，有助于膀胱气化功能的恢复。《素问·灵兰秘典论》说："膀胱者，州都之官，津液藏焉，气化则能出矣。"同时膀胱的气化有赖于肾阳的作用，肾为水脏，膀胱为水腑，肾与膀胱在生理上共同完成泌尿功能，而肉桂温补肾阳，在著名方剂滋肾通关丸中用肉桂亦为此意。水蛭"味咸，平"、"主逐恶血、瘀血、月闭，破血瘕积聚，无子，利水道"（《神农本草经》）。地鳖虫味咸性寒，擅破血逐瘀，消癥散结。《本草经疏》说该药"咸寒能入血软坚"。王不留行苦、平，功效行血清热解毒，行而不住，善行血脉，消肿散结。《外台秘要》说："本品治诸淋，对于膀胱血瘀而致小便涩痛不利，用此药均可利尿通淋。"穿心莲"苦，寒，清热解毒，消炎退肿"（《泉州本草》）。综观全方，具有温通小便、软坚散结、活血化瘀之功效。

本次研究通过随机对照临床试验观察，表明叶老补肾通络法治疗良性前列腺增生症，可以降低国际前列腺评分标准（IPSS）评分和生活质量评分（QOL）评分，改善患者的生活质量。

附2：叶景华补肾通络法治疗前列腺增生症的实验研究

一、材料与方法

1. 实验动物分组与模型制作　选用月龄为8周SD大鼠60只，雄性，清洁级，体重在200～220g，由上海西普尔-必凯实验动物有限公司提供，由上海中医药大学附属曙光医院实验动物中心协助饲养。大鼠预养1周后，编号，称重，随机分成6组，每组10只，分别为空白组、模型组、翁沥通对照组、叶景华补肾通络法小剂量治疗组（简称小剂量组）、叶景华补肾通络法大剂量治疗A组（简称大剂量组A）、叶景华补肾通络法大剂量B治疗组（简称大剂量组B）。良性前列腺增生症大鼠模型制作方法参照吴氏等造模方法加以改进，分多点皮下注射丙睾（2ml/支，含丙酸睾酮25mg/ml，由上海黄河制药公司生产）（批号200904），每只每天10mg/kg，共4周。

2. 药物制作与给药　叶景华补肾通络法药物组成：肉桂6g，水蛭、地鳖虫、穿心莲各10g，王不留行子30g。取上药60剂煎汤浓缩至1320ml，使每毫升含生药0.1g冷藏储存。取翁沥通48粒溶于水，使其含量为每毫升含1g原药，冷藏储存备用。翁沥通对照组、小剂量组、大剂量A组于造模开始后即同时进行灌胃治疗，每天1次，连续4周。大剂量B组于造模4周后停止注射丙睾，开始每天灌胃，每天1次，共4周。根据计算，大、小剂量组用药量为成人剂量的1：20和1：50，翁沥通对照组的用量为成人剂量的1：20。具体药量为：大剂量治疗组灌胃2.8ml/次，小剂量治疗组灌胃1.4ml/次，翁沥通对照组灌胃1.5ml/次。

3. 观察指标

(1)标本处理：于用药4周后，对空白组、模型组、翁沥通对照组、小剂量组、大剂量A组大鼠使用乙醚麻醉，称重。在无菌条件下剖腹,于髂静脉处抽取 4ml 血液,分别注入抗凝管(每支试管注入肝素钠 0.1ml 烘干备用)和普管,行前列腺特异性抗原(PSA)、血清睾酮(T)检测。然后处死大鼠,观察大鼠膀胱充盈情况及前列腺水肿情况后,剥离前列腺组织并称湿重,进行初步的病理形态观测后,将取出的前列腺组织用 10%福尔马林固定,送病理切片检查,大剂量 B 组于 8 周后进行同样观察。

(2)病理形态学测定:将前列腺组织常规石蜡包埋,切片,进行常规 HE 染色,4×10 倍光镜下观察组织病理形态学变化。

(3)血清睾酮(T)、前列腺特异性抗原(PSA)、血流变学测定:血清睾酮用 ELISA 法测定,试剂由上海越研生物科技公司提供,试剂盒货号为 CK-E30610R;前列腺特异性抗原用 ELISA 法测定,试剂由上海越研生物科技公司提供,试剂盒货号为 CK-E30352R。以上测定由上海越研生物科技公司实验室协助测定。血流变学采用赛科希德(SA-6000)测定,由曙光医院检验科协助测定。

4. 统计学方法 统计学处理运用 SPSS13.0 统计软件,采用最小显著差法进行数据统计。首先进行数据正态分布检验和数据可比性检验,具有可比性后,进一步行差异鉴别。

二、结果

1. 各组大鼠前列腺湿重、前列腺湿体重比值,血清 T、PSA 结果比较 大剂量 B 组大鼠斗殴导致不正常死亡数量太多,留存数较少,故前列腺湿重、前列腺湿重与体重比值,血清 T、PSA 未能完成最后数据统计。

造模后模型组大鼠前列腺湿重、前列腺湿体重比值、血清 T 值均增加,与空白组比较,差异有非常显著性意义($P<0.01$)(表8)。

表8　各组大鼠前列腺湿重、前列腺湿体重比值，
血清 T、PSA 结果比较($\bar{x}\pm s$)

组别	n	前列腺湿重 （mg）	前列腺湿 体重比值	T （nmol/L）	PSA （ng/ml）
空白组	9	0.5459± 0.1445	0.01463± 0.003974	50.55± 5.23②	676.15± 96.17
模型组	10	0.9049± 0.1703①	0.02545± 0.000547①	93.31± 18.54①	719.25± 81.25
大剂量 A 组	10	0.6638± 0.1068②	0.020283± 0.0006133②③	83.54± 11.96①②	644.83± 30.19②
小剂量组	9	0.7838± 0.1043①	0.02355± 0.002746	77.84± 4.17①②	674.92± 51.26
翁沥通组	9	0.8448± 0.1516①	0.02596± 0.005814	75.42± 3.10①	643.21± 38.10②
总计	47	0.7502± 0.1923	0.02201± 0.0006133	77.05± 17.23	671.99± 67.16

①空白组与模型组、翁沥通对照组、小剂量组 $P=0.001$，$P<0.01$，有显著差异

②模型组与大剂量 A 组 $P=0.001$，$P<0.01$，有显著差异

③大剂量治疗组与翁沥通对照组 $P<0.05$，有显著差异

2. 各组大鼠前列腺光镜病理形态学结果　大剂量 A 组：光镜下观察可见透明细胞不多，只有很少部分形成腺泡（图1）。大剂量 B 组：前列腺腺体和腺细胞出现轻度的增生，透明的细胞有所增多，但大部分未形成腺泡（图2）。翁沥通组：透明细胞增多，腺体和腺细胞部分显著增生，有些腺泡周围的腺体和细胞肥大部分萎缩（图3）。小剂量组：光镜下观察可见透明细胞不多，只有很少部分形成腺泡，其病理表现接近空白组（图4）。模型组：前列腺腺体密集，腺上皮呈复层或假复

层,部分呈乳头状突入腔内,腺腔变窄,间质血管增多,充血水肿,结缔组织增生,其透明细胞增多,部分形成较大的腺泡,有的腺体和腺细胞显著增生,形成的腺泡周围的腺体和细胞肥大部分被挤压而萎缩(图5)。正常组:正常病理(图6)。

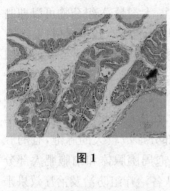

图1

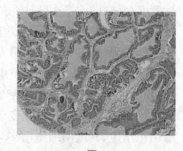

图2

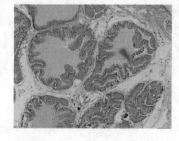

图3

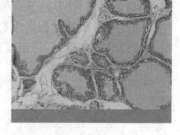

图4

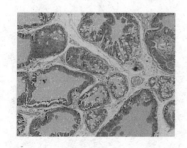

图5

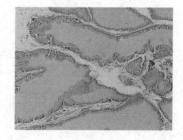

图6

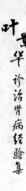

三、讨论和结果

比较空白组与模型组数据,有非常显著差异($P<0.01$),说明造模成功;大剂量 A 组与模型组比值比较,差异有显著性意义($P<0.05$),说明干预成功,大剂量 A 组药物可以抑制小鼠前列腺增生。大剂量 A 组与翁沥通对照组比值比较,有显著性差异($P<0.05$),说明大剂量治疗组抑制小鼠前列腺增生的疗效优于翁沥通对照组。小鼠光镜下病理形态学分析:模型组大鼠前列腺腺体密集,腺上皮呈复层或假复层,部分呈乳头状突入腔内,腺腔变窄,间质血管增多,充血水肿,结缔组织增生,其透明细胞增多,部分形成较大的腺泡,有的腺体和腺细胞显著增生,形成的腺泡周围腺体和细胞肥大部分被挤压而萎缩,说明造模成功;从各治疗组防治及治疗效果来看,小剂量组较为明显,其病理表现接近空白组。

通过叶景华补肾通络法对良性前列腺增生症大鼠模型防治及治疗的观察研究,证明其对大鼠前列腺体有抑制和治疗作用,值得进一步研究。

第四章

医案精选

第一节 原发性肾小球肾病

一、急性肾炎 2 则

急性肾小球肾炎简称急性肾炎，为感染后免疫反应所引起的疾病。临床主要表现浮肿、尿少、血尿、高血压等。叶老多年来在临床观察 420 例急性肾炎，多数病例有明显的先兆感染病史。其中上呼吸道炎症和扁桃体炎有 237 例；脓皮病 132 例。一小部分为淋巴结炎、腮腺炎、中耳炎等。临床症状中多数不同程度浮肿有 402 例，小便量皆较正常减少而色深。其中一部分病例血尿明显，肉眼观如洗肉水或浓茶样。大部分病例血压升高有 282 例。急性肾炎在中医属于"风水"、"阳水"范畴。《医学入门》谓："阳水多外因涉水冒雨，或兼风寒暑气而见阳证。"又说："阳水多兼食积，或饮毒水，或疮痍所致也。"指出本病由外邪侵入发病。按病因辨证，治以祛邪为主，应用祛风散寒、清热利湿、凉血化瘀止血等法。病后期适当予以扶正调理。根据对 420 例急性肾炎观察，中医药可取得较好的疗效。

【病案 1】

患者赵某,女性,17 岁。1994 年 3 月初诊。

现病史:因面浮肢肿 3 天而来诊治。患者 1 周前发热咽痛,小便量少而色深红如浓茶样,纳呆,口干,大便干。

体检:体温 37.8℃,血压 150/90mmHg,面部和下肢轻度浮肿,咽部充血,扁桃体较大。心肺无特殊。腹部软,无压痛,舌苔薄黄。脉较数。尿检:红细胞++++,蛋白+。

中医诊断:风水;尿血。

辨证分析:感受风热之邪,肺、肾功能失常。邪热入里,表里同病。

治法:疏风清热,利水止血。

处方:荆芥 10g,大力子 10g,金银花 15g,连翘 10g,甘草 5g,白花蛇舌草 30g,蒲公英 30g,白茅根 30g,小蓟 30g,荠菜花 30g,赤猪苓各 15g。

3 月 5 日复诊:服药后发热渐退,咽痛轻,大便日 2 次,小便增多,色渐淡。治予前方去荆芥加炒蒲黄 10g、陈皮 10g。

3 月 12 日三诊:面部及下肢浮肿消退,咽部充血减轻,不疼痛,小便多,舌苔薄尖红,脉缓。血压 110/80mmHg,复查尿红细胞+,尿蛋白-,治予前方出入。

处方:金银花 15g,白花蛇舌草 30g,甘草 4g,白茅根 30g,小蓟 30g,荠菜花 30g,炒蒲黄 10g,血余炭 6g,茯苓 15g,陈皮 10g。

3 月 19 日四诊:一般情况好,纳可,大小便正常。血压 110/70mmHg,舌苔薄,脉缓。治以益肾清利。

处方:生熟地各 10g,丹皮 10g,怀山药 15g,旱莲草 30g,白茅根 30g,茯苓 15g,陈皮 10g,甘草 4g。

按:该病例由于感受风热之邪而先出现发热,咽痛,继而邪热伤肾而气化失常出现浮肿,尿血。治以疏风清热,利水止血。药后表邪解,小便增多,随即浮肿消退,血尿减少,治以益肾清利巩固疗效。

【病案2】

王某,男,15岁。1996年8月16日初诊。

现病史:患者于半月前双下肢皮肤出现疱疹,于5天后下肢浮肿,小便短赤,腰酸纳呆,大便少,口干。

体检:体温正常,下肢浮肿,按之有凹陷,下肢皮肤有疱疹。血压130/95mmHg,心肺无异常,舌苔黄薄腻,脉较弦。尿蛋白++,红细胞++。

辨证分析:湿毒内侵,脾肾功能失常,水湿潴留肌肤。

诊断:西医:急性肾炎;中医:水肿。

治法:清热解毒,化湿利水。

处方:黄柏10g,忍冬藤30g,制苍术15g,土茯苓30g,甘草5g,大腹皮10g,枳壳10g,赤、猪苓各15g,车前子30g,泽泻10g,白茅根30g,小蓟30g,土大黄15g,白花蛇舌草30g。

8月23日二诊:药后小便明显增多,大便日一次,下肢凹陷性浮肿消退大半,腰酸减。苔薄腻,脉细。血压:120/88mmHg,但尿蛋白+,红细胞++。再予前方加减:

黄柏10g,土茯苓30g,甘草5g,白茅根30g,小蓟30g,炒蒲黄10g包,血余炭10g,枳壳10g,白术10g,猪苓15g,泽泻15g,茜草炭10g。

9月10日三诊:浮肿退,一般情况好转,血压120/80mmHg,苔黄腻,舌质较红,脉缓。复查尿蛋白:阴性;红细胞:少许。治疗同前。1周后复查尿常规:正常,后予停药。

按:该病例由于皮肤疱疹、湿毒侵入致脾肾功能失常而发病。湿毒是病变反复的主因,故治以清热解毒,化湿利水。用二妙丸以清化湿热,以忍冬藤、土茯苓、白花蛇舌草以清热解毒,以赤猪苓、车前子、大腹皮以利水消肿,以白茅根、小蓟、土大黄以凉血止尿血,药后疗效明显。小便增多,而肿退,尿蛋白、红细胞消失。

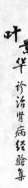

二、慢性肾炎 16 则

慢性肾炎多数病人并非由急性肾炎发展而成。只有少数病例，由急性肾炎进展迁延不愈所致。慢性肾炎病情迁延，缓慢进展，临床表现长期持续性蛋白尿、血尿、浮肿、高血压；在病变过程中，由于感染或过度劳累等因素可出现类似急性肾炎临床表现，若能及时治疗，急性病变情况缓解，可维持在原来病变程度。但不少病例因此而病情恶化，肾功能明显衰退，终至演变为尿毒症，以下这些慢性肾炎皆已发展成慢性肾衰竭，有的已是尿毒症，经中医药治疗，取得一定的疗效。

【病案 1】——慢性肾炎，尿毒症

患者，黄某，女性，56 岁，农民。1990 年 2 月 10 日初诊。

现病史：头晕乏力，面色少华，口干口苦，大便秘结，皮肤瘙痒，无浮肿。体检：血压正常。门诊化验：血常规：血红蛋白 68g/L，红细胞计数 2.34×10^{12}/L；尿蛋白＋，RBC $12 \sim 16$/HP；血清肌酐 560μmol/L，尿素氮 37mmol/L。舌质淡黯，苔薄黄腻，脉细，否认有肾炎史。根据以上病史及化验报告，收住入院，经检查，排除糖尿病、痛风及胶原系统等疾病。

中医诊断：虚劳。

辨证分析：患者本虚标实，脾肾亏虚，湿热瘀毒内蕴。

治法：先拟祛邪，清热解毒利湿，化瘀泄浊。

处方：汤剂：黄柏，黄连，陈皮，制大黄，川草薢，赤芍，王不留行子，茯苓，生白术，鹿衔草，皂角刺，土茯苓。中药灌肠：生大黄，生牡蛎，蒲公英。同时予中药肾衰膏脐疗。茵栀黄和黄芪针剂静脉滴注。

1990 年 2 月 17 日复诊：患者大便通畅，口干，舌苔黄腻渐化，邪势渐减，正虚明显，前方减清解之品，加扶正之剂。汤剂处方：党参，黄芪，白术，怀牛膝，茯苓，王不留行子，川草薢，制大黄，陈皮，鹿衔草，皂角刺，淫羊藿，当归。灌肠方、脐疗、黄芪静脉滴注，同上。

1990年3月15日复诊:复查肾功能,血肌酐下降到480μmol/L,尿素氮26mmol/L,精神好转,口不苦,大便日行2～3次,小便顺畅,血压稳定。

以后5年长期服用中药,间断灌肠及肾衰膏脐疗外治,没有外感等其他疾患,血清肌酐控制在480～560μmol/L之间,能参加工作,生活自理。偶尔有一次牙龈肿痛,发热,血肌酐急剧上升至720μmol/L,尿素氮也上升至34mmol/L,血红蛋白下降至54g/L。即给予青霉素静滴及中药清热解毒治疗:金银花,蒲公英,黄柏,制大黄,土茯苓,丹皮,赤芍,生甘草等,症状缓解,但血肌酐、尿素氮不下降,建议血管造瘘术,准备透析,又继续中药口服治疗5年。至2002年,因严重贫血、电解质紊乱,血清肌酐上升至1300μmol/L,接受透析,该病人尿毒症期应用中医药治疗共计12年,目前透析5年,仍在维持中,一般情况可。

按:慢性肾衰病变过程中,变化多端,但本虚与邪实是一对矛盾,始终贯穿在病变过程中,有时以邪实为主,有时以正虚为主,辨证须掌握病情标本,权衡轻重缓急,根据"急则治其标,缓则治其本"的原则进行治疗。表邪为"增恶因素"。如外邪致发热、咳嗽、咽痛为主症,同时有大便秘结、纳呆、腹胀、恶心呕吐、浮肿尿少、上不能进食、下不能排便的"关格"症状;也有血压恶性增高,头晕目眩,虚火痰浊挟瘀毒上扰清窍等邪实表现。均可使慢性肾衰患者病情加重,肾功能急剧下降。总之本病阴阳气血俱虚为本,标实主要为:湿、浊、瘀、毒壅滞。治疗以祛邪为主,攻补兼施,取得了良好的临床疗效,可提高病人生活质量,使病人推迟进入透析期。

我们非常重视人体的统一性、完整性及其与自然界的相互关系,认为人体是一个有机的整体,在功能上是相互协调、相互为用的,在病理上是相互影响的。慢性肾衰的疗程一般较长,难以在短期内取得显著效果,故在漫长的治疗过程中需要病人和医生的密切合作,不仅要善用药物,而且善于了解患

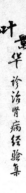

者心意,运用心理治疗。通常通过深入浅出、恰到好处的疏导,使病人解除抑郁的心情,树立治病的信心,坚持长期服药治疗,嘱病人哪类药物不能吃,哪类食物要多吃,不厌其烦地关照,增加医患之间的信任和信心,以达到事半功倍的效果,体现整体治疗的中医特色。

【病案2】——慢性肾衰,尿毒症

患者徐某,女性,70岁。1996年7月4日住院。

病史:患者有肾结石,肾功能衰退已3年余,平时经常腰痛、尿血,未经系统治疗。近半月来症状加重,腰酸乏力,头晕目眩,恶心纳少,过去无肾炎史。

体检:体温37.3~37.6℃,面色萎黄,心肺无特殊,腹软,肝脾未扪及,下肢不肿,舌质淡苔薄,脉细。血压134/76mmHg,化验:血红细胞 1.5×10^{12}/L,血红蛋白40g/L,白细胞 4.9×10^9/L,血肌酐650 μmol/L,尿素氮22.03 μmol/L,钙1.47mmol/L,尿蛋白+,肌酐清除率8.2ml/min。

中医辨证:脾肾亏虚,气血两虚,湿浊瘀蕴阻。

治法:健脾益肾,补气养血,化湿泄浊祛瘀。

处方:党参15g,黄芪30g,当归10g,怀牛膝10g,胡芦巴10g,枸杞子10g,桑寄生30g,杜仲10g,制大黄10g,土茯苓30g,王不留行子30g,甘草4g。

并用生大黄15g,生牡蛎60g煎汤,保留灌肠。同时用丹参针剂20ml和黄芪针剂30ml,分别加入10%葡萄糖溶液中静脉滴注,另用补血丸和紫河车粉吞服,肾衰膏脐疗。治疗一个月后体温正常,恶心除,复查血肌酐655 μmol/L,维持原来情况,又治疗3周,患者自觉情况尚可,血肌酐下降至538 μmol/L,尿素氮20.61mmol/L,至8月30日出院,门诊治疗,内服中药处方,原方加阿胶10g,紫河车粉继续服用。中药保留灌肠继续用。

至1997年3月3日,诊治病情稳定,复查血肌酐下降至445.7 μmol/L,尿素氮21.67mmol/L,血红蛋白上升至63g/

L,红细胞 1.97×10^{12}/L。至 1997 年 8 月随访,继续用上述方药治疗 1 年。症状好转,血肌酐比未用中医药治疗前下降三分之一,血红蛋白、红细胞有所上升。

按:尿毒症均是虚实夹杂症,但按辨证情况有不同。有的以邪实为主,湿浊瘀毒蕴阻,有的以正虚为主,气血亏虚明显。该病例以正虚为主,湿浊瘀毒蕴阻,气血亏虚明显。以中医药内治和外治结合的综合措施,取得了一定疗效,症状减轻,治疗观察一年,血肌酐有所下降,红细胞、血红蛋白有所上升。

【病案 3】——慢性肾炎,慢性肾衰竭

曹某,男性,30 岁,住院号 294924。住院日期:1996 年 6 月 8 日—1996 年 7 月 27 日。

病史:平时感头晕、恶心,未引起重视,2 周来明显倦怠,胸闷心慌,食欲减退,尿量少。下肢浮肿。体检:面色少华,血压 180/110mmHg,心率 90 次/分,律齐,心尖区 Ⅱ 度 SM,$A_2 > P_2$,两肺正常,腹软,肝脾未及,下肢 Ⅱ 度浮肿,舌质黯红少泽,苔薄黄腻,脉弦数。化验:尿常规:蛋白++,白细胞2~3/HP,红细胞 10~15/HP,颗粒管型 8~10/HP,透明管型 1~2/HP;血红蛋白 90g/L,血肌酐 545.2μmol/L,尿素氮:21.6mmol/L。B 超:右肾 10.2cm×4.9cm,左肾 9.3cm×4.6cm。肾实质回声显著增强,与肾窦回声分界不清,左肾可见 2 个囊肿,大小分别 3.8cm×3.7cm、1.5cm×1.4cm,提示双肾符合肾功能不全,左肾小囊肿。

诊断:西医诊断:慢性肾炎,慢性肾衰竭,尿毒症期;肾囊肿。中医诊断:虚劳,水肿。

辨证分析:脾肾气血亏虚,湿浊瘀毒内蕴。

治疗方法:先以祛邪为主,病情重采取内治和外治综合措施。

处方:黄柏 10g,知母 10g,王不留行子 30g,土茯苓 30g,皂角刺 30g,生大黄 10g,猫爪草 30g,漏芦 15g,黄芪 30g,白蒺藜 10g,陈皮 10g,姜半夏 10g,徐长卿 30g。

外敷:双侧肾俞敷肾衰酊。

灌肠方:生大黄 15g,生牡蛎 60g。

静脉滴注:5%GS 500ml+丹参针 20ml;5%GS 500ml+茵栀黄 30ml,共 14 天。

二诊:尿量增多,精神较前好,血压 130/80mmHg。化验:血红蛋白 96g/L,尿蛋白++,红细胞 3～5/HP,血肌酐 560.5μmol/L,尿素氮:21.7mmol/L。舌质淡红,苔薄,脉数。原方加党参 30g,生甘草 4g。

三诊:血压稳定,尿量多,血肌酐 487.5μmol/L,尿素氮 22.67mmol/L,舌质淡红,苔薄,脉数。前方药加黄精 15g。补血丸 5 片,一日 3 次。

四诊:病症明显好转,血压 130/80mmHg,尿蛋白+,血红蛋白 101g/L,血肌酐 303.4μmol/L,尿素氮 14.46mmol/L。

按:慢性肾衰是一个复杂的、变化多端的综合征群,中医历代专著在类似"关格"、"癃闭"、"溺毒"、"虚劳"等证候门中论治,如李中梓《证治汇补》中:"关格者,即关且格,必小便不通,旦夕之间,陡增呕恶,此因浊邪壅塞三焦,正气不得升降,所以关应下而小便闭,格应上而生呕吐,阴阳闭绝,一日即死,最为危候。"本征病机多为脏腑虚损,而以肝脾肾虚为主,内伤情志,脾虚运化无权,肾虚开阖失司,久则三焦决渎无权,膀胱气化不利,浊毒内停壅滞,瘀血内阻,最终产生湿热瘀毒的病理物质。脏气衰败、湿浊邪毒是此病机错综复杂变化的关键。由此,针对病变主要矛盾不同阶段需抓住疾病本质,单纯一张处方难以奏效的特点,采用综合治疗手段,内服外治的措施。

本病例应用扶正解毒、活血化瘀、利湿泄浊药物为基本处方,先拟祛邪为主,黄柏、知母、土茯苓、徐长卿、生大黄,气虚扶正加黄芪、白蒺藜,舌苔腻加半夏、陈皮,活血化瘀加皂角刺、猫爪草,利水加王不留行子、漏芦,在静滴中针对湿热较重加茵栀黄注射液,并用丹参注射液活血化瘀、抗纤维化。中药灌肠与外敷是治疗慢肾衰的一个重要手段,中药灌肠具有结肠透析作用,通过肠腔壁吸附毒素以排出体外,外敷部位于双肾俞,透过皮肤角质细胞的渗透,起到泄浊排毒、通腑利尿、活血化瘀作用。当病人正虚邪实,矛盾错综复杂时,尤其是湿浊瘀毒直流体内,不堪内服之剂峻攻,又须导邪外泄时,给予外治法可起到异曲同工之效。因此,中药内服外治综合治疗确能提高疗效。

【病案 4】——慢性肾炎,尿毒症

患者李某,男性 70 岁,农民,1997 年 5 月 5 日入院。

现病史:患者诉 2 周来下肢浮肿,腰酸乏力。尿化验蛋白(＋＋),纳呆,住院治疗。

体检:血压 158/76mmHg,面色萎黄,心肺无特殊,腹软无压痛,肝脾未扪及,两下肢轻度浮肿,舌苔较腻,脉细弦,化验:血红细胞计数:2.17×10^{12}/L,血红蛋白 63g/L,白细胞 8.3×10^{9}/L,血肌酐 503μmol/L,尿素氮 14.5μmol/L,钙 1.81mmol/L,磷 1.8mmol/L,血脂正常,肌酐清除率 6.47ml/min。B 超检查:双肾缩小。

诊断:慢性肾炎,尿毒症。

辨证分析:脾肾亏,气血虚,湿浊瘀蕴阻。

治法:健脾益肾,补气养血,化湿泄浊祛瘀。

处方:党参 15g,黄芪 30g,白术 10g,当归 10g,鹿衔草 30g,胡芦巴 10g,生大黄 10g,土茯苓 30g,王不留行子 30g,徐长卿 15g,紫苏 15g,制半夏 10g,陈皮 10g,甘草 4g。

并用茵栀黄针 30ml 和丹参制剂 20ml 分别加入葡萄糖注射液中滴注,另有肾衰膏脐疗,肾衰酊擦两侧肾区,经 3 周治疗,情况好转,纳增,大便日 2 次,小便每日 1500ml 左右,复查血压 138/76mmHg,血肌酐降至 446μmol/L,于 1997 年 5 月 24 日出院。

按:该例尿毒症病情较重,经中医药短期住院治疗,症状有所好转,血肌酐有所下降,遗憾出院后未再来门诊治疗,未能观察到病情变化情况。

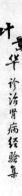

【病案5】——慢性肾炎,尿毒症

患者肖某,女性,37岁。2003年8月13日就诊。

病史:1999年起腰酸痛乏力,尿中蛋白＋＋,血肌酐275μmol/L,近复查肌酐升至 477μmol/L,血压 140/106mmHg,面色萎黄,皮肤痒,大小便不多,纳呆呕恶,舌苔薄,脉弦。

辨证:脾肾亏,气血虚,湿热毒瘀浊内蕴。

治法:先拟清热解毒,化瘀泄浊利湿。

处方:黄连4g,制大黄15g,土茯苓30g,陈皮10g,制半夏10g,王不留行子30g,皂角刺30g,黄柏10g,地肤子10g,白鲜皮10g,紫苏15g,甘草4g,车前子30g,白花蛇舌草30g,砂仁3g^后入,乌药10g,枳壳10g。

服药7剂,自觉情况较好,纳可,大便日2～3次,苔脉如前。前方去车前子、白花蛇舌草、砂仁、枳壳、黄连、黄柏。加太子参15g、灵芝30g、黄芪15g、当归10g、石韦30g。

治疗3个月,复查血肌酐475μmol/L,尿素20.3mmol/L,尿酸543mmol/L,血红蛋白109g/L;尿蛋白＋＋;尿沉渣:RBC 3.1个/HP,WBC 5.0个/HP,自觉情况较前好,纳可,大便日2～3次,小便尚多,有时口干,舌苔少,脉细,BP 140/100mmHg,前方续进,服生晒参煎汤代茶饮。

2003年11月5日复诊:近期经常失眠,头背痛,腰背部热感,纳可,口干,大便日二三次,小便尚多,舌苔薄尖红,脉细弦,BP 128/94mmHg。

辨证:肝肾阴亏,湿热瘀浊毒蕴阻。

治法:平肝潜阳,清化湿热,泄浊祛瘀解毒。

处方:白蒺藜15g,嫩钩藤30g,夏枯草10g,黄芩10g,连翘15g,制大黄20g,土茯苓30g,生石决明30g,丹皮10g,落得打30g,天麻10g,葛根15g,皂角刺20g,制首乌15g,陈皮10g,丹参30g。脐疗同前。

服药2周后,头背痛除,腰背尚有热感,纳可,晨起泛恶,大小便如前,舌少苔脉细,BP 120/72mmHg,调整予益气和胃、解毒泄浊化瘀之剂。

处方:太子参15g,黄芪15g,灵芝30g,黄连3g,半夏10g,陈皮10g,制大黄20g,王不留行子30g,土茯苓30g,落得打30g,白鲜皮15g,赤芍15g,皂角刺30g,甘草4g,威灵仙10g,葛根15g,丹参30g。

2005年4月1日复诊:尿路感染经治疗后已好转,但腰部不适,大便不爽,小便尚多,口中腻,舌苔较腻,脉细,BP 110/80mmHg。

处方:黄柏10g,土茯苓30g,制半夏10g,陈皮10g,制大黄15g,炒枳壳10g,炒楂曲各15g,皂角刺30g,甘草4g,川草薢30g,玉米须30g,落得打30g,灵芝30g,王不留行子30g。

两周后腰部适,苔腻化,大便日二三次,小便尚多,纳可,舌苔薄,质淡红,脉细,BP 100/70mmHg,复查血肌酐435μmol/L,尿素22mmol/L,尿酸479mmol/L,钙2.4mmol/L,血磷1.6mmol/L,血红细胞3.2×10^{12}/L,尿蛋白＋。

处方:党参15g,灵芝30g,黄芪30g,当归10g,制大黄15g,王不留行子30g,皂角刺30g,陈皮10g,甘草4g,枳壳10g,土茯苓30g,落得打30g,川草薢30g,威灵仙10g,赤芍15g。

2005年5月6日复诊:病情平稳,无特殊不适,纳可,大便日2～3次,小便尚多,血压100/70mmHg,舌苔薄,质淡红,脉细,拟前方续进。

按:慢性肾衰竭进展至尿毒症前期,发展是比较快的,该病例来诊时血肌酐已升至477μmol/L,症状比较明显,经中医药治疗后症状明显改善,虽然血肌酐不明显下降,但不再升高,血红蛋白不再减少,前后观察21个月,病情呈稳定状态。

【病案6】——慢性肾炎,尿毒症

患者赵某,女性,34岁。首诊日期:2004年3月5日。

病史:去年体检时发现血压高,180/110mmHg,查血肌酐

480μmol/L,近日胸闷,咽部不适,有痰,口干,睡则鼾声大,不肿,纳可,大便日一次,小便尚多。

体检:血压 150/84mmHg,肾衰面容,乏力,咽部充血。两肺呼吸音低,未及明显干湿啰音,心率 89 次/分,腹软,双下肢压迹阴性。舌苔腻,舌质红,脉细数。化验:血肌酐 480μmol/L,血肌酐 470μmol/L,尿素氮 17mmol/L,尿蛋白(+)。

辨证分析:脾肾衰败,健运气化功能失常,湿热痰浊瘀蕴阻,肺气不宣。

诊断:西医诊断:慢性肾炎,尿毒症。中医:胸痹,虚劳。

治疗方法:目前邪实为主,治以清化湿热,泄浊化痰瘀。

处方:

汤剂:黄柏 10g,制大黄 15g,土茯苓 30g,陈皮 10g,制半夏 10g,王不留行子 30g,皂角刺 30g,六月雪 30g,川萆薢 30g,生苡仁 30g,鹿衔草 30g,砂仁 3g后入,益母草 30g,莪术 15g。

肾衰膏脐疗,并嘱服降压药。

2004 年 3 月 12 日复诊:情况如前,舌苔腻较化,脉细弦,BP 150/90mmHg,大便日 2～3 次,小便尚可,胸闷纳呆,前方去黄柏、苡仁、川萆薢,加丹参 30g、郁金 10g、赤猪苓各 15g、紫苏 15g。

2004 年 3 月 20 日复诊:自觉情况较好,胸闷减,大便日 2 次,小便尚多,每日 2000ml,咽部红,有痰,舌苔腻化薄,尖红,口干,脉细弦数。BP 130/84mmHg。

处方:制大黄 20g,土茯苓 30g,大力子 10g,射干 10g,陈皮 10g,鹿衔草 30g,皂角刺 30g,紫苏 15g,莪术 15g,六月雪 30g,黄芩 10g,白花蛇舌草 30g,益母草 30g,砂仁 3g后下。

2004 年 4 月 9 日复诊:胸闷已轻,但仍有呕恶,纳可,大便日 2 次,小便尚可,舌苔腻尖红,脉细,一般情况较前好转。复查血肌酐 471μmol/L,尿素氮 17.1mmol/L,尿酸

367.1mmol/L,钙 2.2mmol/L,磷 1.68mmol/L,治疗前方出入。

处方:半夏 10g,陈皮 10g,黄连 3g,制大黄 20g,鹿衔草 30g,白花蛇舌草 30g,王不留行子 30g,莪术 15g,砂仁 3g^{后下},川牛膝 10g,紫苏 20g,皂角刺 30g,六月雪 30g,丹皮 10g,赤芍 10g,黄芪 15g,太子参 15g。

2004 年 5 月 17 日复诊:自觉情况好转,纳可,大小便尚可,胸闷胀,舌苔较腻,口干,脉细无力。复查血肌酐413μmol/L,尿蛋白＋＋,少量红细胞,BP 128/84mmHg。

处方:黄柏 10g,土茯苓 30g,制大黄 20g,黄连 3g,白花蛇舌草 30g,王不留行子 30g,莪术 15g,皂角刺 30g,黄芪 30g,太子参 15g,灵芝 30g,陈皮 10g,制半夏 10g,落得打 30g,甘草 4g,射干 10g,大力子 10g。

2004 年 6 月 11 日复诊:近自觉情况好转,嗜睡乏力,大便日 2 次,小便尚可,舌苔薄黄淡红,脉细,BP 120/70mmHg,血肌酐 522μmol/L,尿素 15.9mmol/L,尿酸 368mmol/L,治疗前方出入。

处方:制大黄 20g,制半夏 10g,陈皮 10g,王不留行子 30g,土茯苓 30g,皂角刺 30g,地肤子 10g,紫苏 15g,甘草 4g,赤猪苓各 15g,灵芝 30g,旱莲草 30g,仙鹤草 30g,陈皮 10g,制半夏 10g,莪术 15g。

2004 年 7 月 9 日复诊:情况较好,纳可,无恶心,大便日 3 次,小便尚可,但头昏乏力,面色萎黄,苔薄腻,质黯红,脉细,血压 120/70mmHg。

处方:鹿衔草 30g,桑寄生 30g,制半夏 10g,陈皮 10g,制大黄 20g,土茯苓 30g,王不留行子 30g,黄连 3g,白术 10g,甘草 4g,皂角刺 30g,灵芝 30g,黄芪 30g,党参 15g,莪术 10g,当归 10g,白茅根 30g。

2004 年 7 月 23 日复诊:近来自觉情况较好,寐食可,大便日 2～3 次,小便多,BP 120/80mmHg,苔薄质淡红,脉细。

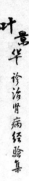

血肌酐 459μmol/L,尿素氮 16.7mmol/L,尿酸 318mmol/L,尿蛋白(一),RBC 2～5 个/HP,病情尚稳定,治疗以扶正祛邪继进。

处方:黄芪 30g,党参 15g,灵芝 30g,鹿衔草 30g,制大黄 20g,土茯苓 30g,王不留行子 30g,皂角刺 30g,制首乌 15g,桑椹子 20g,当归 10g,白术 10g,莪术 10g,仙鹤草 30g,桑寄生 30g,仙灵脾 30g,黄精 15g。

按:该病例服药 5 个月后病情仍有时反复,但总的情况有所好转,血肌酐近来不再上升,加用降压药后血压正常,大小便正常,纳可,一般情况亦好转。

【病案7】——慢性肾炎

马某,女,24 岁。2005 年 6 月 23 初诊。

病历摘要:患者 2 月前不慎外感而出现咳嗽,咽痛,自服银翘片后,症好。1 月前,发现下肢浮肿,未加以特殊处理。症情加剧,查尿常规:蛋白＋＋。今来门诊,浮肿以下肢为显,肾功能正常。舌质红、苔薄腻,脉细濡。

诊断:西医:慢性肾炎。中医:水肿(脾肾两虚)。

辨证分析:病由感受外邪之后,脾肾功能失常,脾不运化水湿,肾不能主水以致水湿泛滥而水肿。脾气虚陷,肾虚不能固摄而精微下泄,而致蛋白流失。

治法:健脾补肾,清热化瘀。

处方:黄芪 30g,白术 10g,细柴胡 10g,茯苓 15g,甘草 4g,鹿衔草 30g,桑寄生 30g,陈皮 10g,白花蛇舌草 30g,扦扦活 30g,白茅根 30g。7 剂。

二诊:药后下肢浮肿渐退,小便仍不多,纳可,舌质红、苔薄腻,脉细濡。治则:健脾补肾,清热化瘀。原方加石韦 30g、芡实 30g、炙僵蚕 10g。7 剂。

三诊:药后尿蛋白消失,下肢肿退,纳可,大便 1～2 次。舌质红、苔薄腻,脉细濡。治再予前方加减。

处方:黄芪 30g,白术 10g,细柴胡 10g,茯苓 15g,石韦

30g,芡实 20g,白花蛇舌草 30g,甘草 4g,炙僵蚕 10g,鹿衔草 30g,桑寄生 30g,枳实 10g,白茅根 30g。7 剂。

四诊:血常规:血红蛋白:110g/L,血脂正常,血压正常。在治疗中,病人纳食一度不香。前方去白花蛇舌草、僵蚕,加银花 30g、谷麦芽各 15g、炙鸡内金 10g,以助胃运。有腰酸症状加杜仲 10g、山萸肉 10g,以补肾气。治 3 个月,水肿退,尿蛋白消失,肾功能正常。

按:慢性肾炎主要由于感受风邪和湿邪所致,而风邪在病变中起着重要作用。古人对此有一定的认识,如《素问·评热病论》中有"肾风"之名,其症"面胕庞然"。高世栻谓:"病生在肾,水因风动,故名肾风。"又《素问·水热穴论》谓:"肾汗出逢于风,内不得入于脏腑,外不得越于皮肤,客于玄府,行于皮里,传为胕肿,本之于肾,名曰风水。"

分析:由于历史条件限制,蛋白尿在中医历代著作中未提到,但根据临床表现和水肿发病的机理联系起来看,本病人初期责之于外感风邪,后又主要与脾肾病变有关。脾不运化水湿,肾不能主水以致水湿泛滥而水肿。另脾气虚陷,肾虚不能固摄而精微下泄,见蛋白尿。健脾补肾用黄芪、白术、鹿衔草、桑寄生。活血祛风、清化湿热用白花蛇舌草、扦扦活、白茅根、炙僵蚕。临证随变,但大法不变,方能取得一定的疗效。

【病案 8】——慢性肾炎,氮质血症

陈某,女,60 岁。2005 年 9 月 16 日初诊。

病史:患者有慢性肾炎史十余年,高血压史 6 年,平素自觉有腰酸,双下肢浮肿,小便泡沫多,大便日行一次,纳食尚可,舌质淡红、苔薄黄、脉弦。BP 140/80mmHg,实验室检查:尿蛋白++、尿白细胞 3~5/HP、尿红细胞 0~2 个/HP,血肌酐 228.3μmol/L,尿素氮 11.3mmol/L,尿酸 538μmol/L,内生肌酐清除率 0.25ml/min。

辨证分析:脾肾亏虚,脾失健运,肾不气化,以致水湿泛滥,身肿腰以下为甚,按之凹陷不起。脾虚不运,精微缺乏,气

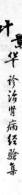

血不足,则面色不华,腰为肾府,肾虚而水气内盛,故腰痛酸重。肾虚不能固摄精微,而小便中蛋白多,病久湿蕴化热而舌苔薄黄、脉弦。

诊断:西医:慢性肾炎,慢性肾功能不全,氮质血症期。中医:水肿(脾肾两亏)。

治法:益气补肾,化湿祛瘀,清热解毒利尿。

处方:鹿衔草 30g,桑寄生 30g,黄芪 30g,白术 15g,赤猪苓各 15g,土茯苓 30g,金雀根 30g,鬼箭羽 30g,川牛膝 10g,石韦 30g,黄柏 10g,陈皮 10g,徐长卿 15g,制大黄 10g,黄连 5g,灵芝 30g。

2005 年 12 月 7 日二诊:患者情况好转,大小便尚可,苔薄黄、舌质淡红、脉弦。BP 140/80mmHg,12 月 6 日实验室检查:肾功能:肌酐 194.3μmol/L,尿素氮 16mmol/L,尿酸 490mmol/L。尿常规:尿蛋白++,尿白细胞 3~5/HP,尿红细胞 0~2/HP。

辩证分析:脾肾两亏。

治拟:益气补肾、化湿解毒利尿。

处方:鹿衔草 30g,桑寄生 30g,黄芪 30g,白术 15g,制大黄 10g,黄连 5g,灵芝 30g,土茯苓 30g,王不留行子 30g,石韦 30g,金雀根 30g,陈皮 10g,徐长卿 15g,鬼箭羽 30g。

治疗随访一年余,肿退,一般情况好,肾功能没有减退且稍有好转。自觉生活质量提高。

按:水肿是指体内水液潴留,泛滥肌肤,引起头面、眼睑、四肢、腹背甚至全身浮肿。《素问·阴阳别论》曰:“三阴结谓之水。”《景岳全书·杂证谟·肿胀》:“凡水肿等证,乃肺脾肾三脏相干之病。盖水为至阴,故其本在肾;水化于气,故其标在肺;水惟畏土,故其制在脾。今肺虚则气不化精而化水,脾虚则土不制水而反克,肾虚则水无所主而妄行。”本病人脾肾亏虚,脾失健运,肾不气化,以致水湿泛滥,身肿腰以下为甚,按之凹陷不起。脾虚不运,精微缺乏,气血不足,则面色不华,腰为肾府,肾虚而水气内盛,故腰痛酸重。肾虚不能固摄精微,而小便中蛋白多,病久湿蕴化热而舌苔薄黄、脉弦。证属本虚标实,治宜扶正祛邪,药用鹿衔草、桑寄生、黄芪、白术、金雀根、灵芝。赤猪苓、土茯苓、石韦、鬼箭羽、王不留行子、徐长卿以化湿利尿通络活血。大黄、黄连、黄柏清热燥湿为法。

【病案9】——慢性肾炎,高血压

宋某,男,30岁。2005年10月19日初诊。

病史:发现高血压6年,因婚检时发现尿蛋白+++,有时感腰酸、乏力,双下肢不浮肿,时有口干,纳食尚可,大便正常,苔薄腻质稍胖,脉弦数。曾检查肾功能正常,B超:双肾正常,BP 150/100mmHg,尿常规:尿蛋白++,24小时尿蛋白定量2367mg,尿酸536μmol/L,尿素氮4.3mmol/L,肌酐67μmol/L,甘油三酯1.46mmol/L,胆固醇5.07mmol/L。

诊断:中医诊断:腰痛(肾虚精亏、气虚湿阻瘀滞);西医诊断:慢性肾炎、高血压。

辨证分析:腰为肾府,肾主骨髓,肾精亏虚,骨髓不充,故腰酸软而腿膝无力。肾虚不固则蛋白流失。湿热内蕴则面色不华,苔薄腻质稍胖,脉弦数。

治法:补肾清利,益气化瘀。

处方:黄芪30g,金雀根30g,茯苓15g,荠菜花30g,桑寄生30g,黄柏12g,川草薢30g,石韦30g,鬼箭羽20g,土茯苓30g,甘草4g。28剂。

雷公藤多苷片10mg,每日3次;依那普利10mg,每日1次。

二诊(2005年11月23日):测BP 155/80mmHg,有头痛且昏,无浮肿,纳可,尿常规:尿蛋白+++,红细胞++。苔薄微黄,脉弦数。

证属:肝阳上亢,湿瘀阻滞。

治法:平肝化瘀清利。

处方:甘菊花10g,白蒺藜15g,夏枯草10g,莪术10g,石韦 30g,嫩钩藤 30g,黄柏 10g,土茯苓 30g,川草薢 30g,鬼箭羽 30g,金雀根 30,小蓟 30g,川芎 6g,旱莲草 30g,白茅根 30g。42 剂。

三诊(2006 年 1 月 26 日):自觉情况好转,在服本方第二个 14 剂时加用芡实 30g,天麻 6g,第三个 14 剂时加仙鹤草 30g,去天麻。复查血肌酐 64μmol/L,尿素氮 4.34mmol/L,血小板 87×10^9/L。24 小时尿蛋白定量:阴性,BP 120/90mmHg。治宗前方加味。

处方:石韦 30g,鬼箭羽 30g,莪术 10g,黄柏 10g,土茯苓 30g,金雀根 30g,旱莲草 30g,白茅根 30g,鹿衔草 30g,陈皮 10g,川草薢 30g,玉米须 30g。28 剂。后 14 剂中加桑寄生 30g、景天三七 30g。停服雷公藤多苷治疗。

四诊(2006 年 3 月 8 日):血压稳定,尿常规:尿蛋白+,红细胞 5~10/HP,24 小时尿蛋白定量 0.79g,症情稳定。再拟前方加减。

处方:熟地 20g,金雀根 30g,石韦 30g,土大黄 20g,鬼箭羽 30g,芡实 30g,旱莲草 30g,鹿衔草 30g,白蒺藜 15g,川芎 6g,甘草 6g,川草薢 30g,土茯苓 30g,玉米须 30g。

14 剂服完后,原方加首乌 15g。

按:腰痛一证,早在《内经》就有论述,如《素问·脉要精微论》曰"腰者,肾之府,转摇不能,肾将惫矣",说明了肾虚腰痛的特点。《证治汇补·腰痛》:"治惟补肾为先,而后随邪之所见者以施治,标急则治标,本急治本。"腰为肾府,肾主骨髓,肾精亏虚,骨髓不充,故腰酸软而腿膝无力。肾虚不固则水谷精微流失。证属肾虚肝阳上亢,治拟益肾平肝。益肾用:熟地、鹿衔草、桑寄生、芡实。平肝用:甘菊花、白蒺藜、夏枯草、嫩钩藤。化瘀清利用:莪术、旱莲草、白茅根、玉米须、黄柏、土茯苓。坚持服药,症状好转,尿中蛋白明显减少。

【病案 10】——慢性肾炎,肾功能不全

蔡某,女,60 岁。2006 年 11 月 30 日初诊。

现病史:患者 2 个月前出现腰酸面浮,小便频数,小腹作胀,小便有解不尽之感,口干,纳可,舌苔黄腻脉细,大便每日2 次,血压 130/100mmHg。妇科检查有宫颈炎、阴道炎。实验室检查,尿蛋白＋＋,24h 尿蛋白定量 1.6g,常规有少量白细胞,血肌酐 171μmol/L,尿酸 575mmol/L。

辨证:肾虚湿热蕴结下焦,肝经气滞。

治法:益肾清利湿热,疏肝理气。

处方:鹿衔草 30g,桑寄生 30g,川牛膝 10g,细柴胡 10g,乌药 10g,制大黄 15g,王不留行子 30g,黄连 5g,青陈皮各10g,制香附 10g,延胡索 10g,冬葵子 10g,车前子 30g。

2006 年 12 月 20 日复诊:患者症情好转,小腹胀满,小便较爽利,舌苔薄黄脉细,前方加用肾衰膏脐疗。

2007 年 1 月 30 日复诊:患者小腹时有不适,小便短数,大便日一次,治再以清化湿热,佐以疏肝理气。

处方:黄柏 10g,土茯苓 30g,制大黄 15g,王不留行子30g,白花蛇舌草 30g,地锦草 30g,细柴胡 6g,延胡索 15g,乌药 10g,川牛膝 15g,车前子 30g,甘草 5g,肉桂 3g,冬葵子15g,制香附 10g,凤尾草 30g。

2007 年 3 月 22 日复诊:患者情况好转,复查尿蛋白＋＋,血肌酐 141μmol/L,尿素氮 9.2mmol/L,尿酸 410mmol/L,小便时有不适,脉细。治用前方。

2007 年 4 月 19 日复诊:患者情况同前,复查尿蛋白转阴,仍用前方。

2007 年 5 月 17 日复诊:患者情况好,小便情况较好,血压 115/65mmHg,舌苔薄黄脉细,复查尿中蛋白＋＋,血肌酐100mmol/L,尿素氮 7.6mmol/L,尿酸 428mmol/L。

2007 年 6 月 14 日复诊:患者情况平稳,舌苔薄黄脉细,复查尿蛋白转阴。

治疗:益气清利。

处方:黄芪 30g,炙僵蚕 15g,黄柏 10g,土茯苓 30g,石韦

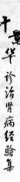

30g,白花蛇舌草 30g,甘草 4g,地锦草 30g,卫茅 30g,乌药 10g,白茯苓 15g,砂仁 5g。

2008 年 8 月 20 日复诊:情况尚好,复查尿蛋白 0.18g/24h,血肌酐 99μmol/L,尿素氮 10.2mmol/L,尿酸 399mmol/L,血胆固醇 3.6mmol/L。

2009 年 10 月 4 日复诊:腰不酸,小便利但次数增多,舌苔薄脉细,尿蛋白阴性,白细胞少许,血肌酐 112.1μmol/L,尿素氮 10.7mmol/L,尿酸 384mmol/L。

2010 年 2 月 4 日复诊:情况同前,复查尿蛋白阴性,有少许白细胞,血肌酐 120μmol/L,尿素氮 8.3mmol/L,尿酸 378mmol/L,甘油三酯 2.1mmol/L。

按:该病例临床表现为腰酸面浮,小腹胀,小便频数不适,舌苔黄腻,湿热蕴阻,肾虚肝经气滞,以实证为主,治疗以清利湿热为主,辅以益肾疏肝理气,结果不仅症状好转,实验室指标亦有所好转。该病例小便症状与阴道炎有关。

【病案 11】——慢性肾炎

患者乔某,女性,55 岁。2006 年 11 月 6 日初诊。

现病史:患者下肢轻度浮肿已 3 年,小便中有蛋白、红细胞,曾服中药 1 年未见好转,目前下肢浮肿不明显,但腰酸痛,头晕,咽痛,口干,纳可,小腹有下坠感,大小便尚可,舌苔薄尖红,咽部较红,脉细较弦,BP 140/80mmHg,尿蛋白++,红细胞+++。

辨证分析:脾肾亏虚,目前情况以心肾不足为主,虚火上炎而头晕咽痛口干,下焦热盛,迫血下行而尿血。

诊断:腰痛,咽痛(脾肾亏虚,虚火上炎)。

治法:滋阴清火,化瘀止血。

处方:生熟地各 15g,黄柏 10g,鹿衔草 30g,旱莲草 30g,白花蛇舌草 30g,桑寄生 30g,白茅根 30g,小蓟 30g,炒蒲黄 10g包,血余炭 10g,丹皮 10g,卫茅 30g,金雀根 30g,石韦 30g,芡实 30g。

服药2周自觉情况好转,复查尿蛋白(＋),红细胞减少至4～5/HP,BP 120/70mmHg,继续服上方2周,腰痛头晕减,咽不痛,口干减,但有心悸,复查尿蛋白(±),红细胞(＋),治再前方出入。

处方:生熟地各15g,黄柏10g,旱莲草30g,白花蛇舌草30g,五味子10g,白茅根30g,小蓟30g,炒蒲黄10g,血余炭10g,卫茅30g,炙僵蚕15g,景天三七30g,甘草4g。

服上方2周自觉情况好转,复查尿蛋白(一),红细胞1～2/HP,至2007年6月18日随访,一般情况好,无不适,复查尿常规正常,病已缓解。

按:该病例以腰酸痛、咽痛、口干为主,并有血尿、蛋白尿。病已3年,诊断为慢性肾炎,按辨证为脾肾亏虚,虚火上炎,治拟滋阴清火,化瘀止血。服药1年取得疗效。

【病案12】——慢性肾炎

姓名:马某,性别:男,年龄:75岁。2006年4月12日初诊。

主诉:下肢浮肿伴血尿、泡沫尿一年多。

现病史:一年前因腰酸不适,尿色深,小便偏少,伴有双下肢浮肿,曾住院治疗,诊为慢性肾炎,治疗后症情一度平稳,一年来反复发作,时有腰酸,尿色深,双下肢浮肿,为进一步治疗就诊,目前仍感腰酸,口干,大便2日1次,小便如常。舌质较红,舌苔薄黄,脉象细数。

体检:BP 130/80mmHg,双肾区叩击痛轻度,双肺(一),腹部触诊(一),双下肢轻度凹陷性浮肿。

实验室检查:肾功能:肌酐:126μmol/L,尿RBC＋＋＋,尿蛋白＋＋,24h尿蛋白定量0.95g,胆固醇7.29mmol/L。

中医诊断:水肿。

辨证分析:脾肾亏虚,阴虚内热瘀阻。

治法:养阴清热,化瘀利水。

处方:生地黄15g,黄柏10g,知母10g,制大黄10g,生大

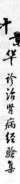

黄 15g,虎杖 30g,鬼针草 30g,白茅根 30g,小蓟草 30g,鬼箭羽 30g,石韦 30g,陈皮 10g,泽兰 30g。水煎服,日一剂。

2006 年 4 月 27 日复诊:下肢肿略退,小便尚多,纳呆,口干,大便不爽,舌苔薄黄,舌质红,脉略弦。续前方去泽兰叶、石韦,加砂仁 3g、生白术 10g、黄芪 30g。

2006 年 6 月 8 日复诊:自觉情况较前好转,下肢稍肿,小便偏多,大便不爽,纳可口干,舌苔薄黄,舌质黯红,脉缓。血压 120/70mmHg,血肌酐 97μmol/L,尿素氮 5.1mmol/L,尿酸 362mmol/L,胆固醇 6.16mmol/L,甘油三酯 1.87mmol/L,尿蛋白＋＋,红细胞＋＋＋,继续前方加减。

处方:黄柏 10g,生地黄 15g,知母 10g,制大黄 20g,景天三七 30g,石韦 30g,甘草 4g,卫茅 30g,鬼箭羽 30g,白茅根 30g,小蓟 30g,炒蒲黄 10g,血余炭 10g。水煎服,日一剂。

2006 年 7 月 26 日复诊:情况较好,24h 尿蛋白 556mg,血压 120/70mmHg,大小便情况如前,舌质黯红,苔少,脉略细,继续前方续进。

2006 年 8 月 24 日复诊:情况如前,尿蛋白＋,红细胞＋＋＋,继续前方加三七粉 4g 吞服。

2007 年 1 月 17 日复诊:外伤后家属代配药,自觉目前情况好转,纳可,口不干,大便日一次,下肢不肿,舌苔薄,舌质黯红,脉缓,皮肤痒。24h 尿蛋白定量 175mg,血肌酐 194μmol/L,尿素氮 5.6mmol/L,治拟前方加减。

处方:生地黄 15g,旱莲草 30g,景天三七 30g,白茅根 30g,蒲黄炭 10g,血余炭 10g,卫茅 30g,制大黄 10g,桃仁 10g,乌药 10g,生茜草 15g,甘草 4g,陈皮 10g,枸杞子 15g,地肤子 10g,白蒺藜 15g,三七粉 4g,琥珀粉 4g。

2007 年 4 月 15 日复诊:情况较好,皮肤痒已减,纳可,大小便如前,舌苔薄,质黯,脉细数,尿蛋白阴性,红细胞 10～12 只/HP,白细胞 1～2 只/HP,守前方续进。

2007 年 5 月 31 日复诊:情况如前,尿红细胞 5～10 只/

HP,蛋白阴性。继续前方。

2008年3月12日复诊:情况好转,腰酸及下肢有酸痛,自诉大小便如前,舌苔薄,脉缓。尿红细胞5～10只/HP,蛋白阴性,血肌酐 97μmol/L,尿素氮 5.9mmol/L,尿酸 47.1mmol/L,甘油三酯2.44mmol/L。

治则:益肾化瘀清利。

处方:鹿衔草30g,桑寄生30g,川牛膝10g,旱莲草30g,白茅根30g,制大黄10g,土大黄10g,桃仁10g,生甘草4g,生黄芪30g,小蓟草30g,陈皮10g,三七粉4g,琥珀4g。水煎服,日一剂。

2008年11月19日复诊:近日有头晕,做脑CT检查:左侧脑部多发性腔梗,尿红细胞5～10只/HP,一般情况如前,舌苔薄黄,质黯红,脉缓。血压130/50mmHg,继续前方出入。

处方:生地黄10g,丹皮10g,旱莲草30g,制大黄10g,土大黄10g,甘草4g,白茅根30g,金雀根30g,落得打30g,陈皮10g,小蓟30g,三七粉4g^{吞},琥珀粉4g^{吞},扦扦活30g。

按:该病例为慢性肾炎,浮肿不甚,蛋白尿、血尿皆有,以血尿为主,治疗一年,蛋白尿转阴,但血尿持续存在时多时少。该病例辨证为肾阴不足,阴虚内热,热迫血妄行而尿血不止,瘀血阻滞,治以滋阴清热、化瘀清利为主,以知柏地黄汤加减,按不同见证随证加减,近3年间断来治疗,总的情况好转,下肢肿退,尿蛋白转阴,红细胞时多时少,但较治疗前已明显减少。

【病案13】——慢性肾炎,氮质血症期

姓名:曹某,性别:女性,年龄:56岁。2007年1月25日初诊。

主诉:小便泡沫增多一年余。

病史:发现泡沫尿一年,曾住院治疗,诊为慢性肾衰竭,肾穿刺示为肾小球局灶节结性硬化,经治疗后症情平稳,现为进

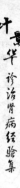

一步治疗就诊。目前患者无明显不适,稍有乏力,口干,纳可,大便日一次,小便通畅。既往高血压病史多年,口服降压药物,血压控制尚可,另有反复发作尿路感染,曾培养出大肠埃希菌,经治疗后消失。

体检:心肺无异常,血压:130/70mmHg,腹部平软,肝脾肋下未及,双下肢不肿。舌质淡,舌体偏胖,苔薄白,脉弦。

实验室检查:肾功能:尿素氮:23.9mmol/L,肌酐:405μmol/L,尿酸:750μmol/L,尿蛋白1.3g/24小时。

辨证分析:气阴亏虚,浊毒内蕴。

诊断:中医诊断:虚劳(气阴不足)。西医诊断:慢性肾炎,氮质血症期;肾囊肿;高血压2级,高危。

治法:益气养阴,泄浊解毒。

处方:太子参15g,白术10g,灵芝30g,黄精10g,陈皮10g,枳壳10g,赤猪苓各15g,制大黄15g,王不留行子30g,土茯苓30g,白蒺藜15g,钩藤30g,皂角刺30g,甘草4g。水煎服,日一剂。

控制血压:波依定5mg,口服,日一次。

服药后患者症情平稳,自感无明显改变,长期守方,有不同情况时予以适当加减。

2007年4月17日二诊:患者症情平稳,无明显不适,自感精神较前好转,血压有波动后感轻度头晕,纳可,大便2次/日,尿量2000ml/24小时,舌质淡,苔薄脉细弦,血压160/80mmHg。实验室检查:肾功能:尿素氮:20.6mmol/L,肌酐:247.7μmol/L,尿酸:676μmol/L,尿蛋白(++),WBC(-),RBC(-)。

处方:黄芪30g,太子参15g,白术10g,灵芝30g,陈皮10g,大黄15g,王不留行子30g,荠菜花30g,土茯苓30g,白蒺藜15g,钩藤30g,天麻10g,炙僵蚕15g,卫茅30g,白茅根30g,甘草4g。7剂。水煎服,日一剂。

2007年7月25日三诊:患者症情平稳,无明显不适,自感精神较前好转,血压仍时有波动,纳可,大便 2 次/日,尿量 2000ml/24 小时,舌质淡,苔薄脉细弦,血压 160/80mmHg。实验室检查:肾功能:尿素氮:17.5mmol/L,肌酐:251μmol/L,尿酸:657μmol/L,尿蛋白(+),WBC(-),RBC(-)。仍予原方案治疗,门诊随访,嘱其避风寒,慎饮食,定期复查。

按:该患者病起缓而隐匿,病及肝、脾、肾,症情表现为下肢浮肿,为气化不利,水液聚而为肿,治疗后好转,但肌酐仍高,与初诊时相比,已明显下降。就诊后患者一般情况比较平稳,治疗以缓图治,缓补肝、脾、肾,气阴兼顾,平肝泄浊而取效,后期加用祛风除湿、软坚散结之品,以缓散蕴久之浊邪。

【病案 14】

患者张某,女性,45 岁。

病史:患者诉乏力,耳鸣,夜寐欠佳,尿常规:蛋白+++,24 小时尿蛋白定量 2.3g,做肾穿刺诊断为局灶节段性系膜增殖性肾小球肾炎,伴节段性硬化。血肌酐 140μmol/L,血压 110/80mmHg,目前主诉腰酸痛乏力,时有咽痛,轻度浮肿,舌苔薄腻尖红,脉细。

中医诊断:腰痛,咽痛。

辨证分析:肾气亏虚,湿热瘀蕴阻。

治疗方法:补益肾气,清化湿热瘀。

处方:鹿衔草 30g,怀牛膝 10g,制首乌 15g,黄芪 30g,当归 10g,川草薢 30g,白花蛇舌草 30g,射干 10g,益母草 30g,石韦 30g,白茅根 30g,熟女贞 10g,制大黄 10g。并服雷公藤多苷片,有外感风邪时,以辛凉清解为主,银翘散加减。

连续服药 3 月后,一般情况好,有时咽部不适,复查血肌酐降至 104μmol/L,尿素氮:5.8mmol/L,尿酸:292μmol/L,尿常规:蛋白+~++,红细胞 3~4 只/HP,情况好转。

按:该病例肾穿刺、病理诊断明确,按辨证治以益气清利、活血化湿之剂。并服雷公藤多苷片治疗 3 月。情况好转,取

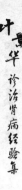

得了一定疗效,但要取得完全缓解,需要长期的治疗。

【病案 15】——慢性肾炎

患者,瞿某,男性,63 岁。2006 年 1 月 2 日初诊。

病史:体检时发现尿中蛋白＋～＋＋＋,24 小时尿蛋白定量:3.72g,自觉乏力,无特殊不适,双下肢无浮肿。查:血压:120/85mmHg,血肌酐:75.9μmol/L,尿素氮:5.6mmol/L,尿酸:308mmol/L。纳可,大便正常,小便不少,体形较胖。舌苔薄,质红,舌体较胖有齿痕,脉缓。

中医诊断:虚劳。

辨证分析:脾肾亏虚,湿阻血瘀。

治法:健脾益肾,化瘀利湿。

处方:白术 10g,黄芪 30g,茯苓 15g,鬼箭羽 30g,虎杖 30g,丹参 30g,片姜黄 10g,制首乌 15g,灵芝 30g,石韦 30g,芡实 30g。

并给服雷公藤多苷片,1 片 1 次,1 日 3 次。

二诊(2006 年 4 月 24 日):服药后自觉情况好转,复查尿蛋白减少至 0.65g/24h,纳可,大小便如常。舌苔薄,质红,舌体胖,脉缓。血压:120/80mmHg,原方续进。

三诊(2006 年 5 月 11 日):患者情况好,但寐差,复查 24 小时尿蛋白定量:0.45g,血肌酐:66.9μmol/L,尿素氮:5.2mmol/L,尿酸:274mmol/L,治予前方加炒枣仁 10g。

四诊(2006 年 6 月 7 日):复查尿蛋白减至 0.16g/24h,但胸闷隐痛,苔薄,脉象如前,前方再加郁金 10g。雷公藤多苷片减量。

五诊(2006 年 9 月 13 日):感冒后尿蛋白 24 小时定量升高至 0.5～0.72g,继续服前方。

六诊(2007 年 12 月 19 日):一般情况尚可,但头胀,血压较前升高 140/80mmHg,伴胸闷隐痛,改进平肝化瘀。

处方:白蒺藜 15g,天麻 6g,丹参 30g,金雀根 30g,黄芩

10g,虎杖 30g,川芎 10g,鬼箭羽 30g,炙僵蚕 15g,甘草 5g,石韦 30g,芡实 30g,枳壳 10g。

七诊(2008 年 4 月 16 日):患者每一两个月来诊治一次。诉有时头晕,头胀,胸闷隐痛。血压:140/90mmHg,尿蛋白阴性。舌苔薄腻,质红,舌体胖,脉较弦。再以前方出入。

处方:白蒺藜 15g,天麻 0g,川芎 10g,黄芩 10g,丹皮 10g,金雀根 30g,夏枯草 10g,决明子 15g,白芍 15g,甘菊花 10g,嫩钩藤 30g,虎杖 30g,鬼箭羽 30g。

八诊(2009 年 10 月 25 日):患者一般情况尚可,雷公藤多苷片已停服。中药以前方为主,有外感则急则治标,以疏解外邪,外邪解后仍以前方为主。

九诊(2010 年 6 月 17 日):近发现血糖升高,空腹血糖:7.91mmol/L,有时口干,"三多"症状不明显,时有头晕,胸闷,心慌,舌苔薄腻,质红,舌体胖有齿痕,脉较弦,治以平肝清化为主。

处方:白蒺藜 15g,天麻 10g,甘菊花 10g,葛根 15g,金雀根 30g,白芍 15g,绞股蓝 15g,黄芩 15g,黄连 6g,嫩钩藤 30g,丹参 30g,虎杖 30g。

十诊(2011 年 4 月 6 日):患者仍有胸闷心跳,寐可,大小便如前。尿蛋白阴性,舌苔薄,脉弦。血压:125/85mmHg,治予平肝化瘀。

处方:天麻 10g,白蒺藜 15g,嫩钩藤 30g,丹参 30g,郁金 10g,夏枯草 10g,丹皮 10g,甘菊花 10g,黄芩 10g,陈皮 10g,生石决明 30g,黄连 6g。

按:该病例初来诊治时为慢性肾炎,按辨证用健脾益肾、活血化瘀之剂结合雷公藤多苷片治疗,情况好转,蛋白尿逐渐减少消失,但 2 年后血压、血脂升高,后又出现血糖异常,改进平肝清化、活血化瘀之剂,目前病情稳定,至今已 5 年蛋白尿一直阴性。

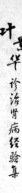

【病案 16】——慢性肾炎,慢性肾功能不全

姓名:季某,性别:男性,年龄:40 岁。2008 年 9 月 3 日初诊。

主诉:反复腰酸乏力 20 余年,加重半年。

病史:患者 20 岁时曾有肾炎史,当时治疗好转后近 20 年来未予重视,正常生活,时有轻度腰酸乏力感,未予重视,未规则检查,半年前无明显诱因感较前加重,就诊于当地医院,化验:肾功能:尿素氮:9.60mmol/L,肌酐:180μmol/L,尿酸:571μmol/L。尿蛋白 516mg/24h,尿 RBC 1～3/HP,未予重视。近日来仍感腰酸,测得血肌酐:194μmol/L。纳可,无明显恶心,大便日 1～2 次,成形,小便尚通畅,量可,无明显口干。今为进一步治疗就诊。

体检:心肺无异常,血压:135/80mmHg,腹部平软,肝脾肋下未及,双下肢无浮肿。

实验室检查:B 超:右肾弥漫性病变,左肾偏小,58mm×143mm,GFR 34.76mmol/min。舌尖红,苔薄,脉细弦。

中医诊断:腰痛(肾虚湿热蕴阻)。

辨证分析:肾虚湿热蕴阻。

治法:清热化湿,扶正泻浊。

处方:制大黄 20g,土茯苓 30g,皂角刺 30g,王不留行子 30g,落得打 30g,虎杖 30g,生黄芪 30g,甘草 4g,川芎 10g,莪术 15g,陈皮 10g。水煎服,日一剂,7 剂。肾衰膏脐疗 10 次。碳酸氢钠片,2 片,1 日 3 次。

二诊(2008 年 9 月 17 日):患者症情平稳,无明显不适,自感精神较前好转,纳可,大便日 1～2 次,腰酸较前稍减轻,小便排解通畅,舌质淡,苔薄,脉缓,血压 130/80mmHg。

处方:制大黄 20g,土茯苓 30g,皂角刺 30g,王不留行子 30g,黄芪 30g,当归 10g,党参 15g,虎杖 30g,莪术 15g,落得打 30g,枳壳 10g,川芎 10g。14 剂,水煎服,日一剂。肾衰膏脐疗;碳酸氢钠片 2 片,1 日 3 次。

三诊（2008 年 10 月 9 日）：患者症情平稳，无明显不适，自感精神较前好转，纳可，大便 1 次/日，下肢不浮肿，舌质淡，苔薄脉缓，血压 120/70mmHg。实验室复查：肾功能：尿素氮 9.40mmol/L，肌酐 179μmol/L，尿酸 884μmol/L，24 小时尿蛋白定量 334mg。

处方：中药原方加玉米须 30g、绞股蓝 15g、桃仁 10g。

四诊（2008 年 11 月 27 日）：患者病情较稳定，双下肢未见浮肿，腰酸较前明显减轻，纳可，大便 1 次/日，尿量基本可以维持在 1500～2000ml/24h，肾功能：尿素氮：12.9mmol/L，肌酐：163μmol/L，尿酸：449μmol/L。治疗同前，注意饮食以清淡为主，减少肉类的摄入，每日定量，予以蛋类、牛奶为主，定期门诊随访，以扶正祛邪、淡渗利湿为主，随症加减用药，病情相对稳定，末次随访时间 2009 年 1 月 15 日，测得尿素氮：9.60mmol/L，肌酐：156μmol/L，尿酸：410μmol/L。

按：慢性肾功能不全，总是浊邪淤积体内为邪实之征，故以祛邪，利湿泻浊、软坚散结为主，尿酸为体内可以短期迅速生成的浊邪之一，对肾功能不全患者起恶化的作用，予以玉米须清利小便，有促进尿酸排泄功能。减少肉类的摄入，减少外源性肌酐的量。肾功能不全患者的饮食疗法是治疗的重要部分，需要重视。

三、隐匿性肾炎 6 则

隐匿性肾炎是指临床上无水肿、高血压等症状，以尿检查有蛋白或反复性血尿表现为主，多数患者在体检时发现尿有异常而来诊治。一部分患者因感受外邪而出现血尿，或过度劳累而感腰酸乏力，检验小便中有蛋白或红细胞。是由不同病因、不同发病机制所引起的病理类型不同的一组肾小球疾病。本病在中医属于尿血、腰酸等范畴。按辨证多为本虚标实，治疗需虚实兼顾。

【病案 1】——隐匿性肾炎

患者黄某，女性，66 岁。2006 年 9 月 6 日初诊。

病史：2年前尿检验有红细胞 20～30/HP，异形率 78％，确诊为肾性血尿，平时感腰酸乏力，脘腹部不适，纳呆，大便干，口干苦，舌苔薄黄尖红，脉细滑。有阴道炎，少量白带。

辨证分析：肾虚湿热蕴阻中下焦，一方面热迫血妄行而尿血，一方面瘀阻气滞，脾胃运化失常而脘胀纳呆。

中医诊断：血尿。

治法：清利湿热，理气和胃。

处方：黄柏 10g，土茯苓 30g，地锦草 30g，白茅根 20g，小蓟 30g，甘草 4g，白花蛇舌草 30g，生地榆 10g，制香附 10g，延胡索 10g，青陈皮各 10g，蒲公英 30g。

二诊（2006 年 9 月 28 日）：药后情况转好，尿红细胞 0～2/HP，舌苔薄黄，脉细，治同前方续进。

三诊（2006 年 10 月 11 日）：尿中红细胞又多 8～10/HP，小便尚利，脘胀纳呆，口干，大便干，舌苔薄黄尖红，脉细，治同前方出入。

处方：黄柏 10g，知母 10g，地锦草 30g，白茅根 30g，小蓟 30g，荠菜花 30g，土大黄 15g，血余炭 10g，蒲公英 30g，青陈皮各 10g，制半夏 10g，砂仁 5g后入。

四诊（2006 年 11 月 9 日）：脘腹胀已好，但胃脘部隐痛，咽部不适。带下，小便时有热感，次数多，尿化验白细胞 5～10/HP，红细胞 3～5/HP，舌苔薄黄，脉细，治同前方出入。

处方：黄柏 10g，土茯苓 30g，制香附 10g，延胡索 10g，青陈皮各 10g，木蝴蝶 6g，乌药 10g，白茅根 30g，地锦草 30g，土大黄 15g，蒲公英 30g，甘草 4g，白花蛇舌草 30g，椿根皮 15g。

五诊（2007 年 6 月 20 日）：小便时不热，尿红细胞 3～5/HP，白细胞 0～2/HP，胃部尚感胀，嗳气，舌苔薄黄，脉细，治同前方续进。

六诊（2008 年 12 月 10 日）：小便爽利，尿红细胞消失，白细胞 0～2/HP；胃不胀，纳可，有时腰酸，舌苔薄，脉细。

七诊(2009 年 4 月 16 日):发热咽痛 1 天,胸痛,咳少,纳呆,大便解,小便色黄,尿中又出现红细胞 20～25/HP,舌苔薄尖红,脉细不匀,新感风热之邪,而尿血又多,治以疏解风热清利。

处方:荆芥 10g,银花 15g,连翘 15g,甘草 4g,郁金 10g,桃仁 10g,蒲公英 30g,白花蛇舌草 30g,黄芩 10g,大力子 10g,枳壳 10g,白茅根 30g,小蓟 30g,地锦草 30g。

八诊(2009 年 4 月 22 日):药后汗出,热退,咽痛,胸痛减,咳嗽少痰,大便日一次,小便短少,舌苔薄尖红,脉细不匀,尿化验红细胞较前减少 7～14/HP,治同前方出入。

处方:大力子 10g,黄芩 10g,射干 10g,杏仁 10g,甘草 4g,郁金 10g,百部 10g,全瓜蒌 15g,白茅根 30g,侧柏叶 30g,茯苓 15g,丹参 30g,太子参 15g。

九诊(2009 年 5 月 13 日):咳嗽胸痛除,口干苦,纳可,大便日一次,小便有不适,舌苔薄尖红,脉细,尿中红细胞 10～14/HP,治以清利。

处方:黄柏 10g,土茯苓 30g,丹皮 10g,赤芍 15g,白茅根 30g,小蓟 30g,甘草 6g,白花蛇舌草 30g,蒲公英 30g,侧柏叶 30g,制香附 10g,乌药 10g。

患者情况转好,尿中红细胞减少。

按:肾性血尿缠绵难愈,感受外邪或劳累过度及饮食不当等易致反复增多,该病例治疗后血尿已好转,后因感受外邪发热,而血尿又增多,治疗后随热退尿血亦随之好转。

【病案 2】——隐匿性肾炎

患者胡某,女,37 岁,职工。2007 年 1 月 19 日初诊。

病史:患者体检时发现尿中有蛋白＋,红细胞＋＋,自觉乏力,下肢酸楚,纳可,大小便正常,血压 160/70mmHg,肾功能正常,舌苔薄,脉细。

辨证分析:脾肾亏虚,统摄乏能。

中医诊断:血尿。

治法:健脾补肾,益气摄血。

处方:党参 15g,黄芪 30g,白术 10g,甘草 4g,芡实 30g,茯苓 15g,旱莲草 30g,仙鹤草 30g,陈皮 10g,炒蒲黄 10g,血余炭 10g,白茅根 30g,熟萸肉 10g,灵芝 30g。

2007 年 2 月 12 日复查尿中蛋白阴性,红细胞减少至 1～3/HP。

2007 年 4 月 13 日复诊:患者诉咽部不适,检查发现咽部充血,舌苔薄尖红,脉细,尿中又出现蛋白＋＋,红细胞＋＋,白细胞 0～5 个。

辨证:感受外邪,下焦湿热。

治法:辛凉疏解,清利湿热。

处方:桑叶 10g,甘菊花 10g,金银花 30g,白花蛇舌草 30g,甘草 5g,黄柏 10g,椿根皮 15g,荠菜花 30g,土茯苓 30g,炒蒲黄 10g,血余炭 10g,白茅根 30g,山药 30g。

两周后情况好转,尿中蛋白消失,红细胞减少。

2007 年 7 月 17 日复诊:患者诉昨日发热,下肢酸楚,今热退,尿常规示红细胞＋＋＋＋,大便溏薄,脘腹不适,纳呆,苔薄黄质红,咽部充血,脉细。

辨证:感受湿热,运化失司,热蓄下焦。

治法:疏解清化,凉血止血。

处方:藿苏梗各 15g,黄芩 10g,青蒿 30g,金银花 30g,白花蛇舌草 30g,蒲公英 30g,白茅根 30g,小蓟 30g,炒枳壳 10g,陈皮 10g,炒蒲黄 10g,藕节炭 30g,甘草 4g,地锦草 30g。

服药后,情况好转,血尿减轻,尿红细胞 6～7 个,大便正常,咽部仍充血,治以清利。

处方:黄柏 10g,白花蛇舌草 30g,甘草 4g,白茅根 30g,旱莲草 30g,炒蒲黄 10g,血余炭 10g,陈皮 10g,生地榆 10g,仙鹤草 30g,地锦草 30g。

药后一般情况好转。

2007 年 10 月 16 日复诊:患者一般情况好,纳少,大小便正常,咽部充血,舌苔薄尖红,脉细,尿中蛋白转阴,红细胞少则 2~3 个,多则 6~8 个,治以益肾清化。

处方:生地黄 15g,旱莲草 30g,黄柏 10g,土茯苓 30g,石韦 30g,地锦草 30g,枳壳 10g,生地榆 15g,白茅 20g,小蓟 30g,白花蛇舌草 30g,甘草 4g,陈皮 10g。

2007 年 12 月 7 日复诊:患者情况尚可,但感乏力,纳可,大小便如常,咽部轻度充血,舌苔薄尖红,脉细,少腹不适,尿中红细胞 2~3 个,尿蛋白微量,治以前方加减。

处方:生地黄 15g,旱莲草 30g,石韦 30g,白花蛇舌草 30g,白茅根 30g,生地榆 10g,青陈皮各 10g,制香附 10g,乌药 10g,蒲公英 30g,甘草 5g。

按:该患者因工作原因,经常出差,不能坚持连续服药,每因劳累、感受外邪等原因而症情反复,但经治疗后即能取效好转。

【病案 3】——隐匿性肾炎

患者高某,男性,36 岁。2006 年 9 月 13 日初诊。

主诉:反复镜下血尿 2 个月。

现病史:患者 2 个月前体检时发现尿中有红细胞 20~30/HP,尿蛋白+++,尿红细胞形态为肾性血尿,24 小时尿蛋白定量 0.54g,患者目前无特殊不适,纳可,大小便正常,B 超、造影、CT 等检查两肾无异常,舌苔薄黄舌红,脉数弦,咽部充血。

辨证分析:风热之邪上犯咽部而充血,下侵肾经络脉而尿血。

中医诊断:尿血。

治法:疏风清热,凉血止血。

处方:炙僵蚕 15g,白花蛇舌草 30g,白茅根 30g,小蓟 30g,甘草 4g,旱莲草 30g,陈皮 10g,血余炭 10g,炒蒲黄 10g包,茯苓 10g,荆芥 10g。

2006 年 10 月 25 日复诊:情况如前,腰酸痠差,小便时有热感,大便如常,舌苔薄黄,脉缓,咽部充血,尿中红细胞 20～30/HP,治同前方去茯苓、陈皮、石韦、苡仁,加金银花 30g,黑山栀 10g,土大黄 15g,荠菜花 30g,鹿衔草 30g,桑寄生 30g。

2006 年 11 月 18 日复诊:情况如前,小便短赤,尿蛋白++,红细胞 1～3/HP,咽部充血仍明显,苔薄尖红,口干,脉缓,大便日一次,治同前方加参三七粉 4g^{吞},琥珀粉 4g^{吞}。

2007 年 1 月 24 日复诊:情况转好,尿中红细胞减至 5～10/HP,前方继进。

2007 年 2 月 7 日复诊:情况平稳,舌苔薄黄,脉细数,大小便尚可,咽部充血减退,尿化验红细胞减至 3～5/HP,尿蛋白++,治同前方加减。

处方:鹿衔草 30g,桑寄生 30g,旱莲草 30g,生地黄 15g,生地榆 15g,黄柏 10g,卫茅 30g,炙僵蚕 20g,白茅根 30g,小蓟草 30g,炒蒲黄 10g,血余炭 10g,参三七粉 4g^{吞},琥珀粉 4g^{吞}。

按:该病初诊血尿为主,服中药未见减少,反而增加,后来加三七粉、琥珀粉后逐渐减少,疗效明显,但尿中蛋白仍有,之后不来诊治,未能观察到治疗结果。

【病案 4】——隐匿性肾炎,尿路感染

患者姜某,性别:女,年龄:48 岁。2008 年 7 月 16 日初诊。

主诉:反复腰酸不适,小便排解不畅一年余。

现病史:1 年前因腰酸不适,小便排解不适,时有尿频感,曾就诊,当时发现尿中红细胞,异形率 90%,诊为肾性血尿,就诊于当地医院,服中药半年余,效欠佳,经人介绍前来就诊,目前仍感腰酸乏力,心情抑郁,胸闷恶心纳呆,咽干,大便日一次,小便短数感。

体检:BP 120/80mmHg,咽红,无明显充血,双肺(一),腹部触诊(一),双肾区叩击痛轻度。舌尖红,苔薄黄,脉细滑。

实验室检查:肾功能:肌酐 86.4μmol/L,尿 RBC 10～20/Hp,WBC 5～10/Hp。

辨证分析:肝失疏泄,湿热蕴阻下焦。

诊断:血淋。

治法:疏肝理气,清利湿热。

处方:柴胡 6g,制香附 10g,白蒺藜 15g,广郁金 10g,半夏 10g,陈皮 10g,枳壳 10g,黄柏 10g,土茯苓 30g,白花蛇舌草 30g,蒲公英 30g,穿心莲 10g,木蝴蝶 6g,甘草 4g。水煎服,日一剂。

二诊(2008 年 8 月 13 日):恶心,纳呆,胸闷感明显好转,小便较前明显爽利,大便日一次,腰酸稍有减轻,尿 RBC 1~3/Hp,WBC 0~3/HP。苔薄黄,脉细弦。

处方:黄柏 10g,土茯苓 30g,白花蛇舌草 30g,蒲公英 30g,白茅根 30g,小蓟草 30g,椿根皮 15g,藕节炭 30g,白蒺藜 15g,广郁金 10g,半夏 10g,陈皮 10g。水煎服,日一剂。

三诊(2008 年 10 月 6 日):情况较前好转,腰部疼痛明显减轻,大便日一次,小便通畅,腰酸减轻,苔薄,脉细弦,RBC 1~3/Hp。

处方:黄柏 10g,生地黄 15g,丹皮 10g,旱莲草 30g,白茅根 30g,小蓟草 30g,卷柏 10g,景天三七 30g,地锦草 30g,仙鹤草 30g,蒲黄炭 10g,陈皮 10g,甘草 4g。水煎服,日一剂。

治疗后患者症情平,后因外感曾有反复,测得尿 RBC 3~5/HP,经治疗外感好转,纳可,二便畅,腰酸,乏力不明显。

按:淋证多为湿阻下焦,伤及血脉则为血淋,湿阻气机,故有腹胀不适感,少腹部为肝经所主,故以疏肝理气、利湿通淋治疗,后期养阴利湿、化瘀止血治疗,是以"阴血同源"补阴以养血,但"水道之血宜利",故以化瘀止血之蒲黄。蒲黄生于水中而生粉,生于湿而不为湿所困,是以利尿道中之瘀血最宜。隐匿性肾炎为易受外感影响的疾病,表邪最易加重病情,而且该病的发病也多有上呼吸道感染病史,反复发作的上呼吸道感染也会加重病情的进展。

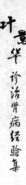

临床上有部分女性患者,尿路感染与肾炎同时存在。来诊时主要表现为尿路感染:尿频、尿急、尿痛,尿中有红细胞及白细胞。经按尿路感染治疗后症状好转,白细胞减少,但红细胞仍有,且时多时少,或有腰酸乏力等症,进一步检查尿红细胞形态异形率高,为肾性血尿。该病例属这种情况,要诊断明确,须作肾穿刺检查。

【病案5】——隐匿性肾炎

姓名:沈某,性别:女性,年龄:56岁。2008年6月26日初诊。

主诉:面部浮肿多年,加重伴小便色深4月余。

现病史:患者反复腰酸、面部浮肿多年,时轻时重,自以为更年期,未予重视,4月前因面部浮肿、小便色深曾就诊于某三级医院,测得小便为血尿,尿红细胞异形率为72%,诊为肾性血尿,治疗效果不明显,具体治疗不详,口干轻度,纳可,大便日一次,小便尚通畅,为进一步治疗就诊。

体检:生命体征平稳,双肾区叩击痛轻度,咽部淡红,双肺(一),腹部触诊(一),BP 160/80mmHg。舌质淡,苔薄微黄,脉细。

实验室检查:肾功能正常,尿RBC 20~30/HP,尿红细胞异形率72%。

辨证分析:肾虚(下焦虚火)。

中医诊断:血尿

治法:养阴补肾,清火化瘀。

处方:生地黄15g,杜仲10g,鹿衔草30g,桑寄生30g,怀牛膝10g,仙鹤草30g,小蓟草30g,白茅根30g,黄柏10g,炒蒲黄10g,血余炭10g,茜草10g,陈皮10g,甘草4g。水煎服,日一剂。

二诊(2008年7月3日):患者近期口干减轻,稍有腰酸乏力,苔薄,脉细。尿RBC 5~10/HP,BP 150/80mmHg。治疗同前方,长期服用,加用替米沙坦治疗高血压。

三诊(2008年9月10日):近期不慎外感,咳嗽,咽痛轻度,腰部酸胀感不明显,纳可,小便爽利,大便1～2次/日,舌尖红,苔薄,脉细,咽红,BP 110/80mmHg,尿 RBC 3～5/HP。

处方:大力子10g,白花蛇舌草30g,荆芥10g,杏仁10g,前胡10g,桔梗6g,蒲公英30g,地锦草30g,白茅根30g,小蓟草30g,甘草4g。水煎服,日一剂。

四诊(2008年10月8日):患者症情平,外感症状已愈,腰酸乏力仍有,小便时有热感,纳可,大便正常,舌质稍红,苔薄,脉弦。

治法:益肾,清热利湿,活血止血。

处方:鹿衔草30g,桑寄生30g,怀牛膝10g,仙鹤草30g,小蓟草30g,白茅根30g,地锦草30g,甘草4g,炒蒲黄10g,血余炭10g,茜草10g,陈皮10g。水煎服,日一剂。

治疗后患者症情平稳,一直门诊随访,随症加用旱莲草、女贞子等养肾阴药物,末次随访时间2009年1月22日,测得尿常规 RBC 3～5/HP。

按:患者腰酸乏力,尿中有血,无明显热象,治疗以补肾为主,阴血同源,治疗予以平补肾阴,症情平稳,后外感,有外邪内袭,予以清肺泄热,抗病毒,邪祛则正安,后期以鹿衔草、桑寄生、怀牛膝、仙鹤草平补肾脏,小蓟草、白茅根、地锦草清热利尿,加用活血止血同用而取效。

【病案6】——隐匿性肾炎

姓名:董某,性别:女,年龄:13岁。2006年8月30日初诊。

主诉:反复尿中泡沫增多3～4年。

现病史:患者3年前发热后反复尿中泡沫增多,尿检为尿中有蛋白,曾住院肾穿刺检查,诊为微小病变性肾炎,具体治疗不详,尿中蛋白时多时少,不肿,一般情况尚可,纳可,大便正常,小便爽利。

实验室检查:尿蛋白＋＋,红细胞 4~7 个/HP,白细胞 2~4 个/HP。

体检:肺(一),双肾区无明显叩击痛,双下肢不肿,血压正常。舌尖红,苔薄,脉细。

辨证分析:脾肾亏虚,湿热或风热之邪时有侵入而致脾不升清,肾不固摄而精微下泄。

中医诊断:尿浊。

治法:清利佐以益肾健脾。

处方:黄柏 10g,石韦 30g,白花蛇舌草 30g,炙僵蚕 10g,白茅根 30g,小蓟 30g,蒲黄炭 10g,旱莲草 30g,生黄芪 30g,芡实 30g,生白术 10g,陈皮 10g,生甘草 4g。水煎服,日 1 剂。昆明山海棠片,每日 3 次,每次 3 片。

二诊(2006 年 9 月 27 日):患者自觉情况好转,尿中蛋白和红细胞消失,治前方续进。

三诊(2006 年 11 月 8 日):近有感冒,咳嗽,纳差,尿中又出现少许红、白细胞,舌尖红,苔薄,脉细。急则治标,先疏解清利。

处方:荆芥 10g,紫苏 15g,大力子 10g,炙僵蚕 10g,白花蛇舌草 30g,石韦 30g,小蓟 30g,旱莲草 30g,土茯苓 30g,枳壳 10g,甘草 4g,陈皮 10g,白茅根 30g。水煎服,日 1 剂。

四诊(2006 年 12 月 6 日):服上药后感冒即好,一般情况好,但尿中有红细胞 2~4/HP,尿蛋白(一),舌苔薄,舌尖红,脉细,治疗清化。

处方:生地黄 15g,旱莲草 15g,白花蛇舌草 30g,石韦 30g,生甘草 4g,白茅根 30g,小蓟 30g,炙僵蚕 10g,金银花 15g,荠菜花 30g,陈皮 10g,土茯苓 30g。昆明山海棠再服 2 周停服。

按:该病例按辨证用中药并给服山海棠片治疗,尿蛋白消失较快。过去曾以山海棠为主,并以辨证用健脾利湿、活血祛风之剂,治疗一例 50 岁女性肾病综合征患者 3 月,尿蛋白转阴,症状消除,随访 10 年未发。

四、IgA 肾病 3 则

IgA 肾病是免疫复合物性原发性肾小球疾病,其发病多与上呼吸道感染或部分胃肠道感染有关。遗传因素在 IgA 肾病发病中有一定的关系。临床上以血尿为主,或有腰痛,腹痛,不少病例无特殊不适。仅尿镜检有红细胞或蛋白,未做肾穿病理检查,临床上往往诊断为隐匿性肾炎,下面三个病例皆经肾穿,观察到病理变化,诊断明确为 IgA 肾病。

【病例 1】——IgA 肾病,肾结石

姓名:贺某,男性,34 岁,职员。2007 年 3 月 19 日初诊。

主诉:血尿已 5 年。

病史:5 年前发现肉眼血尿,3 天后减少,但镜检尿中仍有红细胞,经肾穿刺诊断为 IgA 肾病,(系膜增生伴局灶节段硬化型),13 岁时患过肾炎。目前小便爽利,无浮肿,纳可,腹胀矢气多,纳可,平时经常感冒,咽痛检验尿中红细胞＋～＋＋,有时蛋白少许,尿红细胞形态异形率 80％,咽部充血,舌苔薄尖红,脉较弦,血压 120/90mmHg。

辨证分析:由于经常感冒,外邪上犯咽部而咽痛,下侵入肾伤络脉而尿血。

中医诊断:血尿。

治法:清热理气,化瘀止血。

处方:蒲公英 30g,白花蛇舌草 30g,土大黄 15g,白茅根 30g,小蓟草 30g,炒蒲黄 10g,血余炭 10g,旱莲草 30g,枳壳 10g,陈皮 10g,甘草 4g,三七粉 4g[吞],琥珀粉 4g[吞]。

服药 4 周情况好转,尿中红细胞减少至 1～3/HP,又服 2 周尿中红细胞消失,咽痛、腹胀减轻,但感气短,乏力,前方去蒲公英、白花蛇舌草,加太子参 15g,灵芝 30g,黄精 15g,隔两月突然感左侧腰部不适,小便色红,化验为均一型红细胞,B 超检查左肾盏内见一枚 4mm×3mm 强回声斑块伴声影,为

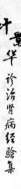

肾结石,口干,舌苔薄黄,脉数弦,治拟清热利水排石。

处方:黄柏 10g,金银花 30g,白花蛇舌草 30g,甘草 4g,金钱草 30g,石韦 30g,海金沙 30g,白茅根 30g,小蓟草 30g,炒蒲黄 10g,血余炭 10g,旱莲草 30g,陈皮 10g,三七粉 4g吞,琥珀粉 4g吞。

服药 4 周排出如绿豆样结石一枚,复查尿中红细胞消失,B 超检查结石已消失。后又连续 3 次复查尿皆正常,一般情况好。

按:该病例诊断明确,IgA 肾病,先经肾穿刺病理检查确定,肾结石是 B 超检查,后排出结石证实,这两种病皆可见血尿,但微观有不同,前阶段来诊为肾性血尿,尿中红细胞异形率为 80%,按辨证用清热理气、化瘀止血而血尿消除,后阶段左侧腰部不适而突然出现血尿,是肾结石移动所致,检验尿中红细胞皆为均一型,给予清热利水排石,服药 4 周排出结石而血尿消除。

【病例 2】——IgA 肾病

姓名:吴某,**性别**:女性,**年龄**:20 岁。2004 年 8 月 10 日初诊。

主诉:反复茶色小便近 5 年。

病史:患者青年女性,诉 1999 年 5 月因发热后出现肉眼血尿,一般情况尚可,未予重视,5 年来反复小便色深,时轻时重,外感后加重。2005 年曾进一步检查,肾穿刺活检诊为 IgA 肾病,节段硬化伴系膜增生,目前下肢两足踝部轻度浮肿,脉缓,手足心热感,纳可,大小便正常。

体检:咽部充血,双肺(一),腹部触诊(一)。舌质:红,苔:薄黄腻,脉:细数。BP 140/100mmHg。

实验室检查:肾功能正常,尿 RBC ++,尿蛋白+~++。

中医诊断:血尿。

辨证分析:脾肾亏虚,湿热蕴阻。

治法:益肾清利。

处方:鹿衔草 30g,桑寄生 30g,旱莲草 30g,黄柏 10g,石韦 30g,白茅根 30g,小蓟草 30g,蒲黄炭 10g,茜草根 15g,炙僵蚕 15g,白花蛇舌草 30g,白茯苓 15g,陈皮 10g,生甘草 4g。水煎服,日 1 剂。

二诊(2004 年 8 月 17 日):患者近期症情平稳,仍有轻度咽痛,稍有腰酸乏力,苔薄,脉细。治疗同前方,加琥珀粉 4g、三七粉 4g 吞服。

三诊(2004 年 9 月 2 日):患者症情明显好转,尿中红细胞+,蛋白+,双下肢浮肿减退,舌质淡,苔薄黄腻,脉细,BP 140/95mmHg。加服降血压药物。

处方:前方加制大黄 10g,落得打 30g,生黄芪 30g。山海棠片 5 片,1 日 3 次。

四诊(2004 年 9 月 23 日):患者症情平,纳可,大便正常,浮肿消退,舌质稍红,苔薄,脉细。治疗仍以益肾清利,化瘀止血。测得尿常规 RBC 3~5/HP,尿蛋白+。

按:该病例病史已长,中医药治疗症状好转,尿中红细胞减少明显。这仅是初步治疗的情况,IgA 肾病血尿易反复,须长期治疗观察。

【病例3】——IgA 肾病

患者唐某,性别:男性,年龄:22 岁。2005 年 5 月 20 日初诊。

现病史:2 个月前咽痛以后,发现尿色深,化验尿中红细胞多,做肾穿刺诊断为 IgA 肾病,局灶球性节段硬化型轻度,目前仍腰酸痛,小便尚可,但尿色深,化验红细胞(+++),纳可,口不干,大便正常,舌苔薄尖红,咽部红,脉细。BP 110/70mmHg。

辨证分析:病起感受外邪,入侵足少阴肾病变,邪阻血瘀而尿血。

中医诊断:尿血。

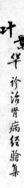

治法:益肾清化、祛瘀止血。

处方:鹿衔草 30g,旱莲草 30g,白花蛇舌草 30g,金银花 30g,白茅根 30g,小蓟 30g,炒蒲黄 10g,血余炭 10g,蒲公英 30g,侧柏叶 30g,陈皮 10g,茜草 10g,琥珀粉 4g。

二诊(2005 年 5 月 27 日):药后情况好转,腰酸痛减,尿色较深,化验尿红细胞(+),白细胞 1~3/HP,苔薄尖红,脉较细,再以前方加荠菜花 30g。

三诊(2005 年 6 月 10 日):情况好,小便清,腰不酸,纳可,大便正常,咽充血亦减,舌苔薄脉缓,再以前方续服一周。

按:IgA 肾病血尿不易治疗,该病例药后血尿有所减少,但易反复,患者必须注意身体保养,不要过度劳累,避免感受外邪,忌食辛辣之品。

五、肾病综合征 4 则

肾病综合征为大量蛋白尿,尿蛋白>3.5g/d,低蛋白血症,白蛋白<30g/L,高脂血症和水肿。该病是由于多种疾病过程中损害了肾小球毛细血管通透性的结果,不是一个独立的疾病,可有原发性和继发性两类。原发性有微小病变肾小球病、系膜增生性肾小球肾炎、膜性肾病等,继发性有感染性疾病、系统性红斑狼疮、过敏性紫癜等。

来中医诊治肾病综合征的病人,一般皆已用过激素治疗,或尚在治疗中,因有不适而来服中药,或用激素治疗疗效欠佳而改中医药治疗。中医按辨证论治,对部分病例可取得一定的疗效。

【病例 1】——肾病综合征

患者夏某,男性,51 岁。2004 年 12 月 23 日初诊。

病史:今年体检时发现尿蛋白(+++),当时无不适,无浮肿,纳可,大小便正常,后来出现下肢浮肿,而住院诊治,检验 24 小时尿蛋白定量 3.8g,血胆固醇 7.8mmol/L,甘油三酯 1.61mmol/L,肾功能正常,诊断为肾病综合征,用激素、雷公藤多苷片治疗。目前下肢浮肿明显并感酸胀,纳可,大便日一次,小便尚多,口苦,舌苔黄腻,脉弦较数,血压150/105mmHg,尿蛋白＋＋＋,红细胞3～6只/HP,血肌酐89μmol/L,尿素氮8.7mmol/L,尿酸650mmol/L,患者要求结合中医药治疗。

辨证分析:脾肾功能失常,湿热蕴阻,目前以实证为主。

中医诊断:水肿。

治法:清化湿热,利水消肿。

处方:黄柏10g,土茯苓30g,石韦30g,黄芩10g,制大黄10g,川牛膝15g,赤猪苓各15g,车前子30g包,玉米须30g,生薏仁30g,抖抖活30g,卫茅30g,白茅根30g,泽兰叶30g。

二诊(2005年3月20日):患者每2～4周来诊治一次,激素在减量,目前每天服3片,浮肿已退,尿蛋白＋,舌苔黄腻渐化,治宗前方续进。

三诊(2005年6月1日):情况好转,尿蛋白已转阴,血尿酸降至471mmol/L,下肢虽肿退,但仍感酸胀,舌苔黄腻渐化,脉缓,血压120/70mmHg。

四诊(2005年11月2日):近有感冒发热,舌苔黄腻又增厚,治以兼顾。

处方:黄柏10g,黄芩10g,土茯苓30g,白花蛇舌草30g,四季青30g,蒲公英30g,卫茅30g,陈皮10g,白茅根30g,地丁草30g,甘草4g,生薏仁30g,生山栀10g,凤尾草30g。

五诊(2006年6月1日):半年来间断服中药,情况尚可,尿蛋白阴性,下肢酸胀,激素和雷公藤多苷片停服,舌苔仍黄腻,脉缓,治拟清化湿热。

处方:黄柏10g,土茯苓30g,石韦30g,卫茅30g,川牛膝15g,生薏仁30g,制大黄10g,黄芩10g,白花蛇舌草30g,蒲公英30g,丹皮10g,赤芍10g,白茅根30g。

六诊(2006年7月19日):近来小便不爽,化验尿中白细胞满视野,舌苔黄腻,脉缓,治以清热解毒通淋。

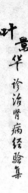

处方:黄柏 10g,土茯苓 30g,瞿麦 15g,萹蓄草 30g,黄连 5g,车前草 30g,蒲公英 30g,地丁草 30g,凤尾草 30g,四季青 30g,卫茅 30g,生地榆 15g,白花蛇舌草 30g,枳壳 10g。

七诊(2006 年 8 月 23 日):上述情况好转,小便爽利,尿中白细胞减少,舌苔仍黄腻,脉缓,治宗前方续进。

八诊(2007 年 1 月 31 日):一般情况好,仅感腰肢酸胀,舌苔黄腻已化,复查小便正常,肝肾功能正常,治拟清化调理。

处方:黄柏 10g,制苍术 10g,川牛膝 10g,桑寄生 30g,鹿衔草 30g,生薏仁 30g,扦扦活 30g,桑枝 30g,土茯苓 30g。

按:本病例肾病综合征,用激素、雷公藤多苷片和中医药治疗取得缓解,在激素减量过程中有感冒发热和尿路感染,但肾病未见反复。该病例中医辨证湿热蕴阻明显,服中药后有所好转,但感冒和尿路感染后口苦,舌苔黄腻又甚,因此治疗始终以清化湿热为主。

【病例 2】——肾病综合征

患者董某,性别:女性,年龄:58 岁。2004 年 5 月 31 日初诊。

主诉:双下肢浮肿、神疲乏力 2 年。

现病史:一年多前因浮肿而住院,做肾穿刺诊断为增殖性肾炎,经激素治疗已一年多,目前仍在服小剂量激素(隔日服 2 片),雷公藤多苷片治疗,每次 2 片,每日 3 次,但下肢仍有浮肿,神疲乏力,脐旁痛,小便不多,纳呆,大便日 2 次。舌形胖,苔腻,脉细,血压 108/60mmHg,下肢有轻度凹陷性浮肿。

化验检查:尿蛋白＋＋,24 小时尿蛋白定量 1.9g,血白蛋白 29g/L,球蛋白 21g/L,胆固醇 8.15mmol/L,甘油三酯 4.78mmol/L,血肌酐 52μmol/L,尿素氮 4.5mmol/L。

中医诊断:水肿。

辨证分析:脾肾亏虚,湿浊瘀内蕴。

治法:益肾健脾,利湿化瘀。

处方:鹿衔草 30g,桑寄生 30g,党参 15g,生白术 15g,白茯苓 15g,生黄芪 30g,细柴胡 10g,制大黄 10g,生薏仁 30g,莪术 10g,泽兰叶 30g,海藻 10g,昆布 10g,枳壳 10g,虎杖 30g,片姜黄 10g,甘草 9,徐长卿 15g。

2004 年 6 月 28 日复诊:药后自觉情况好转,但纳欠佳,舌苔脉象同前,治疗前方去徐长卿、制大黄、细柴胡,加砂仁 3g,炒楂肉 30g,仙灵脾 30g,补骨脂 30g。

2004 年 7 月 19 日复诊:下肢仍有浮肿,小便不多,大便较溏薄,舌苔中较腻,舌形胖,脉细,尿中蛋白＋＋,蛋白定量 1.2g/24 小时,较前减少,去补骨脂,加仙鹤草 30g,芡实 30g,防风 10g。

2004 年 8 月 23 日复诊:自觉情况好转,下肢肿退,纳可,大便正常,小便尚多,平时易感冒,苔薄腻化薄,脉细,尿蛋白 24 小时减至 0.4g,血压 110/70mmHg,治疗前方加减。

处方:党参 15g,白术 10g,茯苓 15g,防风 10g,紫苏 15g,片姜黄 10g,虎杖 30g,制大黄 10g,陈皮 10g,生薏仁 30g,莪术 10g,黄芪 30g,海藻 15g,生山楂 30g,炒枳壳 10g。

2004 年 9 月 6 日复诊:情况平稳,易感冒,纳可,大小便尚可,舌有齿形,苔中较腻,脉细。血压 110/80mmHg,咽部较红,前方出入。

按:该病例肾病综合征,用激素和雷公藤多苷片治疗一年多,情况有所好转,但 24 小时尿蛋白定量仍在 1g 以上,中医按辨证一方面补肾健脾益气,一方面利湿化浊祛风,调治近 4 个月,肿退,尿蛋白减少至 0.4g。

【病例3】——肾病综合征,血尿

患者万某,性别:女性,年龄:47 岁。2005 年 4 月 21 日初诊。

主诉:尿血 2 个月。

现病史:患者肾病综合征已 2 年,当时肿甚,尿蛋白(＋＋＋),用激素和中药治疗半年后肿退,蛋白尿减少,但尿中出现少量红细胞,至 2 个月前尿中红细胞增多 30～40 只/

HP,蛋白阴性,小便时欠利,次数不多,腰酸乏力,气短易出汗,纳可,口干,大便正常,舌苔薄质淡红,脉细。肾功能正常,血压 90/70mmHg。

中医诊断:血尿。

辨证分析:脾肾亏虚,病久气阴不足,虚火内旺,迫血妄行。

治法:益气养阴,凉血止血。

处方:太子参 15g,生地黄 15g,旱莲草 30g,白茅根 30g,小蓟 30g,炒蒲黄 10g^包,血余炭 10g,黄柏 10g,生地榆 10g,茜草 10g,甘草 4g,鹿衔草 30g,桑寄生 30g,枳壳 10g,徐长卿 15g,琥珀粉 4g^吞,参三七 4g^吞。

2005 年 6 月 20 日复诊:药后血尿好转,多时 20～30 只/HP,少时 7～8 只/HP,其他情况亦好转,舌苔脉象如前,治疗承前法。

处方:太子参 15g,生地黄 20g,旱莲草 30g,仙鹤草 30g,赤芍 10g,丹皮 10g,景天三七 30g,白茅根 30g,小蓟 30g,血余炭 10g,炒蒲黄 10g,甘草 4g,侧柏叶 30g,桑寄生 30g,怀牛膝 10g,茜草 10g,陈皮 10g。

2005 年 9 月 19 日复诊:一般情况较好,尿中红细胞 8～10 只/HP,解小便时有热感,治疗处方加黄柏 10g,知母 10g。

2005 年 11 月 14 日复诊:尿中红细胞又减少 6～7 只/HP,小便热感已减,纳可,大便如常,舌质较红,苔薄,脉细,血压 115/70mmHg,治疗再以前方加黄精 15g,灵芝 30g。

该病例经中药治疗后,症状好转,镜检尿红细胞由 30～40 只/HP 减至 10 只/HP 以内。

2006 年 3 月 6 日门诊随访:患者诉一般情况尚好,但口干,舌红苔薄黄,小便时有热感,尿镜检尚有少量红细胞,脉细,血压 110/70mmHg。

辨证分析:阴虚内热。

治法:养阴清热凉血。

处方:生地黄 15g,知母 10g,石斛 15g,土茯苓 30g,旱莲草 30g,景天三七 30g,地骨皮 15g,白茅根 30g,小蓟 30g,炒蒲黄 10g,苎麻根 15g,灵芝 30g,甘草 3g,陈皮 10g,黄柏 10g。

按:该病例用激素和中药治疗后浮肿退,尿蛋白减少,但尿中红细胞增多而来中医诊治,按辨证以益气养阴、凉血止血法,取得疗效,尿中红细胞逐渐减少,病情得到缓解。

【病例 4】——肾病综合征,上呼吸道感染

患者王某,性别:女,年龄:43 岁。2004 年 9 月 16 日初诊。

病史:患者于 1989 年怀孕时出现全身浮肿,蛋白尿＋＋～＋＋＋,诊断为肾病综合征,用激素、雷公藤多苷治疗效果不佳。长期以中药治疗为主。近来患者有新感,咽痛、咳嗽 3 天。尿蛋白＋＋＋,血脂高,时有浮肿。测血压 110/80mmHg。2004 年 4 月 12 日查血常规:红细胞计数:$4.56×10^{12}$/L,血红蛋白:137g/L,肌酐 81.61μmol/L,尿素氮 5.4mmol/L,尿酸 4.66mmol/L,胆固醇 9.7mmol/L,甘油三酯 2.7mmol/L,肌酐清除率 66.3%(46.2～72.0)。脉细、舌质淡、苔薄腻。

中医诊断:①感冒(风邪外感,湿瘀内阻);②虚劳。

辨证分析:外感风邪,肺气不宣致咽痛、咳嗽。中阳不足,脾失健运,气不化水,以致下焦水邪泛滥,故时有下肢浮肿。脾气虚陷,肾虚不能固摄而精微下泄,蛋白尿。

治法:祛风解毒化湿。

处方:大力子 10g,射干 10g,金银花 30g,白花蛇舌草 30g,甘草 4g,制大黄 10g,海藻 15g,皂角刺 30g,莪术 15g,夏枯草 10g,炙僵蚕 15g,陈皮 10g,猫爪草 30g,灵芝 30g,片姜黄 10g,虎杖 30g,石韦 30g,黄芪 30g。14 剂。

二诊:药后患者上感已瘥,余症如前。脉细、舌质淡、苔薄腻。

辨证分析:脾肾不足,气血两虚,湿瘀内阻。

治法:补益脾肾,补气养血,化湿祛瘀散结为法。

处方:黄芪 30g,生地黄 20g,灵芝 30g,炙僵蚕 15g,乌梢蛇 6g,甘草 4g,虎杖 30g,片姜黄 10g,制首乌 20g,猫爪草 30g,夏枯草 10g,莪白术各 15g,海藻 15g,皂角刺 30g,陈皮 10g,当归 10g。

患者前后在叶老处间断诊疗约十余年,2005 年 11 月 10 日化验:血常规:红细胞计数:$4.13×10^{12}$/L,血红蛋白:124g/L,肌酐 $93\mu mol$/L,尿素氮 6mmol/L,尿酸 $573\mu mol$/L,胆固醇 7.61mmol/L,甘油三酯 2.32mmol/L,肌酐清除率 1.02(0.77~1.20)。根据化验,病人慢性肾炎十余年,肾功能保持正常,病情基本稳定。

按:慢性肾炎病变过程中,变化多端,但本虚与邪实的一对矛盾始终贯穿在病变过程中,有时以邪实为主,有时以正虚为主,辨证须掌握病情标本,权衡轻重缓急,根据"急则治其标,缓则治其本"的原则进行治疗。"急则治其标"的标就是在病变进展中表现为邪实为主的各种表现,临床上称之为"增恶因素"。表现类型大多有以外邪引发发热、咳嗽、咽痛呼吸道病变为主要症状。本病人在外感明显时就祛邪为主,药用大力子、射干、金银花等。缓则治其本,以健脾补肾、益气养血,兼解毒化瘀、泄浊利湿法。药用黄芪、生地黄、灵芝、炙僵蚕、乌梢蛇、虎杖、片姜黄、制首乌、猫爪草、夏枯草、莪术、白术、海藻、皂角刺、陈皮、当归。病人慢性肾炎十余年,肾功能保持正常,病情基本稳定,与长期服中药有密切关系。

第二节 继发性肾小球肾病

一、糖尿病肾病 4 则

糖尿病肾病是糖尿病常见的并发症,主要病理变化为肾小球硬化,尿微量白蛋白>200mg/24h,是早期诊断的指标。

中医认为糖尿病肾病是由于"消渴"所致。脾肾亏损,阴阳两虚功能失调,脾不健运,不能化生精微,又不能运化水湿,致水湿滞留。肾不气化,早期不能固摄而精微下泄,后期又不能泌浊排毒致湿浊瘀毒滞留为患。

【病例1】——糖尿病肾病,高血压

吴某,男性,65岁。2008年6月19日初诊。

主诉:反复乏力及眩晕10年,加剧1周伴腰酸。

现病史:患者有糖尿病及高血压病史10年,长期服用降糖降压药,去年体检时,血糖尚平,血压偏高。偶有腰酸痛,近加剧。伴见劳则乏力,头晕不适,面色不华,时有口干,尿畅不痛,时见尿浊,下肢不肿,纳食尚可,大便正常。

体检:神清,精神委靡,浅表淋巴结未及肿大,两肺未闻及干湿啰音,心率87次/分,律齐,肝脾肋下未及,下肢不浮肿。察其舌苔薄腻、质稍胖,诊其脉象弦数。

辅助检查:辅助检查肾功能正常;B超:二肾正常;BP 150/95mmHg;尿常规:尿蛋白+;24小时尿蛋白定量:0.8g;血尿酸536μmol/L;血尿素氮5.3mmol/L;血肌酐77μmol/L;血甘油三酯1.61mmol/L;血胆固醇4.07mmol/L。

中医诊断:虚劳,眩晕。

辨证分析:长期糖尿病,气阴亏虚,脾肾不足,脾肾气虚不运,湿浊内盛则面色不华,时有口干、尿浊、苔薄腻质稍胖。因腰为肾之府,肾主骨髓,肾精亏虚,骨髓不充,以致腰酸软而腿膝无力,肾虚不固则蛋白流失,瘀血阻脉则见脉象弦数。

治法:益气养阴,活血化瘀。

处方:黄芪30g,知母10g,太子参10g,五味子6g,丹参30g,葛根15g,山茱萸10g,荔枝核30g,鬼箭羽20g,土茯苓30g,甘草4g。28剂。

二诊(2006年7月1日):服上药方近一月,患者时有头痛,未见浮肿,纳食尚可。检阅其辅助检查和实验室检查:测血压155/80mmHg,尿蛋白+。察其舌苔薄微黄、质稍胖,诊其脉象弦数。

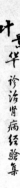

辨证分析：

糖尿病常合并高血压，二者犹如一对患病亲兄弟，高血压患者常常有代谢综合征的表现：胰岛素抵抗、中心性肥胖及血脂异常，这些情况更容易发展为糖尿病，高血压患者发生糖尿病的风险高于非高血压人群。与高血糖一样，高血压也是糖尿病心血管和微血管并发症的重要危险因素。糖尿病合并高血压的心血管风险是非糖尿病人高血压的 2 倍。血压≥120/70mmHg 与糖尿病心血管事件和死亡持续相关。辨证须掌握病情标本，权衡轻重缓急，对血压增高者，证见肝阳上亢之状，在临床上控制血压很重要。

治法：平肝息风，清热化瘀。

处方：甘菊花 10g，白蒺藜 15g，夏枯草 10g，莪术 10g，嫩钩藤 30g，鬼箭羽 30g，五味子 6g，山茱萸 10g，川芎 6g，旱莲草 30g，白茅根 30g。14 剂，嘱降压药坚持认真服用。

三诊（2006 年 7 月 15 日）：经上方治疗，患者血压稳定，检阅其尿蛋白＋，红细胞 5～10/HP，24 小时尿蛋白定量 0.59g，观其症情稳定。

治法：补肾清利，益气化瘀。

处方：熟地 20g，金雀根 30g，石韦 30g，土大黄 20g，鬼箭羽 30g，芡实 30g，旱莲草 30g，鹿衔草 30g，川芎 6g，甘草 6g，川草薢 30g，土茯苓 30g，玉米须 30g。14 剂服完后，原方加首乌 15g 补肾养血，服 56 剂。

病程观察：患者坚持服药，在治疗中注意控制血压，减少疾病增恶因素，并守中有变，辨证施治，经治疗尿蛋白减少，腰痛好转。病人慢性肾炎发现近五年余，肾功能保持正常，病情基本稳定，与长期服中药有密切关系。

按：有研究表明：降压治疗可以减少糖尿病的心血管风险达 74％；多组大型研究还证实，糖尿病人的降血压治疗效果优于非糖尿病。但同时，单纯的西药降压对相当一部分人来说，效果并非理想。因此，采用中西医结合的方式调整血压，对糖尿病人群可谓意义重大。中医理论认为:高血压属于眩晕范畴,与肝、脾、肾三脏密切相关,进行中医辨证论治,可分为以下证型:肝肾阴虚、肝阳上亢、气虚血瘀、肾精不足、痰浊中阻。治疗分别予滋养肝肾、平肝潜阳;补气养血、活血化瘀;补肾益精、燥湿祛痰、健脾和胃。同时,平时宜节肥腻烟酒,忌辛辣,戒躁怒等,适当增加体力活动,并定时检测血压、血糖,将血压控制在 140/90mmHg 以下,血糖维持在 5 ～ 6mmol/L。

【病例 2】——糖尿病肾病

患者张某,男性,50 岁。2006 年 9 月 13 日初诊。

主诉:下肢浮肿 2 周。

现病史:2 年前发现有糖尿病,服西药降糖药,空腹血糖维持在 5～7mmol/L。2 周前出现下肢浮肿,小便泡沫多,尿蛋白＋＋＋,24 小时蛋白定量 7.0g,血胆固醇 8.38mmol/L,甘油三酯 7.7mmol/L,血压 130/90mmHg。腰酸,纳可,大便日一次,小便较多。舌苔薄黄质红,脉缓。

中医诊断:水肿。

辨证分析:脾肾亏虚,湿浊瘀毒内蕴,目前以实证为主。

治疗方法:先以清热解毒,活血祛瘀,佐以化湿浊。

处方:黄连 5g,黄芩 15g,制大黄 15g,水蛭 6g,地鳖虫 6g,卫矛 30g,虎杖 30g,鬼针草 30g,金雀根 30g,鹿衔草 30g,泽兰 30g,石韦 30g,陈皮 10g,决明子 10g,生山楂 30g,黄芪 30g,炙僵蚕 15g,海藻 15g。

2006 年 10 月 29 日复诊:药后下肢浮肿渐退,血肌酐 69.0μmol/L,尿素氮 3.4mmol/L,尿酸:325mmol/L,尿蛋白＋＋＋,再以前方,另以决明子 10g、甘菊花 10g、生山楂 30g 煎汤代茶。

2006 年 11 月 30 日复诊:情况如前,下肢仍有浮肿,口不干,大小便如前,舌苔薄黄,脉缓,再照前方,另加雷公藤多苷片,2 片 1 次,1 日 3 次。

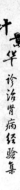

　　2006年12月28日复诊:上周曾有感冒咳嗽,目前好转,下肢不肿,咽部较红,舌苔薄腻尖红,脉缓,尿常规中有红细胞5～10只,蛋白＋＋＋,24小时定量6.5g。

　　治法:标本兼顾,扶正祛邪。

　　处方:蝉衣10g,炙僵蚕20g,白花蛇舌草30g,大力子10g,黄芩15g,卫矛30g,虎杖30g,泽兰30g,鬼针草30g,石韦30g,制大黄15g,枳壳10g,地鳖虫6g,桃仁10g,红花10g,黄连5g。

　　2007年2月14日复诊:情况好转,肿退已两个月,大小便正常,舌苔薄黄,脉缓,血压110/80mmHg,尿蛋白＋＋,红细胞14/HP,治再以前方加黄芪30g。

　　2007年4月5日复诊:情况平稳,尿蛋白明显减少,24小时蛋白定量1.13g,血甘油三酯下降为2.31mmol/L,胆固醇9.22mmol/L,血浆白蛋白59.9g/L,白蛋白34.5g/L,肾功能正常。舌苔薄,脉缓,治以前方出入。

　　处方:黄芪30g,当归10g,炙僵蚕20g,卫矛30g,石韦30g,黄芩15g,虎杖30g,鬼针草30g,制大黄15g,地鳖虫6g,桃仁10g,红花10g,黄连5g,泽兰30g,枳壳10g。雷公藤多苷片继续服。

　　2007年6月3日复诊:情况如前,自觉无特殊不适,红细胞4.7个/HP,24小时蛋白定量为2.1g,治同前方,加熟萸肉10g,决明子15g,再加服血脂康。

　　2007年11月15日复诊:情况好,纳可,大小便如常,舌苔薄黄腻,脉缓,尿蛋白＋,红细胞3.5个/HP,治疗继服前方,停血脂康,改为活血通脉胶囊。

　　2007年12月19日复诊:情况同前,血CPT 65.5mmol/L,停服雷公藤多苷片,加垂盆草30g,继续服前方。

　　2008年4月17日复诊:情况平稳,无特殊不适,尿蛋白24小时定量,已降至0.67g,肾功能正常,内生肌酐清除率1.79ml/min,血甘油三酯2.15mmol/L,苔薄腻,脉缓,前方继进加丹参30g,停活血通脉胶囊。

2008年8月7日复诊:情况好,尿正常,舌苔薄,脉缓。血压130/80mmHg,雷公藤多苷片已停服8月,治疗照前方加味,继续调理。

处方:黄芪30g,制首乌15g,鬼箭羽30g,炙僵蚕15g,决明子15g,虎杖30g,川萆薢30g,白术10g,川芎10g,制大黄10g,鬼针草30g。

按:该病例为糖尿病肾病,主要表现下肢肿,大量蛋白尿,血脂高,血浆白蛋白低,经中药辨证施治结合内服雷公藤多苷片,在应用雷公藤多苷片前下肢浮肿已退,但尿蛋白仍多,故加用该药4个月后蛋白尿明显减少,连续共服11个月,该病例经2年的治疗后病情得到缓解。在治疗过程使用清热解毒药黄连、黄芩、制大黄较多,活血祛瘀药卫茅、泽兰、虎杖、地鳖虫、水蛭、桃仁、红花,应用这两类药在本病例治疗起到了主要作用。

【病例3】——糖尿病肾病,慢性肾衰

患者顾某,男性,78岁。

初诊:患者有糖尿病、冠心病已10年,近来经常头晕耳鸣,心跳阵作,血压160/80mmHg,血肌酐245μmol/L,尿素14mmol/L,血糖7mmol/L,尿蛋白(+),红细胞3~6个/HP,纳可,口不干,大便日1~2次,小便尚多,舌苔薄质黯红,脉不匀。

中医诊断:虚劳。

辨证分析:气阴亏虚,瘀浊蕴阻。

治法:益气养阴,活血化瘀泄浊。

处方:黄芪30g,灵芝30g,制首乌15g,熟女贞10g,桃仁10g,当归10g,红花10g,制大黄20g,川芎6g,天麻6g,川萆薢30g,枸杞子10g,胡芦巴10g。

患者同时嘱服糖适平、科素亚、拜心同。

上方连续服药2月,症状好转,舌较红,苔厚,脉时有不

匀,复查血肌酐下降 145μmol/L,尿素氮 14.6mmol/L,尿蛋白(十～＋＋),红细胞 2～4/HP,继续按前方加减,又服 2 月情况如前,有时头晕一般情况尚可,舌苔薄质黯红,脉较细,有时不匀,血压 160/60mmHg,大小便如前,仍以前法。

处方:黄芪 30g,灵芝 30g,制首乌 15g,葛根 15g,当归 10g,红花 10g,制大黄 20g,王不留行子 30g,川芎 6g,天麻 6g,川萆薢 30g,胡芦巴 10g,土茯苓 30g,皂角刺 30g,鬼箭羽 30g,桃仁 10g。

12 月 20 日再次复诊,情况好,复尿中红细胞只有 2～3 个,舌苔薄尖红,脉细,经承前方加减。

上方随证加减连续服药又一年半,多次化验血肌酐在 170.5μmol/L,尿素氮 14.0mmol/L,血糖在 7.0mmol/L,一般情况尚可。

按:该病例为糖尿病肾病,肾功能不全氮质血症期,长期服中药,并服降糖、降压药,病情有所好转,血肌酐下降,血糖亦比较稳定。

【**病例 4**】——糖尿病肾病,肾功能衰竭,尿毒症期

患者蔡某,女性,77 岁。2007 年 3 月 15 日初诊。

主诉:双下肢浮肿 4 个月。

病史:患者有糖尿病及高血压病史 11 年余,平素仅控制饮食及口服复方降压片及硝苯地平降压治疗,血糖、血压控制不详。今年一月初,患者反复咳嗽伴有气促,血白细胞计数升高,多次求诊,予抗菌药物静脉滴注治疗,并曾出现口服克拉霉素过敏,此后反复出现双足背浮肿,并迁延至膝关节,尿中泡沫增多,2007 年 3 月 5 日发现肾功能异常,前日来我院查尿常规,尿蛋白＋＋;肾功能:尿素氮 23.40mmol/L,肌酐 482.4μmol/L;血红蛋白 102g/L。为进一步治疗拟"慢性肾衰,尿毒症,肺部感染"收住入院。刻下:患者精神软,胃纳差,稍有咳嗽,双下肢浮肿明显,伴有大量泡沫尿。查体:体温 37.2℃,脉搏 80 次/分,呼吸 20 次/分,血压 160/96mmHg。

神志清楚,精神稍软,肾衰贫血貌,舌质淡黯,苔薄黄,脉细涩,口唇无紫绀,咽无红肿,双扁桃体无肿大,双肺呼吸音清,未及干湿啰音,心界无扩大,心率89次/分,律齐,各瓣膜区未闻及明显杂音。腹平软,无压痛及反跳痛,肝脾肋下未及,双下肢压迹(+)。

中医诊断:虚劳。

辨证分析:脾肾亏虚,湿浊瘀毒内阻。

治法:中药予清热解毒,活血泄浊。

处方:紫苏30g,黄芩10g,制大黄15g,皂角刺15g,赤芍20g,丹参20g,炙紫菀15g,陈皮10g,车前草30g,土茯苓15g,炒楂曲各15g,炙鸡内金10g。每日1剂。

静滴:活血通络:丹参针静滴。控制感染:阿莫维酸钾静滴。

二诊(2007年3月16日)查房:患者无发热及咳嗽,双下肢浮肿消退明显,胃纳可,无恶心及胸闷。查:神志清,贫血貌,心肺无特殊,腹软,移动性浊音阴性,双下肢压迹(±)。肝功能正常;总胆固醇5.16mmol/L,甘油三酯2.36mmol/L。肾功能:尿素氮:22.9mmol/L,肌酐:481.8μmol/L,尿酸:597μmol/L。血糖:6.85mmol/L,果糖胺2.3mmol/L。电解质:正常。心功能:乳酸脱氢酶:212IU/L,肌酸磷酸激酶:221IU/L,肌酸激酶同工酶:20IU/L。血常规:白细胞计数:15.1×10^9/L,中性粒细胞:82.6%,红细胞计数:3.25×10^{12}/L,血红蛋白:103g/L,血小板计数:219×10^9/L。血沉:44mm/h。肿瘤指标:正常。甲状腺功能检查:FT3:3.55pmol/L,FT4:19.75pmol/L,TSH:2.83μIU/ml,T3:1.2ng/ml,T4:123.8ng/ml。

B超:双肾大小形态正常,肾包膜纤细,肾实质厚度及回声未见异常,肾窦区回声未见异常,肾门处管道回声未见异常。输尿管、膀胱未见明显异常。心脏彩超:左房左室扩大,左室壁增厚,EF:0.37。主动脉瓣轻度反流。B超:肝脏、胆囊、胰腺、脾脏未见典型异常。

治法:清热利湿,泄浊解毒,佐以养阴化瘀。

处方:黄芩15g,制大黄15g,黄连5g,鱼腥草30g,大生地15g,北沙参15g,土茯苓30g,王不留行子30g,皂角刺30g,陈皮10g,半夏10g,桃仁10g,象贝10g,石韦30g。

三诊(2007年3月21日):患者症情好转,胃纳可,浮肿退,精神较前好转,二便畅。复查血常规:白细胞计数:8.1×10^9/L,嗜中性粒细胞:0.706。肾功能:尿素氮:17.0mmol/L,肌酐:465.2μmol/L,尿酸:452μmol/L。较前均有好转。前方继服二周。

四诊(2007年4月9日):病情缓解,准备出院。

按:糖尿病是导致慢性肾小球微血管病变的常见病因之一,目前中西医尚无好的疗效。中医辨证多属阴损及阳,伤及于肾所致,其基本病机多为肾阴阳俱虚,致脾肺气虚,气不摄精,瘀血阻滞,湿毒内停。治疗上宜遵循阴阳俱虚,阴中求阳、阳中求阴的原则,配以活血化瘀、利水解毒之法,方能奏效。从糖尿病阴虚燥热,损及于肾,致肾阴阳俱虚病理因素考虑,则又当用尚有降糖作用的益气、养阴之品。方中北沙参、生地滋养肺、肝、肾之阴;黄芩、黄连、苦寒降糖;王不留行子、皂角刺、制大黄活血泄毒,而大黄有增加肾血流量、排毒、改善慢性肾衰竭作用;黄连、黄芩配半夏又辛开苦降,和胃降逆止呕;土茯苓加石韦又有消除蛋白尿、改善肾功能之功。全方融益气、滋阴、活血、泄毒为一体,大补元气,阴阳互补,活血、排毒而不伤正。

二、高血压肾病3则

慢性肾炎一般先出现尿异常:蛋白尿,血尿以及有水肿、高血压。高血压肾病则高血压病史已长,逐渐出现肾损害,尿中蛋白量不多,视网膜动脉硬化明显,且患者年龄多比较大,并多有肾功能不全,中医按临床表现不同情况辨证论治。

【病例1】——高血压肾病

患者朱某,性别:女,年龄82岁。12月8日初诊。

主诉:咽部不适有黏痰,小便泡沫多1个月。

现病史:患者原有高血压30多年,血脂偏高。近1个月来咽部不适,有黏痰,舌苔中腻,质黯红。咽部充血、纳可,大便正常,小便泡沫多,脉弦。血压160/60mmHg,化验尿常规:尿蛋白(++),不肿。

中医诊断:喉痹。

辨证分析:病久正气亏虚,近又感受风邪,脾肾功能失常。

治疗方法:先以治标为主,疏解清化。

处方:蝉衣6g,炙僵蚕15g,牛蒡子10g,白花蛇舌草30g,射干10g,细柴胡10g,石韦30g,茯苓15g,甘草4g,陈皮10g,芡实30g,黄芪30g,丹参30g。

二诊(12月15日):药后情况好转,化验尿蛋白(++),治同前方继进,加黄芩10g。

三诊(12月22日):咽部充血减轻,肢节酸楚,大小便正常,化验尿蛋白阴性。舌苔中薄腻微黄,脉弦。血压140/70mmHg,治同前方出入。

处方:蝉衣6g,炙僵蚕15g,射干10g,白花蛇舌草30g,防风10g,忍冬藤30g,石韦30g,茯苓15g,丹参30g,黄芩10g,益母草30g,豨莶草30g,甘草4g。

四诊(12月29日):情况好转,舌苔腻化,咽部充血已明显减轻,再次复查尿蛋白阴性,治同前方续进。

按:该病例无肾炎病史,但高血压已久,近1个月来因上呼吸道感染二次出现蛋白尿,中医辨证按急则治标原则,用疏解清化,佐以益气活血。药后不仅上呼吸道感染症状好转,尿蛋白逐渐减少,调理3周后尿蛋白阴性,一般情况好。

【病例2】——高血压肾病,慢性肾功能不全,失代偿期

患者黄某,性别:男,年龄:60岁。7月25日初诊。

病史:患高血压已久,近一年多来血肌酐升高145～250μmol/L,一般情况尚可,时感腰酸,腹胀不适,矢气多,纳可,大便日2～3次,小便尚多,舌苔薄,舌背青筋明显,面色不华,脉缓,血压120/70mmHg(在服降压药)。

中医诊断:虚劳。

辨证分析:肾气不足,气血亏虚,湿浊瘀蕴阻。

治法:益肾健脾,补气养血,化瘀泄浊利湿。

处方:制首乌15g,炒枳壳10g,炒白术10g,黄芪30g,当归10g,制大黄20g,王不留行子30g,川芎6g,丹参30g,胡芦巴10g,怀牛膝10g,赤芍10g,益母草30g,乌药10g,青陈皮各10g,甘草4g。

二诊(8月8日):服药后自觉舒适,近又感冒,有咽痛,目前已好转,但咽部仍红,腰酸,舌苔薄尖红,脉缓,纳可,大便日1～2次,小便尚多,治以标本兼施。

处方:金银花30g,白花蛇舌草30g,鹿衔草30g,怀牛膝15g,石韦30g,制大黄15g,川芎10g,益母草30g,乌药10g,青陈皮各10g,丹参30g,黄芪30g,土茯苓30g。

三诊(8月22日):咽不痛,腹胀减,纳可,大便日1～2次,小便尚多,舌苔薄,脉缓,血压120/78mmHg,血肌酐降至125μmol/L,治宗前方加减续进。

处方:黄芪30g,桑寄生30g,制首乌15g,怀牛膝10g,制大黄15g,王不留行子30g,丹参30g,川芎10g,川萆薢30g,生蒲黄10g^包,车前草30g,青陈皮各10g,土茯苓30g。连续服药1个月,情况好。

按:该病例按辨证为虚实夹杂证,脾肾亏虚,气血不足而出现咯痰,面色不华。湿浊瘀蕴阻,脾胃运化功能失常而腹胀、矢气多,治以一方面补肾健脾,益气养血;一方面化瘀泄浊利湿,后又感受外邪而咽痛,治以兼顾新感外邪,连续服药一

个月,症状消除,血肌酐有所下降。

【病例3】——高血压肾病,氮质血症,多发性动脉硬化

患者杨某,男性,78岁。2007年10月5日初诊。

主诉:高血压10余年,近腰酸乏力纳呆。

现病史:患高血压已10余年,经住院诊断为原发性高血压、肾功能不全、多发性动脉硬化。近出现腰酸乏力、纳呆,大便少,须服大黄后方解,夜尿多,头晕寐差。血压170/60mmHg,面色萎黄,下肢轻度浮肿,舌质淡红,苔中腻,脉弦。

实验室检查:血常规:RBC:$3.13×10^{12}$/L,Hb:96g/L;肾功能:尿素氮:12.2mmol/L,肌酐:286μmol/L,尿酸:432μmol/L。

中医诊断:虚劳。

辨证分析:病久脾肾亏虚、气血不足,心肝功能失常,湿浊瘀蕴阻。

治法:益气养血,祛瘀泄浊利湿。

处方:黄芪30g,当归10g,川芎10g,制大黄15g,甘草4g,陈皮10g,砂仁5g后,鹿衔草30g,虎杖30g,制半夏10g,王不留行子30g,皂角刺30g,黄连5g,玉米须30g,紫苏30g,白蒺藜15g,灵芝30g。

2007年10月26日复诊:药后大便3~4次,有成形,夜尿小便多,寐差,纳可,口干苔中黄腻脉弦。

处方:前方去玉米须、紫苏加苦参10g,炒枣仁10g,连续服药2月,自觉情况好转,苔黄腻化薄,舌质淡红,脉趋缓和,夜尿减少,大便1~3次,纳可,血压160/70mmHg,复查肾功能:尿素氮13.3mmol/L,肌酐:250μmol/L,以后二周一次来诊后情况好转。

2008年2月2日复诊:复查肌酐下降至189μmol/L,尿素氮仍13.6mmol/L,尿酸:444μmol/L未下降,血常规:RBC:$2.8×10^{12}$/L,血红蛋白:96g/L;尿蛋白++,尿红细胞1~3/HP,治疗继前方益气养血、化瘀泄浊利湿为主。

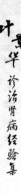

2008年5月6日复诊：又隔3个月，一般情况平稳，纳可，大便通畅，小便尚多，舌淡红少苔，脉缓。复查肌酐205μmol/L，尿素氮14.9mmol/L，尿酸：419μmol/L，尿蛋白±，红细胞0～1/HP，白细胞2～3/HP。

处方：熟地15g，桑椹子30g，黄芪30g，当归10g，炒枣仁10g，景天三七30g，制大黄20g，枳壳10g，土茯苓30g，青陈皮各10g，王不留行子30g，川草薢30g，皂角刺30g。

2008年11月21日复诊：来诊后患者一般情况尚可，两下肢轻度肿，以左下肢足背肿甚，皮肤发紫，大小便同前，舌质红，脉弦细，复查血肌酐196μmol/L，尿素氮4.8mmol/L，尿酸421mmol/L，血红细胞2.68×10^{12}/L，血红蛋白88g/L，尿蛋白＋，红细胞0～1/HP，白细胞2～3/HP，血压160/70mmHg，治同前方加鸡血藤30g，扦扦活30g。

2009年10月9日复诊：上方连续一年，一般情况尚可，下肢不肿，复查血肌酐217μmol/L，尿素氮19.2mmol/L，尿酸448mmol/L，尿常规（一），血红细胞2.60×10^{12}/L，血红蛋白86g/L。

按：该病例经中医药治疗观察，一般症状有所好转，血肌酐有所下降，但血尿素氮、尿酸未下降，血红蛋白、红细胞下降，肾性贫血是难治的病，该病例长期用益气养血之剂未能取得疗效。

三、痛风性肾病4则

尿酸性肾病即痛风肾，尿酸是嘌呤代谢终末产物，嘌呤代谢紊乱，或肾脏排泄尿酸减少，均可引起高尿酸血症，高尿酸血症引起肾损害。

中医认为由于禀赋不足，脾肾虚弱，过食膏粱厚味，鱼肉海鲜，损伤脾胃导致脾肾功能失常。水湿痰浊蕴阻肾络、关节、经络而引起石淋，腰腹疼痛，关节肿痛，病变日久，脾肾功能衰败，不能升清降浊，导致肾功能衰竭，临床上多数病例有痛风反复发作史,小部分病例高尿酸血症,很少有痛风发作。

【病例1】——痛风性肾病,慢性肾功能不全,氮质血症期

患者宋某,性别:男,年龄:70岁。2008年6月5日初诊。

主诉:反复关节红肿、痛疼十余年,腰酸乏力感3年。

病史:患者痛风病史10余年,高血压病史20余年,长期服用安内真、康忻控制血压,血压控制尚平,2007年尿蛋白++,血肌酐≥300μmol/L,患者反复感腰酸、乏力、双下肢浮肿,近期无明显诱因下加重,感腰酸乏力较前加重并怕冷,纳可,无明显恶心,大便日2～3次,成形,小便尚通畅,量1500～2000ml/24小时,无明显口干。今为进一步治疗就诊。

既往史:否认其他慢性病史。

舌苔脉象:舌尖红,苔薄腻,脉细弦。

体检:心肺无异常,血压:150/70mmHg,腹部平软,肝脾肋下未及,双下肢凹陷性浮肿2度。

实验室检查(2008年4月14日):肾功能:尿素氮:24mmol/L,肌酐:430μmol/L,尿酸:485μmol/L。

中医诊断:痹证(风湿热痹)。

辨证分析:肝肾阴亏,风湿热瘀浊蕴阻。

治法:清热化湿,祛瘀泄浊。

处方:制大黄30g,土茯苓30g,皂角刺30g,王不留行子30g,落得打30g,威灵仙10g,虎杖30g,灵芝30g,川萆薢30g,青陈皮各10g。水煎服,日一剂,7剂。

另外予肾衰膏脐疗,10次,口服碳酸氢钠片2片,1日3次。

二诊(2008年6月19日):患者症情平稳,无明显不适,自感精神较前好转,纳可,大便日2～3次,腰酸较前稍加重,双下肢浮肿明显减轻,尿量2000ml/24小时,舌尖红,苔薄黄,脉细数,血压140/60mmHg。

实验室检查:肾功能:尿素氮:29.2mmol/L,肌酐:616μmol/L,尿酸:596μmol/L,血常规:白细胞计数:4.3×

10^9/L,红细胞计数:2.68×10^{12}/L,血红蛋白:87g/L。

处方:制大黄30g,土茯苓30g,皂角刺30g,王不留行子30g,川草薢30g,威灵仙10g,虎杖30g,卫茅30g,忍冬藤30g,豨莶草30g,伸筋草30g,赤芍15g,丹皮10g,徐长卿15g,金雀根30g,青陈皮各10g,黄连5g。14剂,水煎服,1日1剂。

另外予肾衰膏脐疗,10次,口服碳酸氢钠片2片,1日3次。

三诊(2008年7月3日):患者症情平稳,无明显不适,自感精神较前好转,纳可,大便每日2次,下肢浮肿不明显,舌质淡,苔薄脉细弦,血压136/70mmHg。

治疗予中药原方加黄芪30g,当归10g。

四诊(2008年7月23日):患者病情较稳定,双下肢未见浮肿,腰酸较前减轻,纳可,大便每日2次,尿量基本可以维持在1500～2000ml/24小时,肾功能:尿素氮:12.9mmol/L,肌酐:356μmol/L,尿酸:328μmol/L。

处方:制大黄30g,土茯苓30g,皂角刺30g,王不留行子30g,黄芪30g,当归10g,卫茅30g,虎杖30g,青陈皮各10g,威灵仙10g,金雀根30g,生甘草4g,桑椹子30g,黄精30g,灵芝30g,鸡血藤30g,生白术10g。水煎服,日一剂。

定期门诊随访,成药同前。

按:痛风性肾病,肾功能受损,肌酐、尿酸、尿素氮为尿毒,毒久生热,浊邪损肾,治疗以扶正泻浊,加用虎杖、威灵仙、忍冬藤祛风利湿通络止痛,后期加用黄芪、当归补气养血,桑椹、黄精、灵芝、鸡血藤养阴血,通络而扶正取效。症状改善,血肌酐、尿酸有所下降。

【病例2】——痛风性肾病

患者高某,性别:男,年龄:68岁。2007年10月17日初诊。

主诉:双下肢浮肿半年余。

现病史:患者素体尚健,半年前无明显诱因下出现双下肢浮肿,就诊于长海医院,诊为慢性肾衰竭,肾动脉硬化,痛风性肾病,胆囊结石。治疗后症情尚平稳,双下肢反复浮肿,腰痛,小便通畅,大便1~2次/日,纳可,近期无明显诱因下加重。

既往史:否认其他慢性病史。

舌苔脉象:舌尖红,苔薄腻,脉细弦。

体检:心肺无异常,血压:160/80mmHg,腹部平软,肝脾肋下未及,双下凹陷性浮肿2度。

实验室检查:肾功能:尿素氮:5.7mmol/L,肌酐:130μmol/L,尿酸:421μmol/L。

中医诊断:腰痛,水肿。

辨证分析:肾亏湿蕴,脾肾亏虚,风邪内伏,湿瘀浊蕴阻。

治法:益肾祛风,利湿化瘀泄浊。

处方:鹿衔草30g,桑寄生30g,威灵仙10g,虎杖30g,制大黄15g,土茯苓30g,皂角刺30g,甘草4g,枳壳10g,川萆薢30g,豨莶草30g,王不留行子30g,川芎10g。水煎服,1日1剂,7剂。

二诊(2007年11月27日):患者症情平稳,无明显不适,自感精神较前好转,纳可,大便日2~3次,双下肢浮肿明显减轻,舌尖红,苔薄黄,脉细数,血压140/80mmHg。

实验室检查:肾功能:尿素氮:6.8mmol/L,肌酐:126μmol/L,尿酸:507μmol/L,尿常规(一)。

处方:黄柏10g,土茯苓30g,川萆薢30g,虎杖30g,卫茅30g,威灵仙15g,制大黄15g,皂角刺30g,甘草4g,车前子30g包,青陈皮各10g,豨莶草30g,王不留行子30g,玉米须30g,枳壳10g,扦扦活30g。

三诊(2007年12月26日):患者症情平稳,无明显不适,自感精神较前好转,纳可,大便每日2次,下肢浮肿不明显,舌质淡,苔薄脉细弦,血压160/90mmHg。

处方:鹿衔草30g,桑寄生30g,威灵仙10g,虎杖30g,制大黄 15g,土茯苓 30g,王不留行子 30g,皂角刺 30g,黄芪 30g,当归 10g,赤芍 15g,卫茅 30g,菝葜 30,枳实 10g,川萆薢 30g,豨莶草 30g。水煎服,1日1剂,7剂。

定期门诊随访。

四诊(2008年4月16日):患者症情平稳,无明显不适,自感精神较前好转,纳可,大便每日2次,下肢浮肿不明显,舌质淡,苔薄脉细弦,血压160/90mmHg。

实验室检查:肾功能:尿素氮:8.7mmol/L,肌酐:103μmol/L,尿酸:434μmol/L,尿常规(一)。

原方加怀牛膝 15g,杜仲 15g。

按:该病例由于脾肾亏虚,风邪深伏于肾,湿瘀浊蕴阻,出现疼痛,下肢浮肿,初诊治以益肾祛风,用鹿衔草、桑寄生、豨莶草、威灵仙等,用川萆薢、土茯苓以利湿,用制大黄、王不留行子、川芎化瘀泄浊,药后情况好转,病情稳定后扶正祛邪同治,加黄芪、当归以补气养血。

【病例3】——痛风性肾病,氮质血症

患者龚某,性别:男,年龄:82岁。2001年3月22日初诊。

主诉:手足关节疼痛变形多年,伴腰酸、乏力加重1年。

病史:患者老年男性,痛风病史20余年,反复手足关节疼痛变形,伴有腰酸、乏力感数年,未予重视,1年前体检发现肾功能不全(具体不详),未予重视,近期关节无疼痛,乏力、口干、腰酸不适感明显,今为进一步治疗就诊。目前患者面色萎黄,大便日2~3次,小便通畅。

既往史:否认其他慢性病史。

舌苔脉象:舌尖红,舌体偏胖,苔薄,脉弦细。

体检:血压:130~180/80~90mmHg,腹部平软,肝脾肋下未及,双下肢不肿。

实验室检查:肾功能:尿素氮:12.7mmol/L 肌酐:198μmol/L,尿酸 450mmol/L,尿蛋白+~++。

中医诊断:痛风,虚劳。

辨证分析:气阴亏虚,湿热瘀毒阻络。

治法:益气养阴,泻浊利湿,解毒化瘀。

处方:黄芪30g,生地黄15g,制大黄10g,王不留行子30g,土茯苓30g,川萆薢30g,灵芝30g,皂角刺30g,赤芍15g,丹参30g,生甘草4g,威灵仙10g,玉米须30g,仙灵脾30g。

随症加减,平时易感冒,咳嗽,加宣肺化湿之剂;血压高服降压药;纳呆,苔腻加砂仁、谷麦芽;活血化瘀加桃仁、红花;头晕加天麻、制首乌、白蒺藜、当归、川芎。

在服中药半年,血肌酐有所下降,至130μmol/L,尿素氮、尿酸下降不明显,后患者反复感冒、咳嗽,血肌酐亦随之有所上升。2003年10月因疝气手术住院治疗,血肌酐、尿素氮亦有所升高。2003年4月9日至2004年8月26日,血肌酐137~197μmol/L,尿素氮13.7~20.5mmol/L,尿酸388~441mmol/L,维持比较平稳。至2005年3月2日起肌酐逐步升高296~378~382μmol/L,尿素氮24~20~23mmol/L,尿酸406~480~457mmol/L。至2006年4月12日最后来诊治,血肌酐升至530μmol/L,尿素氮23mmol/L,尿酸446mmol/L,尿蛋白++。

按:该病例血中尿酸不太高,初来诊治3年病情尚比较平稳,又外感及手术后血肌酐、尿素氮、尿酸有所上升,经治疗后症状好转,血肌酐、尿素氮、尿酸有所下降,平时保持平稳,至2005年后血肌酐、尿素氮、尿酸逐渐上升明显,至2006年4月血肌酐升至530μmol/L,尿素氮升至23mmol/L,但尿酸未明显上升,后来失去联系。

【病例4】——高尿酸血症,慢性肾衰

患者杨某,男性,48岁。2001年7月12日初诊。

病史:患者自1998年7月体检发现血尿酸升高至624mmol/L,肌酐183.3μmol/L,尿常规检查多次均正常,仅

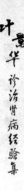

一次为尿蛋白＋，B超检查左肾 90mm×44mm，有小结石
0.6cm，左肾 92mm×43mm，一般情况好，无关节酸痛，纳可，
大小便正常，有时感乏力，下肢酸楚，血压有时偏高 130～
160/70～90mmHg，舌苔黄，质嫩红，脉缓。

辨证分析：气虚湿热瘀阻滞。

治法：益气活血，清利湿热。

处方：黄芪 30g，灵芝 30g，当归 10g，丹参 30g，制大黄
10g，土茯苓 30g，王不留行子 30g，虎杖 30g，桃仁 10g，红花
6g，赤芍 15g，玉米须 30g。

2002 年 10 月 10 日复诊：一般情况尚可，无特殊变化，舌
苔薄，脉缓，血压 120/80mmHg，复查血肌酐 186μmol/L，尿
素氮 12.4mmol/L，尿酸 669μmol/L，仍以前法，原方加川草
薢 30g，山慈菇 10g。

2003 年 1 月 16 日复诊：一般情况尚可，纳可，大小便正
常，舌苔薄，脉缓。血肌酐 143μmol/L，尿素氮 8.4mmol/L，
尿酸 651μmol/L，实验室指标较以前下降，治疗以前方出入。

2004 年 11 月 25 日复诊：情况平稳，两肾B超检查如前，
左肾仍有小结石 0.6cm，血肌酐 139μmol/L，尿素氮
11.0mmol/L，较前升高，尿酸 683.1μmol/L。

2006 年 3 月 2 日复诊：有二次左足趾疼痛，实验室指标
有所上升，血肌酐 164μmol/L，尿素氮 12.5mmol/L，尿酸
774μmol/L。

处方：黄芪 30g，当归 10g，皂角刺 30g，川草薢 30g，制大
黄 20g，黄连 6g，土茯苓 30g，伸筋草 30g，甘草 4g，威灵仙
10g，陈皮 10g，王不留行子 30g，莪术 15g，灵芝 30g，猫爪
草 30g。

2007 年 12 月 20 日复诊：情况较前好转，舌苔脉象变化
不大，复查血肌酐 167μmol/L，尿素氮 10.2mmol/L，尿酸
667μmol/L，续前方加减，其中有感冒，按急则治标的原则，先
以疏解外邪。感冒好转后再以前方。

2008年7月9日复诊:左足趾疼痛时作时止,一般情况尚可,舌苔薄腻,脉缓,血压120/80mmHg,复查血肌酐240μmol/L,尿素氮12.7mmol/L,尿酸684μmol/L,治宗前方出入。

处方:黄柏10g,土茯苓30g,制大黄15g,王不留行子30g,皂角刺30g,徐长卿15g,虎杖30g,川萆薢30g,鬼箭羽30g,威灵仙15g,落得打30g,甘草4g,川牛膝15g,莪术15g,赤芍15g,枳壳10g,黄芪30g,玉米须30g。

2009年5月11日复诊:左侧下肢足踝部和膝关节有小结节,如绿豆大小,肢节酸痛,大小便尚可,舌苔中腻,脉缓。血压120/70mmHg,长期服用降压片维持正常。继续前方加减。

处方:威灵仙15g,络石藤30g,三棱10g,莪术15g,虎杖30g,川萆薢30g,制大黄15g,王不留行子30g,土茯苓30g,鸡血藤30g,红藤30g,鬼箭羽30g,枳壳10g,玉米须30g,当归10g,赤芍15g。

2010年5月12日复诊:情况平稳,无特殊不适,纳可,大小便如前。患者感乏力,舌苔薄,质黯红,脉缓。BP:120/80mmHg,血肌酐200μmol/L,尿素氮11.5mmol/L,尿酸681.5μmol/L,红细胞计数:$3.98×10^{12}$/L,血红蛋白:125g/L。继续前方出入。

处方:黄芪30g,当归10g,鹿衔草30g,络石藤30g,红藤30g,甘草5g,石见穿30g,莪术15g,猫爪草30g,忍冬藤30g,虎杖30g,制大黄15g,土茯苓30g,王不留行子30g,秦皮15g,威灵仙30g,枳壳10g,皂角刺30g,徐长卿15g。

按:该病例血尿酸是比较高的,但临床症状不多,肾功能已不全,为失代偿期,一般情况好,正常工作。患者曾服降尿酸西药,因为副反应大而不愿服,来我院中医药治疗,患者间断服药,每1~2月来诊治一次,至今已10年,临床症状变化不多,其中有3~4次下肢酸痛,左侧下肢足踝和膝关节有小结节如绿豆大小,活动时感不适,实验室检查,血肌酐、尿素氮、尿酸时高时低,但波动不大,维持在初诊时水平,未见明显恶化。

中医药治疗采取扶正祛邪并进方法,一方面补益气血,活血通络,另一方面祛风利湿清热。在初治疗1～2年多次指标有所下降,疗效较明显,后来病情有所进展,但尚比较轻而较慢,目前仍在治疗中。

第三节 肾小管疾病

范科尼综合征

范科尼(Fanconi)综合征是临床较罕见的肾近曲小管缺陷性疾病,本病主要病变在于肾近曲小管,从而影响肾小管滤出液中葡萄糖、氨基酸、磷酸盐及重碳酸盐(钠、钾、钙)的重吸收。临床特点为葡萄糖尿、氨基酸尿、胱氨酸尿、尿磷过高,血清钾、磷、钙降低,二氧化碳结合降低,碱性磷酸酶增高。诊断要点为近端肾小管酸中毒、佝偻病、烦渴、多饮、多尿、低钾、低磷、低钙,肾小管蛋白尿及基础病的相应表现。中医对此没有专门的描述,该病应属虚劳、骨痿范畴。

治疗本病的特点是抓住疾病本质,从肾论治。肾主骨生髓,肾虚骨无所主故出现骨痛、骨折;肾主生长发育,肾精亏损,而出现低磷等代谢障碍,均从肾治之。治疗以滋阴养肾、填精壮骨,兼顾护养脾阴为治法。

【病案】

患者鲁某,男性,64岁,2009年2月16日初诊。

主诉:周身骨骼、关节反复疼痛31年伴行走艰难27年。

现病史:患者1978年8月无明显诱因出现胸痛,渐至累及肋骨及背部,后至周身骨骼、关节疼痛,伴多发性骨折,骨折先后发于多处肋骨、耻骨、肩胛骨,多次就诊于上海市某三级医院,考虑肾小管病变或代谢性骨病,于1982年4月美中医疗交流会美国医生范科尼来医院会诊,诊断为"范科尼综合征",经住院治疗7个月后出院,遗留胸廓及脊柱畸形。予中性磷酸盐75ml,每日4次口服,维生素$D_3$30万U,每周1次肌注至今。31年来血磷、血钾始终低于正常水平。近期血气分析:pH7.27, H^+ 53.32nmol/L, SB-3.4, 血浆 CO_2 总量25.8mmol/L,血磷0.6~0.7mmol/L,血钾2.8mmol/L,24h尿糖21.76mmol/L,尿磷26.52mmol/L,B超示双肾形态缩小,反射稍模糊,符合内科肾病改变。2009年2月9日查血磷0.7mmol/L。病人为求进一步治疗来诊中医,目前症见四肢骨骼及关节疼痛,易感冒,寐差,纳呆,口干引饮,大便干少,夜尿多。否认高血压、冠心病等其他慢性病史,否认家族性遗传性病史,否认药物过敏史。

查体:神志清晰,精神委靡,面色无华,形体消瘦,轮椅推入诊室,全身浅表淋巴结未触及肿大,两肺未闻及干湿啰音,心脏各瓣膜听诊区均未闻及病理性杂音,腹部平坦,腹软无压痛,肝脾肋下未及,舌体瘦小,舌红少苔,脉细数。BP 120/80mmHg。

中医诊断:虚劳,骨痹,骨痿。

辨证分析:肾阴亏损,精血衰少,骨失所养。

治法:滋阴益肾,补肾壮骨。

处方:生熟地各15g,枸杞子15g,制首乌15g,川断10g,五味子10g,甘草5g,怀牛膝15g,天冬15g,陈皮10g,当归10g,谷麦芽各15g,徐长卿15g,杜仲15g,炒枣仁10g,炙鸡内金10g,砂仁3g。

上方14剂,每日1剂,两次水煎服。

二诊(2009年3月2日):诉服药后无明显不适,左肩关节剧痛,仍寐纳差,大便正常,小便多,舌脉同前。上方加赤芍15g,落得打30g,刘寄奴10g,夜交藤30g,以加强消瘀止痛之剂,14剂,服法如上。

三诊(2009年3月16日):病人可持杖走入诊室,面色红润,诉左肩疼痛缓解,口腔溃疡再发,寐纳略改善,二便正常。上方加黄连5g、淡竹叶10g、合欢花10g,14剂,服法如上。

四诊(2009年3月30日):诉精神明显好转,寐纳明显好转,仍有口腔溃疡,上方去枳壳、赤芍加玄参10g,14剂,服法如上。

五诊(2009年4月13日):患者口腔溃疡痊愈,无不适,纳增,舌红薄苔,脉细。继服上方14剂。

六诊(2009年4月27日):寐好,纳增,舌红薄苔,脉细。嘱其继服上方14剂。

七诊(2009年5月11日):患者无明显不舒,口干减,寐安,纳可,大小便无异常,舌红,苔薄,脉平缓。

治法:滋阴益肾,佐以益气和胃。

处方:太子参15g,生熟地各10g,黄精15g,枸杞子15g,黄芪15g,北沙参15g,石斛15g,谷麦芽各15g,炒枣仁10g,炙鸡内金10g,制首乌15g,夜交藤30g,枳壳10g,茯苓15g,砂仁3g,炙甘草5g。28剂,水煎,日两次,口服。

八诊(2009年5月22日):近2日舌尖痛,一般情况可,口干减,纳可,二便可,舌苔薄尖红,脉较细。

九诊(2009年6月26日):某三级医院复查血磷0.85mmol/L,调整方药如下,继服28剂。

处方:太子参15g,生地15g,黄精15g,枸杞子15g,黄连5g,沙参15g,石斛15g,谷麦芽15g,炒枣仁10g,制首乌15g,百合15g,炙甘草5g,淡竹叶10g。

十诊(2009年7月14日):复查磷0.93mmol/L,继服上方10剂。

2010年8月16日随访,患者肋骨不痛,口腔溃疡不发,纳可,大小便如常,寐较好,舌形较小,色红较前淡,苔少脉缓,阴亏火旺现象好转,近复查血磷升至1.01mmol/L,血钙2.41mmol/L。

按：范科尼（Fanconi）综合征是临床较罕见的肾近曲小管缺陷性疾病，本病主要病变在于肾近曲小管，从而影响肾小管滤出液中葡萄糖、氨基酸、磷酸盐及重碳酸盐（钠、钾、钙）的重吸收。临床特点为葡萄糖尿、氨基酸尿、胱氨酸尿、尿磷过高，血清钾、磷、钙降低，二氧化碳结合降低，碱性磷酸酶增高。患者出现反复发作四肢软瘫，口干、多饮、多尿、尿糖升高及消瘦、营养不良外貌，鸡胸、鹰爪状手指等复杂多样的临床症状，有明显的活动佝偻病的表现及体征。因此临床往往被某组最为突出的症状感染视线造成错觉，故易误诊为周期性麻痹、糖尿病、佝偻病等疾病。诊断要点为近端肾小管酸中毒、佝偻病、烦渴、多饮、多尿、低钾、低磷、低钙，肾小管蛋白尿及基础病的相应表现。虽有酸中毒，但尿 pH 值相对增高，根据临床症状、体征及实验室检验结果综合分析，加之葡萄糖耐量试验正常等，则可明确诊断。

其病因为原发性和继发性，原发性多与遗传有关，为染色体显性或隐性遗传，在婴儿或生后一年内出现症状，继发性凡广泛累及近端肾小管再吸收功能的疾病均有可能继发本病，以及某些获得性疾病，如多发性骨髓瘤、肾病综合征、移植肾、重金属中毒、口服过期药物（如四环素、氨基糖甙类抗菌药物、维生素 D 中毒）。诊断要点为近端肾小管酸中毒、佝偻病、烦渴、多饮、多尿、低钾、低磷、低钙，肾小管蛋白尿及基础病的相应表现。本病无根治办法，主要是对症治疗和治疗原发病。

追溯该病人病史，三十岁左右时，长期服大量四环素，对于四环素是否过期已无从考证，发病时表现为骨痛，多发骨折，肾小管酸中毒，及离子紊乱，尿磷、尿糖明显增加，完全符合范科尼综合征的临床表现，病人 30 年来长期口服中性磷酸盐，低磷的症状得以控制，但是不能完全纠正，血磷难以正常。口服中药近半年来症状得到改善，生活质量大大提高，血磷正常已经四月之久。

中医对此没有专门的描述，该病应属虚劳范畴之肾阴虚证,或属于中医骨痿证。肾主骨生髓,肾虚骨无所主,故出现骨痛,甚则出现骨折,肾主生长发育,肾精亏损,而出现低磷等代谢障碍,口干及舌红少苔、脉沉细均为肾阴不足之象,故以滋阴养肾、填精壮骨,兼顾护养脾阴为治法,同时随症状表现不同,佐用清火泻热、凉血化瘀、清心宁神等治法,促进气血生化,改善骨代谢,达到病人阴阳平和,脏腑功能协调。如陈士铎《辨证录·痿证门》:"肾空干涸,何能充足于骨中之髓耶?骨既无髓,则骨空无力,何能起立以步履哉?治法益太阴之阴水,以胜其阳明之阳火","胃气一生,而津液自润,自能灌注肾经,分养骨髓矣"。该病人治疗时始终贯穿"三巧"之意。一是巧用养阴药,在养阴时注意肺、脾、肾三阴的息息相通,故用太子参、生地、熟地、黄精、枸杞子、北沙参、石斛、首乌以填肾阴,滋脾阴,养肺阴。二是巧用理气药,在补阴同时巧用理气药,以免滋腻太过,不利于阴血生化。三是巧用和胃药,在治疗的全过程中佐用谷麦芽、砂仁、鸡内金等化湿和胃之品,促进气血生化,以充肾精。

第四节 感染性肾病

尿路感染 15 则

尿路感染是常见病,患者以女性居多,临床表现为尿频、尿急、尿痛等,中医属于"淋证"范畴。一般尿路感染病例易治疗,慢性尿路感染反复发作,不易治疗。部分病例治疗后症状易消除,尿白细胞和细菌不易转阴。来中医诊治的尿路感染病人病情不一,有以下几种情况:

1. 急性发作病例临床症状比较重。

2. 急性发作时已经治疗,症状有所减轻,但患者尚感不适,如小腹酸胀、尿频、尿痛而来中医诊治。

3. 慢性尿路感染病程长,经多种治疗仍有尿路刺激症状,或者症状不明显,但尿中白细胞较多。

4. 尿路感染合并有其他疾病,部分老年患者同时有老年性阴道炎。中医对尿路感染的诊治皆以祛邪为主,但由于每个病例情况不同而处方用药有异。急性者予清热解毒通淋,以祛邪为主。慢性者扶正与祛邪兼顾。病情轻重不同,疗效亦不一。急性者易见效,慢性者不易取效。

【病例1】——尿路感染

黄某,女性,90岁。2004年11月12日初诊。

主诉:反复少腹胀痛感加重伴尿频、尿痛。

现病史:老年女性,反复尿路感染多年,近期复发,目前诉少腹部有胀感,小便短数不爽,用过多种抗菌药物治疗,尿检仍有白细胞,情况未见好转,大便秘结,纳呆。舌黯红,苔薄腻,脉细弦。

既往史:有高血压病史多年,血压控制欠佳。

体检:血压180/100mmHg,肝肾区叩痛(一)。

实验室检查:尿白细胞10/HP。

中医诊断:湿热淋。

辨证分析:湿热蕴阻下焦,气机不畅。

治法:清利湿热,疏肝理气。

处方:黄柏10g,土茯苓30g,凤尾草30g,川楝子10g,延胡索10g,青陈皮各10g,乌药10g,冬葵子10g,车前子30g,制香附10g,广木香6g,肉桂2g^{后入},制大黄10g。生大黄粉3g^{吞服}。

另用肉桂、广木香、砂仁、王不留行子、冬葵子等分研末敷脐,服药2周,大便解,小便爽利,但次数多,腹胀明显减轻,再以前方续进,去肉桂,加大腹皮10g、黑山栀10g,持续服药1月,情况明显好转,尿中白细胞减少。

二诊(2005年3月4日):近期又发作尿频、尿痛,经用抗菌药物治疗缓解,尿化验正常,但感小腹部酸胀不适,大便须服药后能解,舌苔薄腻,脉细弦,血压高,服降压药后降至

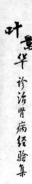

150/90mmHg。

中医辨证:下焦湿热未清,肝失疏泄。

治疗:疏肝理气,清化湿热。

处方:川楝子10g,延胡索10g,乌药10g,生甘草4g,青陈皮各10g,制大黄15g,枳壳10g,槟榔10g,黄柏10g,土茯苓30g,细柴胡6g,车前草30g,白蒺藜15g,白花蛇舌草30g。服药2周后情况好转,继续前方2周,尿化验正常,症状平稳。

三诊(2006年8月4日):其中有时急性发作,用抗菌药物治疗好转,仍小腹酸胀,大便不爽,服中药上方后好转。

按:该病例为老年高龄女性,尿路感染反复发作已久,用抗菌素后尿频、尿痛减轻,化验尿白细胞减少,但患者小腹胀,小便短数不爽,大便秘结,纳呆,舌苔腻,继续用抗感染治疗未见好转,乃用中医药治疗,辨证治疗拟疏肝理气、清利湿热之剂,使症状缓解。

【病例2】——尿路感染

患者凌某,性别:女,年龄:56岁。2005年3月11日初诊。

主诉:反复尿频、尿急、尿痛多年,加重1周。

现病史:患者老年女性,反复尿频、尿急、尿痛多年,多以抗菌药物抗感染治疗,症情时轻时重,多在劳累后加重,感小便排解不适,腰酸乏力,睡眠较差,少腹胀感,大便日一次,纳可,口干引饮。舌尖红,苔薄黄,脉细。

体检:双肾区叩击痛(-),心肺(-),咽红不肿,腹平软,双下肢不肿。

实验室检查:尿RBC 0~2/HP,WBC 0~2/HP。

中医诊断:劳淋。

辨证分析:肾虚,湿热蕴阻下焦。

治法:益肾清利湿热。

处方:黄柏10g,土茯苓30g,蒲公英30g,白花蛇舌草30g,凤尾草30g,生地榆15g,生黄芪30g,怀牛膝10g,仙灵脾

30g,制香附 10g,鹿衔草 30g,桑寄生 30g,枳壳 10g,生甘草 4g。

二诊(2005 年 3 月 18 日):患者近期尿频急感稍有减轻,腰酸仍有,小便畅,夜间小便次数减少,口干仍有,较前减轻,纳差,尿常规:WBC++。舌质黯红,苔薄,脉细。

处方:黄柏 10g,土茯苓 30g,蒲公英 30g,白花蛇舌草 30g,凤尾草 30g,生地榆 15g,四季青 30g,地丁草 30g,丹皮 10g,制香附 10g,鹿衔草 30g,桑寄生 30g,赤芍 15g,乌药 10g,延胡索 10g,生甘草 4g。服药 1 周情况好转,尿常规正常,又服原方 1 周,小便次数明显减少。

三诊(2005 年 4 月 18 日):患者感症情平稳,腰酸不明显,排尿时有尿道口刺激症状,纳可,大便畅,日一次。舌尖红,苔薄,脉细。尿常规正常。

治法:滋阴清利。

处方:生地黄 15g,黄柏 10g,土茯苓 30g,蒲公英 30g,地丁草 30g,延胡索 10g,赤芍 10g,川牛膝 10g,制香附 10g,金银花 15g,白花蛇舌草 30g,枳壳 10g,生甘草 4g,半枝莲 30g。

【病例 3】——尿路感染

方某,女性,58 岁。2005 年 3 月 11 日初诊。

病史:尿路感染反复发作已经 1 个月,用抗菌药物治疗后尿中红、白细胞减少,但仍尿频、尿急、小腹部不适,腰部及下肢酸楚,纳可,口干,大便日一次,舌苔薄黄,脉细。

辨证分析:气阴不足,湿热蕴阻下焦。

治法:益气养阴,清利湿热。

处方:生地黄 20g,黄芪 30g,黄柏 10g,土茯苓 30g,怀牛膝 10g,桑寄生 30g,鹿衔草 30g,蒲公英 30g,白花蛇舌草 30g,凤尾草 30g,枳壳 10g,仙灵脾 30g,生地榆 30g,甘草 4g,制香附 10g。

服药 1 周,情况如前,夜间小便次数减少,尿中尚有白细胞++,治再予前方去生地黄、黄芪、怀牛膝、仙灵脾、制香附,加知母 10g,地丁草 30g,四季青 20g,赤芍 10g,丹皮 10g,乌药 10g。

又服药 1 周,情况好转,尿化验正常,但解小便时尿道口不适,舌光红脉细,治疗以滋阴清利。处方:生地黄 15g,黄柏 10g,茯苓 30g,蒲公英 30g,地丁草 30g,延胡索 10g,赤芍 10g,川牛膝 10g,制香附 10g,金银花 15g,白花蛇舌草 30g,枳壳 10g,甘草 4g,半枝莲 30g。

按:上面的两个病例情况相似,一并论述。不少尿路感染病人用抗菌药物治疗,情况好转,尿中红、白细胞减少,但尿短数、尿痛等症状仍有,抗菌药物的祛邪作用是肯定的。但是由于病邪侵入导致病变而使机体内脏腑功能失常,由此产生各种症状。多数病邪清除后,机体内部脏腑功能即恢复正常,症状即消除;有的则情况不同,如患者正气亏虚,余邪不清,因此症状仍有。本病例即是这种情况,治疗一方面扶正,一方面祛除余邪,调整机体内部平衡,达到邪去正安。

【病例 4】——尿路感染

刘某,女性,41 岁。2005 年 8 月 17 日初诊。

主诉:小便频数疼痛 1 周。

现病史:尿路感染反复发作已久,近又发作,小便频数疼痛,烧灼感,大便不爽,有时腹胀,纳可。

体检:生命体征平稳,BP:118/80mmHg,双肾区叩击痛轻度,咽部无充血,双肺(一),腹部触诊(一)。舌质黯红,苔薄,脉细。

实验室检查:尿 RBC:20~30/HP,WBC 5~10/HP。

中医诊断:淋证。

辨证分析:湿热蕴阻下焦。

治法:清利湿热,理气化瘀。

处方:黄柏 10g,土茯苓 30g,生山栀 10g,黄连 4g,白花蛇舌草 30g,蒲公英 30g,地丁草 30g,制大黄 10g,川牛膝 10g,车前子 30g,制香附 15g,延胡索 10g,川楝子 10g,乌药

10g,青陈皮各 10g,生白芍 30g,生甘草 4g。水煎服,日一剂。

二诊(2005 年 8 月 22 日):情况较前好转,小便色淡,解时较前爽利,尿频、灼热感减轻,大便少,腹胀,胃中嘈杂,舌苔薄黄,脉细。治再以前方加减。

处方:前方去川楝子、车前子、白花蛇舌草、川牛膝、地丁草,加半夏 10g,枳壳 10g,水煎服,日一剂。

三诊(2005 年 10 月 7 日):近日又小便短数,下部有热感,小腹胀,大便日一次,纳可,胃中有热感,口不干,苔薄黄,舌质黯,脉细滑。

辨证:湿热阻滞未清。

治法:清化湿热。

处方:黄柏 10g,土茯苓 30g,生山栀 10g,生甘草 4g,蒲公英 30g,半枝莲 30g,黄连 4g,白花蛇舌草 30g,乌药 10g,延胡索 10g,冬葵子 10g,陈皮 15g,制香附 15g。水煎服,日一剂。

服药后 1 周,情况好转,但近期有感冒,咽痛,咳嗽,少痰,咽红,舌苔薄,舌质红,脉细。以前方加减,重点以宣肺清解。处方:金银花 30g,大力子 10g,桔梗 6g,板蓝根 15g,黄柏 10g,蒲公英 30g,土茯苓 30g,白花蛇舌草 30g,乌药 10g,陈皮 10g,延胡索 10g,香附 10g,生甘草 4g。水煎服,日一剂。

又服药 1 周,情况好,咽痛、咳嗽除,小便情况亦好转,纳可,舌苔较腻,脉细。治再以清利为主。处方:黄柏 10g,土茯苓 30g,乌药 10g,陈皮 10g,制香附 10g,厚朴 6g,制半夏 10g,白花蛇舌草 30g,炒枳壳 10g,生米仁 30g,佛手 6g。水煎服,日一剂。

按:该病为湿热淋证,阴部为肝经络脉循行,湿热蕴阻下焦,影响肾与膀胱气化功能,且导致肝经络脉气滞血瘀,故除小便频数不爽感,并有少腹胀不适,治以清利湿热为主,佐以疏肝理气。

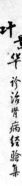

【病例5】——尿路感染

患者袁某,女性,48岁。2006年8月17日初诊。

病史:过去有腹胀痛,大便不爽,经肠镜检查为直结肠炎,有7～8年史,近1年来小便短数,小腹胀,腰酸,尿检查有红、白细胞,纳呆,大便日行一次,小便短数,日行10次以上,口干不多饮。舌质红,少苔,中根稍黄,脉细数。

中医诊断:淋证(湿热阻滞)。

辨证分析:肾阴不足,肝气不舒,湿热下注。

治法:疏肝理气,清热利湿。

处方:川楝子10g,延胡索15g,白芍15g,甘草5g,白花蛇舌草30g,白茅根30g,制香附10g,黄柏10g,知母10g,土茯苓30g,乌药15g,青陈皮各10g。

患者7剂后,腰酸痛明显减轻,大便一日2次,尿检红细胞3～5/HP,前方去白花蛇舌草,加枳壳10g,鹿衔草10g,桑寄生30g,黄芩10g。

2007年9月28日复诊:患者小便爽利,次数明显减少,大便正常,腰酸痛减,尿检正常。清热利湿理气之外加养阴益肾。

处方:石斛15g,白芍15g,甘草4g,延胡索10g,黄柏10g,白茅根15g,桑寄生30g,鹿衔草30g,青陈皮各10g,乌药10g,白花蛇舌草30g,生地榆30g。

按:女子以肝为先,中年妇女,肝肾渐亏,湿邪易感难消,反复日久,病情迁延。此患者湿热下注为标,然肝肾不足为本,症剧时治标为先,清热化湿同时予以疏肝理气,治后症情明显好转,之后柔肝益肾、养阴清利为法。

【病例6】——尿路感染

患者杨某,女性,47岁。2006年9月29日初诊。

主诉:尿频、尿痛1月。

现病史:小便频数,解时尿道口疼痛1月,尿中有红、白细胞,经服抗菌药后,尿中红、白细胞已少,但上述症状仍有,并口腔有溃疡疼痛,颜面时有升火潮红,纳可,大便正常,舌苔中腻,脉细弦。

中医诊断:湿热淋。

辨证分析:湿热蕴阻下焦,膀胱气化不利,心肝之火上炎。

治疗方法:先以清化湿热为主。

处方:黄柏 10g,土茯苓 30g,蒲公英 30g,白花蛇舌草 30g,车前草 30g,川楝子 10g,延胡索 10g,白芍 15g,甘草 4g,青陈皮各 10g,制香附 10g,枳壳 10g。

2006 年 10 月 13 日复诊:情况有所好转,但尿道口仍感疼痛,阴部有下坠感,颜面时有潮红,口干,舌苔薄黄,脉细较弦,治以前方加减。

处方:黄柏 10g,知母 10g,生地黄 15g,川楝子 10g,延胡索 10g,赤白芍各 15g,仙灵脾 15g,土茯苓 30g,细柴胡 10g,丹皮 10g,半枝莲 30g。

2006 年 11 月 10 日复诊:情况转好,口腔溃疡已少,小便时尿道口不痛但尚感不适,治以前方继进。

按:更年期妇女患尿路感染在临床上比较多见,既有尿路感染症状,又有更年期症状。患者多因肝肾阴亏,虚火上炎,见颧面潮红、易出汗等症。本病例就有这种情况,治疗须兼顾以淋证为主者,重点在清利湿热为主,佐以滋阴降火。

【病例 7】——尿路感染

于某,女性,52 岁。2008 年 6 月 7 日初诊。

主诉:反复尿频、尿急、尿痛多年,加重伴少腹胀 1 个月。

现病史:患者老年女性,反复尿频、尿急、尿痛十余年,以抗菌药物抗感染治疗,症情时轻时重,多在劳累后加重,时感小便排解不适,尿道口刺激感,少腹部作胀,下坠不适,大便日一次,纳可。舌尖红,苔黄腻,脉弦数。

实验室检查:尿 RBC 1~2/HP,WBC 0~1/HP,中段尿

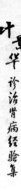

培养阴性。

中医诊断:淋证。

辨证分析:湿热蕴阻下焦,气机郁滞,膀胱气化失常。

治法:理气清热利湿。

处方:柴胡10g,乌药10g,延胡索10g,制香附10g,枳壳10g,黄柏10g,土茯苓30g,蒲公英30g,白花蛇舌草30g,败酱草30g,鹿衔草30g,生甘草4g。水煎服,日一剂。

二诊(2008年6月14日):患者近期尿频急感稍有减轻,小便较前通畅,纳可,尿常规正常。舌质红,苔薄中腻,脉细。治同前方加升麻10g。水煎服,日一剂。

三诊(2008年6月28日):近二日来患者小便次数又有增加,少腹不适,小便出现红细胞(+),白细胞少许,舌苔黄腻,脉细,大便正常。

治法:清热解毒通淋。

处方:黄柏10g,黄连3g,白头翁15g,生地榆15g,蒲公英30g,土茯苓30g,瞿麦15g,萹蓄草30g,白花蛇舌草30g,延胡索10g,制香附10g,青陈皮各10g,苍术10g,生甘草4g。水煎服,日一剂。

四诊(2008年7月5日):情况好转,尿中红细胞1~2/HP,白细胞0~1/HP,尿培养阴性,少腹部不适感减轻,小便较爽利,舌苔薄,脉弦细数。治宗前方加减。

处方:黄柏10g,土茯苓30g,蒲公英30g,生地榆15g,车前草30g,乌药10g,黄连3g,厚朴6g,升麻10g,制香附10g,延胡索10g,柴胡10g,青陈皮各10g。水煎服,日一剂。

五诊(2008年7月19日):自觉情况好转,尿化验正常,舌苔薄腻,脉细,寐差,汗出。再拟前方加减。

处方:黄柏10g,土茯苓30g,黄连3g,生地榆15g,柴胡6g,延胡索10g,青陈皮各10g,乌药10g,白花蛇舌草30g,制香附10g,赤芍10g,合欢花10g,五味子10g,生甘草4g。水煎服,日一剂。

按：该病例以尿频、尿急、尿痛为主症。病延已久，时轻时重，尿中红细胞不多，尿培养阴性。按辨证用清利湿热、疏肝理气之剂。经较长时间调治取得疗效。由此体会到清利湿热和疏肝理气是治疗湿热淋的重要治法。

【病例8】——尿路感染

传某，女性，66岁。2008年6月7日初诊。

主诉：反复尿频、尿急、尿痛1年。

现病史：患者老年女性，反复尿频、尿急、尿痛1年，发作时下腹部疼痛，尿频、尿急、尿痛，尿中白细胞满视野，多以抗菌药物抗感染治疗后好转，但复发频繁，腰酸不甚，纳可，口干，大便日一次。舌尖红，苔薄黄，脉细。

实验室检查：尿RBC 1～2/HP，WBC满视野。

诊断：中医诊断：淋证。西医诊断：尿路感染。

辨证分析：湿热蕴阻下焦，肝失疏泄。

治法：清热利湿，疏肝理气。

处方：黄柏10g，土茯苓30g，萹蓄30g，金银花30g，蒲公英30g，地丁草30g，白头翁30g，败酱草30g，白花蛇舌草30g，生地榆15g，柴胡10g，乌药10g，延胡索10g，青陈皮各10g，赤芍15g，生甘草4g。水煎服，日一剂。

服药2周情况好转，小便次数减少，解时仍有不适，尿检验仅有红细胞1～3个/HP，但胃中有不适感，大便溏薄，日二次，苔薄质较黯，清热苦寒之品过多伤胃，前方去土茯苓、败酱草、白花蛇舌草、金银花、赤芍、地丁草，加理气和胃之品，处方：制香附10g，西砂仁5g，枳壳10g，升麻6g，旱莲草30g，白茅根30g，黄连4g，小蓟草30g。连续服药4周，症状明显好转，一般情况好，纳可，大小便正常，苔薄，脉细，尿检正常，寐较差，再以扶正调理，处方：黄芪30g，当归10g，细柴胡10g，升麻6g，川牛膝10g，炒枣仁10g，夜交藤30g，旱莲草30g，制香附10g，乌药10g，枳壳10g，白茅根30g，桑枝30g。

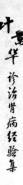

按：尿路感染病人，反复发作日久，经治疗情况好转，但余邪不清，往往仍有小便短数、少腹不适等症状，中医按辨证调理，可取得疗效。但清热苦寒之剂，服用过多易伤胃。

【病例9】——尿路感染

患者富某,性别:女,年龄:39 岁。2008 年 5 月 21 日初诊。

主诉:小便短数伴少腹胀感 3 月余。

现病史:患者近 3 个月来无明显诱因下出现少腹胀感,小便短数,排解不爽,口干轻度,无明显腰酸,大便通畅,纳可,时有怕冷感。

体检:双肾区叩击痛(一),心肺(一),咽红不肿,腹平软,双下肢不肿。舌苔脉象:舌淡红,苔薄黄,脉细。

实验室检查:尿 WBC 5～10/HP。

中医诊断:淋证(气淋)。

辨证分析:湿热阻滞下焦,肝经失于疏泄。

治法:疏肝理气,清利湿热。

处方:柴胡 10g,乌药 10g,青陈皮各 10g,黄柏 10g,甘草 4g,瞿麦 15g,萹蓄 30g,白花蛇舌草 30g,穿心莲 10g,香附 15g,土茯苓 30g。水煎,日一剂,分早晚两次服。

复诊日期:2007-05-29

患者服药后症情较前减轻,小便排解通畅,少腹胀感明显减轻,纳可,口干仍有。

尿常规(一)。舌淡红,苔薄黄,脉细。

原方加知母 10g 水煎,日一剂,分早晚两次服。

2008 年 6 月 28 日复诊:患者服药后症情较前减轻,小便排解通畅,少腹胀感明显减轻,纳可,口干仍有。尿常规(一)。舌淡红,苔薄,脉细。月经期刚过,月经基本正常。

处方:柴胡 10g,乌药 10g,青陈皮各 10g,甘草 4g,黄柏 10g,土茯苓 30g,香附 15g,益智仁 30g,广木香 6g,枳壳

10g。水煎,日一剂,分早晚两次服。后期予以知柏地黄丸常服。

2008年7月28日复诊:患者前期治疗后症情基本平稳,近期小便爽利,腰痛不明显,纳可,大便通畅。查:舌淡红,苔薄,脉细数。尿RBC、WBC、蛋白均阴性。

按:尿路感染为湿阻下焦,湿为阴邪,易阻气机,故有腹胀不适感,少腹属肝经所过,湿性黏滞,气滞不通,治疗予以疏肝通络化湿,药以柴胡、青皮、陈皮、香附以疏肝气,木香、枳壳以理脾气,化湿药用贯始终,初期予以通利小便,后期予以淡渗利湿,湿为阴邪,易伤阳气,后期予以乌药、益智仁温阳通络,补肾以善其后。

【病例10】——尿路感染

患者金某,性别:女,年龄:56岁。2008年5月28日初诊。

主诉:反复尿频、尿急、尿痛十余年,加重1周。

现病史:患者老年女性,反复尿频、尿急、尿痛十余年,多以抗菌药物抗感染治疗,症情时轻时重,多在劳累后加重,1周前因休息欠佳后感腰酸,尿频感发作,就诊于当地卫生院,予以抗感染治疗,症情控制,但仍感小便排解不适,腰酸乏力,双下肢不肿,大便日一次,纳可,口干引饮。

舌苔脉象:舌尖红,苔薄中光剥,脉细。

体检:双肾区叩击痛(—),心、肺(—),咽红不肿,腹平软,双下肢不肿。

实验室检查:尿RBC 0~2/HP,WBC 0~2/HP。

中医诊断:淋证(劳淋)。

辨证分析:肾阴亏虚,湿热阻滞。

治法:益肾清利。

处方:黄柏10g,土茯苓30g,生地榆15g,丹皮10g,白茅根30g,凤尾草30g,生地黄15g,桑寄生30g,鹿衔草30g,怀牛膝10g,炒枳壳10g。水煎,日一剂。

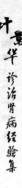

2008年6月7日复诊:患者腰酸仍有,较前减轻,小便畅,口干仍有,较前减轻,纳差。尿常规(一)。舌质淡,苔薄中剥,脉细。

治疗予原方加黄芪30g,乌药10g,穿心莲10g。水煎,日一剂,分早晚两次服。

2008年8月28日复诊:患者感症情较前减轻,腰酸不明显,纳可,大便畅,日一次。舌质淡红,苔薄中剥,脉细。

处方:黄芪30g,太子参15g,生地黄15g,桑寄生30g,鹿衔草30g,怀牛膝15g,杜仲15g,土茯苓30g,黄柏10g,穿心莲10g,陈皮10g,甘草4g。

水煎,日一剂,分早晚两次服。

2008年11月20日复诊:患者前期治疗后症情基本平稳,后停药,近期小便爽利,腰痛不明显,纳可,大便通畅。查:舌尖红,苔薄,脉细数。尿RBC、WBC、蛋白均阴性。

处方:生熟地各15g,枸杞子15g,旱莲草30g,知母10g,怀牛膝15g,桑寄生30g,鹿衔草30g,川断10g,杜仲15g,黄柏10g,土茯苓30g,地锦草30g,枳壳10g,甘草4g。

水煎,日一剂,分早晚两次服。

患者门诊长期随诊,症情平稳,予以稍加桑寄生、鹿衔草补肾调养,间断用药,末次随访时间2008年12月27日,尿常规阴性,症情基本平稳。

按:患者素体较弱,病程缠绵,证属虚实夹杂,湿久化热,热灼胞络,治疗予以养阴,化湿通淋。

治疗过程中患者患外感,则急则治其标,先祛外邪,后期活血补肾、通络化湿治疗而愈。

【病例11】——尿路感染

患者王某,女性,78岁。2009年11月20日初诊。

现病史:尿路感染2月半,经西药治疗后情况好转,尿已基本正常,但小便尚不爽,尿道口不适,次数尚多,大便日行一次,颧面升火,口腻,泛酸,胃中不适,纳尚可,舌苔黄腻,脉细弦。

中医诊断:淋证。

辨证分析:湿热阻中下焦,疏肝和胃。

治法:清利湿热,清肝疏泄。

处方:黄柏20g,土茯苓30g,黄芩10g,黑山栀10g,丹皮20g,蒲公英30g,制半夏10g,枳壳10g,川萆薢30g,制香附10g,乌药10g,乌贼骨15g,制茅术10g。

2009年12月11日复诊:药后情况好转,小便不适减轻,无泛酸,舌苔脉象同前,治予前方加减。

处方:黄柏20g,土茯苓30g,黄芩10g,黑山栀10g,丹皮20g,蒲公英30g,制半夏10g,枳壳10g,川萆薢30g,制香附10g,乌药10g,制茅术10g,半枝莲30g,枳壳15g。

2009年12月25日复诊:情况好转,苔黄腻化,脉细,治同前方续服。

按:不少尿路感染患者经抗菌素治疗后好转,但尿路症状仍未缓解,仍有很多不适,经中药调理后好转,疗效满意。治疗本病主要以清利湿热,调理脏腑功能使其恢复正常。

【病例12】——慢性尿路感染

王某,女性,72岁。2009年4月3日初诊。

主诉:小便频数、疼痛已8年。

现病史:小便频数,每日20~30次,小便时有热感,尿道口疼痛近8年,西药治疗未能缓解,且服药后有反应。目前除小便症状外,胃部不适,纳可,腰酸,大便日一次。苔薄黄,脉细弦。

实验室检查:尿中白细胞3~6只/HP,红细胞2~4只/HP。胃中螺杆菌阳性。

中医诊断:淋证。

辨证分析:湿热阻于下焦,肝气横逆犯胃。

治法:清利湿热,疏肝理气。

处方:黄柏12g,黄连5g,黑山栀10g,白茅根30g,淡竹叶

10g,甘草6g,制香附10g,延胡索15g,赤白芍各15g,乌药20g,枳壳10g,川牛膝15g,肉桂3g^{后下},青陈皮各10g,桑寄生30g。

二诊(2009年5月8日):服药后小便次数减少,尿道口疼痛减,胃中较适,纳可,但近来下肢乏力,关节痛,舌苔薄,脉细弦。治同前方出入。

处方:黄柏10g,黑山栀10g,白茅根30g,丹皮10g,甘草5g,延胡索10g,乌药10g,肉桂3g^{后下},徐长卿15g,威灵仙15g,川牛膝15g,桑寄生30g,鹿衔草30g,赤白芍各10g。

三诊(2009年5月22日):小便次数减少,尿道口痛减轻,小腹稍胀,大便不爽,脱肛,舌苔薄黄,脉细。续前方出入。

处方:黄柏10g,知母20g,黑山栀10g,白茅根30g,车前草30g,白花蛇舌草30g,蒲公英30g,徐长卿15g,细柴胡10g,升麻6g,川牛膝15g,延胡索15g,甘草4g,乌药20g。

四诊(2009年6月5日):尿道口疼痛减轻,小便次数减少一半,尿检:白细胞阴性,口干减,纳可,舌苔薄黄,脉细弦。大便日一次,治同前方出入。

处方:黄柏10g,知母10g,黑山栀10g,白茅根15g,车前草30g,乌药10g,延胡索15g,徐长卿15g,枳壳10g,川牛膝15g,白花蛇舌草30g,乌药15g,升麻6g。

五诊(2009年7月3日):小便次数减少一半,大便日一次,舌苔中腻,脉细。尿检:白细胞0~2只/HP,治同前方。

处方:黄柏10g,知母10g,黑山栀10g,制大黄10g,车前草30g,延胡索15g,徐长卿15g,穿心莲15g,枳壳10g,川牛膝15g,升麻6g,大腹子皮各15g。

六诊(2009年9月11日):小便热痛已减,大便2天一次,腹胀矢气多,肢节酸痛,舌苔薄黄,脉细滑。

治法:清利湿热,理气祛风。

处方:黄柏10g,知母10g,生地黄10g,黄芩10g,黄连

6g,制大黄 15g,黑山栀 10g,淡竹叶 20g,甘草 4g,丹皮 10g,白花蛇舌草 30g,枳壳 10g,延胡索 15g,赤白芍各 10g,川牛膝 15g,威灵仙 15g,徐长卿 15g。

按:老年妇女尿路感染易反复发作,并多见尿道口疼痛,小便频数,尿中白细胞不一定多。前阴部为足厥阴肝经络脉,湿热蕴阻,气滞血瘀,络脉不通而疼痛,用疏肝理气之剂而症状减轻。

【病例 13】——慢性尿路感染,隐匿性肾炎,肾盂积水

叶某,女性,50 岁。2004 年 9 月 2 日初诊。

主诉:腰酸、小便短数不爽已 10 年。

现病史:起病时尿路感染,经治疗后情况好转,但尿检验尿中红细胞时多时少,多则 40～50 只/HP,少则 3～5 只/HP,尿红细胞形态异常,为肾性血尿。目前诉腰酸小腹胀,小便不爽,纳可,咽部红,不适,有浓痰,寐差。

实验室检验:肾功能正常,肾脏 B 超示左肾盂分离 18mm,尿中红细胞 5～10 只/HP。舌淡红苔薄,脉细。血压 120/80mmHg。

中医诊断:淋证。

辨证分析:病久肾气亏虚,湿热羁留,肝失疏泄。

治法:益肾清利,疏肝理气。

处方:鹿衔草 30g,桑寄生 30g,川牛膝 15g,细柴胡 6g,乌药 10g,延胡索 10g,白茅根 30g,小蓟草 30g,旱莲草 30g,王不留行子 30g,川楝子 10g,甘草 4g,冬葵子 10g,生地榆 15g。

2004 年 10 月 14 日复诊:药后腰酸减,小腹胀亦减,小便较爽利,但尿中红细胞增至 20～25 只/HP,治以前方去川楝子、延胡索、鹿衔草、桑寄生,加景天三七 30g,炒蒲黄 10g^包,血余炭 10g。

2005 年 1 月 20 日复诊:患者每 2 至 4 周诊治一次,情况如前,小便有时爽利,有时短数不爽,尿中红细胞时多时少,今检验尿红细胞 5～10 只/HP,咽部不适,舌苔薄质黯,脉细,治

宗前方出入。

处方:黄柏 10g,肉桂 2g后入,川牛膝 15g,王不留行子 30g,冬葵子 10g,车前子 30g包,旱莲草 30g,白茅根 30g,小蓟 30g,乌药 10g,生地榆 15g,瞿麦 15g,萹蓄草 30g。

2005 年 6 月 23 日复诊:肾脏 B 超肾盂积水已消失,近感胁肋隐痛,嗳气不畅,小腹胀感,小便时有不爽,尿中红细胞 5~10 只/HP,舌苔薄,脉细。

治法:疏肝理气清利。

处方:细柴胡 6g,乌药 10g,川牛膝 15g,冬葵子 10g,青陈皮各 10g,木蝴蝶 6g,制半夏 10g,白茅根 30g,小蓟 30g,生地榆 15g,制香附 10g,甘草 5g。

2006 年 2 月 9 日复诊:每一月来诊治一次,胁肋隐痛已除,但腰酸乏力,小便欠利,解时有热感,尿中红细胞较少,咽部红不适,舌苔薄,脉细弦。

治法:益肾清利为主。

处方:鹿衔草 30g,川牛膝 15g,桑寄生 30g,黄柏 10g,土茯苓 30g,白茅根 30g,小蓟 30g,生地榆 15g,黑山栀 10g,甘草 4g,赤芍 10g。

2006 年 9 月 14 日复诊:患者一般情况尚可,但尿检红细胞 10~15 只/HP。

按:该病例临床主要症状为腰酸、小腹胀、小便不爽,有时胁肋隐痛,嗳气不畅,在中医属于气淋,气淋多由于情志抑郁,肝失疏泄,气滞湿阻,膀胱气化不利,治以疏肝理气通淋,佐以益肾,药后症状改善,B 超复查肾盂积水消除,但尿检验红细胞时多时少,虽方中加用化瘀止血尿之品,疗效不理想。

临床上部分女性患者尿路感染和肾炎同时存在,来诊治时主要表现为尿路感染,尿频,小便不爽,尿中有白细胞和红细胞。经按尿路感染治疗后小便症状改善,尿中白细胞消除,但红细胞仍时多时少,进一步检尿红细胞异形率高,可能有肾小球肾炎存在,本病例属这种情况。

【病例 14】——慢性尿路感染

患者曹某,性别:女性,年龄:54 岁。2008 年 12 月 24 日初诊。

主诉:腰酸、小便不适频急加重 3 天。

现病史:患者有糖尿病已 12 年,尿路感染 1 年反复发作,在发作时用抗菌药物治疗症状可好转,但尿中仍有白细胞,时多时少,乃来中医科诊治。目前腰酸,小便不适,尿频急,解时有热感,口干,大便日一次,尿化验白细胞(＋＋)。舌红苔黄腻,脉细。

中医诊断:淋证。

辨证分析:湿热蕴阻下焦,日久生毒,膀胱气化不利。

治法:清热解毒,利湿通淋。

处方:黄柏 10g,土茯苓 30g,萹蓄草 30g,金银花 30g,白花蛇舌草 30g,制大黄 10g,蒲公英 30g,凤尾草 30g,赤芍 15g,细柴胡 10g,陈皮 10g。水煎服,日行两次。

二诊(2009 年 1 月 15 日):服药后症状有好转,尿中白细胞(＋),治再前方出入,上方去细柴胡,加鹿衔草 30g,败酱草 30g,制香附 10g,川牛膝 15g。

三诊(2009 年 2 月 2 日):2 周后情况如前,尿中白细胞时多时少,舌苔仍黄腻尖红,大便不爽,前方再加黄连 4g,生地榆 10g。

四诊(2009 年 4 月 5 日):连续服药 2 月余,一般情况尚好,小便爽利,大便日一次,纳可,口干,舌苔薄黄,脉细,尿中白细胞有数只,有时消失,继续以清化湿热为主,巩固疗效。

五诊(2009 年 4 月 28 日):尿中白细胞已二次阴性,一般情况尚好,小便尚利。大便不爽,纳可,口干引饮,夜寐欠佳,舌苔薄黄尖红,脉较细,湿热未清,阴液已亏。

治法:清化湿热,佐以养阴。

处方:黄柏 10g,黄连 6g,黄芩 10g,土茯苓 30g,生地榆 10g,白花蛇舌草 30g,夜交藤 30g,五味子 10g,炒枣仁 10g,制大黄 10g,生地黄 30g,川石斛 15g,蒲公英 30g,败酱草 30g,枳壳 10g。水煎服,日行两次。

按:门诊随访 2 年,复查小便正常,尿路感染未再发作,糖尿病则继续服中药调治。该患者慢性尿路感染主要由于糖尿病气阴亏虚,湿热毒不易清解,以致缠绵不愈,按辨证一方面滋阴扶正,一方面清化湿热以解毒,用药主要重用清热化湿解毒之品,坚持长期治疗才取得效果。

【病例 15】——尿路感染,慢性肾衰竭

患者方某,女性,56 岁。2004 年 3 月 15 日初诊。

主诉:乏力已久,小便不爽。

现病史:患者诉 30 余年前因肾结核切除右肾,7 年前起感乏力不适,经检查发现肾功能不全,血肌酐升高至 300μmol/L,治疗后有所下降,平时常服西洋参、冬虫夏草,大便秘结时服肾衰宁,近来小便淋漓不爽,口干,纳可,大便干。

体检:精神尚可,面色较黯,舌苔薄黄,脉缓较细,血压 140/80mmHg。

实验室检查:血肌酐 150μmol/L,尿素氮 7.7mmol/L,血红细胞 4.08×10^{12}/L,血红蛋白 120g/L,尿蛋白(+),白细胞 5~10/HP,红细胞 0~3/HP。

中医诊断:虚劳,淋证。

辨证分析:肾气亏虚,湿热蕴阻下焦。

治法:益肾清利湿热。

处方:黄柏 10g,土茯苓 30g,制大黄 15g,冬葵子 10g,生大黄 10g后下,川牛膝 10g,石韦 30g,鹿衔草 30g,益母草 30g,甘草 4g,陈皮 10g,灵芝 30g,莪术 10g,知母 10g,王不留行子 30g,乌药 10g。

二诊(2004 年 3 月 29 日):服药后感觉情况好转,大便日 2 次,小便欠利,舌苔薄黄,脉缓较细,治疗前方续进。

三诊(2004 年 4 月 12 日):情况如前,小便不爽,尿频数,

尿浑浊,蛋白(＋),白细胞 5～10 只/HP,苔薄黄,脉细,治宗前方出入。

处方:黄柏 10g,土茯苓 30g,生大黄 10g,制大黄 15g,王不留行子 30g,灵芝 30g,川牛膝 15g,甘草 4g,夏枯草 10g,败酱草 30g,莪术 15g,青陈皮各 10g,制香附 10g,丹参 30g,鹿衔草 30g。

四诊(2004 年 5 月 10 日):乏力好转,小便较爽,口仍干,大便不多,舌苔薄黄,脉缓细,血压 120/74mmHg,复查血肌酐 139μmol/L,尿素 7.5mmol/L,尿蛋白＋,红、白细胞(一)。

处方:黄柏 10g,土茯苓 30g,制大黄 15g,生大黄 10g,鹿衔草 30g,黄芪 30g,灵芝 30g,太子参 15g,天花粉 30g,冬葵子 10g,制香附 10g,炒枳壳 10g,王不留行子 30g,川牛膝 15g。

按:该病例只有一只肾脏,肾功能不全,患者平时注意保养,肾功能有所好转,近期有尿路感染经中医治疗后好转,血肌酐亦较前下降。

第五节 药物引起肾功能衰竭 1 则

姓名:李某,性别:女,年龄:73 岁。2004 年 4 月 13 日初诊。

主诉:眩晕、乏力腰酸 2 个月。

现病史:2 个月前因腹泻、呕吐住院治疗,用庆大霉素治疗后腹泻止,但纳少、呕吐、腹痛乏力,经检发现血肌酐升高至 300μmol/L,用西药治疗未见肌酐下降,目前眩晕、乏力、腹部不适,纳尚可,无恶心、呕吐,大便日 2 次,小便量可。

既往史:否认慢性病史。

舌苔脉象:舌质淡,苔薄,脉细弦。

体检:心肺无异常,血压:142/96mmHg,双下肢不肿。

实验室检查:肾功能:尿素氮:20mmol/L,肌酐:

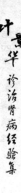

310μmol/L,尿酸:310mmol/L,红细胞计数:3.11×10^{12}/L,血红蛋白:93g/L。

中医诊断:虚劳。

辨证分析:药毒伤肾,气血不足,肝阳上亢。

治法:益气平肝,泻浊解毒化瘀。

处方:太子参15g,灵芝30g,生地黄15g,石斛15g,天麻10g,白蒺藜15g,钩藤30g,决明子15g,皂角刺30g,制大黄15g,土茯苓30g,王不留行子30g,生甘草4g,丹参30g,陈皮10g,制香附10g。

水煎服,日一剂,7剂。

2004年11月5日复诊:患者症情平稳,无明显不适,自感精神较前好转,时感轻度头晕,纳可,舌质淡,苔薄脉细弦,血压120/80mmHg。前方去生地黄、石斛,加黄芪20g,枳壳10g。

2004年12月24日复诊:患者症情平稳,自感精神较前好转,眩晕乏力已明显减轻,纳可,舌质黯红,苔薄脉细弦。

处方:太子参15g,生黄芪15g,灵芝30g,制大黄15g,王不留行子30g,土茯苓30g,皂角刺30g,白蒺藜15g,丹皮10g,陈皮10g,天麻10g,猪苓15g,生甘草4g,玉米须30g,丹参30g。

仍予原方案治疗,门诊随访,嘱其避风寒,慎饮食,定期复查。

2005年1月21日复诊:一般情况尚好,头晕明显减轻,纳可,大便每日2~3次,小便量可。但血肌酐未见明显下降,仍有320μmol/L,尿素氮:21.5mmol/L,尿酸:440μmol/L。治疗予前方续进。

按:该病例无慢性肾病史,这次致肾功能衰竭可能与腹泻、呕吐用庆大霉素有关,该病例用中药治疗,虽然化验指标未见明显下降,但症状改善明显。

不少慢性肾衰患者临床症状多表现正虚情况,湿浊瘀毒症状不明显,但化验指标血肌酐、尿素氮增高,实际上是虚实夹杂,如仅以虚证表现而扶正,不予以祛邪,化湿泄浊解毒,不能遏制病情的发展,多年来的临床经验,这种情况应扶正和祛邪并进,能取得一定的疗效,能使血肌酐、尿素氮有所下降或延缓其进展,因此,我们将血肌酐、尿素氮、尿酸等增高作为邪实的微观指标,作为应用祛邪之剂的依据,但另外有一种情况是有部分病例临床症状改善而实验室指标未改善,该病例就是这种情况,在其他疾病的治疗中也有这种情况,这需要不断去探索。

第六节 肾结石、慢性肾衰1则

患者,丁某,男性,48岁,1995年12月4日初诊。

主诉:两下肢浮肿半年。

现病史:患者有肾结石和肾炎史已多年,半年来两下肢浮肿,尿检验有蛋白(＋＋),近1个月来下肢肿消退,但腰酸痛加剧,神疲乏力,纳尚可,大小便无特殊变化,舌苔腻质黯红,脉细弦。过去有慢性肝炎史。患者面色灰黯,心肺无异常,血压194/112mmHg,肝肋下3cm,脾不大,化验:血红细胞2.38×10^{12}/L,白细胞4.8×10^9/L,血红蛋白75g/L,血肌酐716μmol/L,尿素氮18.5mmol/L,胆固醇2.92mmol/L,甘油三酯1.46mmol/L,肌酐清除率7.8ml/min,尿蛋白1.09g/24h。

中医诊断:虚劳,腰痛。

辨证:脾肾亏损,湿浊瘀毒蕴阻。

治疗:益肾健脾,化湿泄浊,祛瘀解毒。

处方:苍术30g,鹿衔草30g,川牛膝15g,金雀根30g,生大黄10g,土茯苓30g,王不留行子30g,陈皮10g,制半夏10g,黄柏10g,徐长卿30g,川芎10g。

采取中医药内服和外治结合的综合措施,另用生大黄10g、生牡蛎30g、水蛭10g煎汤,保留灌肠,茵栀黄针剂30ml,

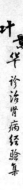

加入葡萄糖注射液静滴,再用肾衰膏脐疗,肾衰酊擦两侧肾区,加用降压药。

经上述治疗2周后,一般情况好转,舌苔腻渐化,纳增,血压下降至134/83mmHg,继续按原法方药,中药内加黄芪30g,至住院3周复查血肌酐降至592μmol/L,肌酐清除率升高为8.8ml/min,一般情况好转,患者因家中有急事而要求于1995年12月29日出院。

按:该病例的治疗以攻补兼施,采取祛邪为主的综合措施,抑制了病情进展,取得了一定疗效,症状好转,血肌酐有所下降。遗憾的是患者因有家事急于出院,未能继续坚持治疗。

第七节 肾结石与梗阻性疾病

肾结石是指泌尿系统,包括肾、输尿管、膀胱、尿道等处有尿中晶体停滞、聚集形成结石。临床主要表现为腰酸疼痛、血尿、小便困难等。肾结石可以无症状,由于结石部位不同和结石大小及形态等情况为异。临床表现不尽相同。

肾结石在中医属"石淋"、"血尿"、"腰痛"等范围。《外台秘要》谓"石淋者,淋而出石也……其病之状。小便则茎里痛,尿不能卒出,痛引少腹,膀胱里急,砂石从小便道出,甚则塞痛,令闷绝",对尿结石的症状,论述较详,结石的形成,由于湿热蕴阻下焦,煎熬尿液日久结为砂石为患。中医药治疗泌尿系统有一定的疗效,对小的结石可促使其排出。

一、肾结石3则

【病例1】——肾结石

患者邬某,男性,48岁。2003年5月12日初诊。

病史:患尿路结石已5年,1个月前排出如芝麻样砂石多颗,近感腰酸耳鸣,B超检查左肾结石,并有肾囊肿,纳可,大小便如常,舌苔薄,舌背青筋明显,脉缓。血压 116/80mmHg。

辨证分析:肾虚湿热蕴阻。

诊断:石淋。

治法:益肾清利。

处方:怀牛膝 20g,鹿衔草 30g,石韦 30g,赤芍 15g,丹参 30g,枸杞子 10g,青陈皮各 10g,海金沙 30g,仙灵脾 15g,三棱 10g,莪术 10g,金钱草 30g。

2003 年 5 月 24 日复诊:药后小便中有细小砂石排出,其他情况如前,治再前方加王不留行子 30g,制首乌 15g。

连续服药 5 个月后,B 超检查,左肾囊肿由 2.9cm×1.5cm 缩小到 1.5cm×0.9cm,未见结石,患者一般情况良好。

按:肾结石是常见病,部分患者临床上无症状,B 超、X 线检查发现小的结石、泥沙样结石,经中医药治疗可以排出。我们对肾结石的治疗方法,专方专药与辨证施治结合,本病例坚持长期治疗取得较好的效果。

【病例 2】——输尿管结石

患者潘某,性别:男,年龄:64 岁。2003 年 8 月 11 日初诊。

主诉:反复腰酸、腰痛,尿色深 1 个月。

现病史:患者老年男性,素体尚健,2002 年 2 月因腰酸、腰痛、血尿住院治疗,经肾盂造影发现右侧输尿管下端有绿豆大小结石,右肾有轻度积水,用激光碎石治疗,治疗后症情尚平,腰酸、腰痛基本消失,至 2003 年 7 月无明显诱因下又感腰酸、腰痛,尿色深,反复尿中有红细胞,又做肾盂造影示右侧肾盂积水,右输尿管中段有黄豆大小结石,少腹胀感,大便日一次,纳可。

舌苔脉象:舌尖红,苔薄,脉缓。

体检:右肾区叩击痛(+),心、肺(-),咽红不肿,腹平软,

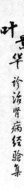

双下肢不肿。

实验室检查:尿 RBC 3~5/HP。

中医诊断:淋证(石淋)。

辨证分析:湿热蕴结下焦。

治法:清热利湿排石。

处方:金钱草 30g,石韦 30g,瞿麦 15g,莪术 10g,三棱 10g,甘草 4g,川牛膝 15g,威灵仙 15g,枳壳 10g,海金沙 30g,王不留行子 30g,冬葵子 10g。

另鸡内金、胡桃肉等量研磨吞服,每次一匙,一日 2~3 次,并嘱其常食黑木耳。以上方为主,随证适当加减,间断服药半年,近百剂,多次复查尿中红细胞阴性。至 2004 年 3 月 11 日再次肾盂造影,两肾及输尿管未见异常,无积水和结石。

按:来诊治时肾盂造影示右侧肾盂积水,右输尿管中段为黄豆大小结石,经服中药半年后复查肾盂积水、输尿管结石消失。以清利湿热、化瘀散结排石为主,坚持治疗取得疗效。

【病例3】——肾结石

患者黄某,性别:男,年龄:54 岁。2004 年 5 月 24 日初诊。

病史:昨日突然感左侧腹部绞痛,延伸至下腹部,大小便不利,B 超检查左肾结石并有积水,经过对症治疗后疼痛缓解,今来要求中医药治疗,舌苔薄,脉较弦,血压 110/80mmHg。

中医诊断:淋证(石淋)。

治法:益肾清利,理气排石。

处方:川牛膝 20g,石韦 30g,金钱草 30g,王不留行 30g,冬葵子 10g,海金沙 30g,瞿麦 15g,青陈皮各 10g,延胡索 10g。胡桃肉、炙鸡内金等分研末,每次 10g,每日二次吞服。

2004 年 6 月 14 日复诊:药后腹不痛,但有酸胀感,小便多,大便不爽,舌苔薄腻脉缓,治疗前方加减。

处方：川怀牛膝各 15g，桑寄生 30g，杜仲 15g，金钱草 30g，冬葵子 15g，石韦 30g，威灵仙 10g，王不留行 30g，海金沙 30g，制大黄 10g，枳壳 10g，瞿麦 15g，甘草 3g。

继续服炙鸡内金、胡桃肉末，上方连续服药 3 月，一般情况良好，至 9 月 6 日复查 B 超，两肾及输尿管膀胱未见结石和积水，尿化验无异常。

按：该病例经中医药治疗 3 月，症状消除。复查左肾结石和积水亦消失，说明所用方药对路。

二、肾积水 1 则

肾积水是梗阻性肾病的一种临床表现，造成尿路梗阻的原因以结石为最常见。肾积水一般无临床特征，症状多不明显，有的因结石梗阻导致腰痛、血尿，有的由于肾积水刺激，促红细胞生成激素过多，而导致红细胞增多症。肾积水多数病例有少量蛋白尿，有感染的尿中较多的是白细胞。

中医对肾积水仅限四诊是无法认识的，结合现代检查。从中医角度，该病主要由于肾虚气化功能衰退，不能使水液下行。或由于梗阻而致水液积聚于里。日久水液不能下引，逐渐增多致正常肾组织受压而肾气衰败，下面的病案是由肾结石手术治疗后导致的肾积水。

【病例】——肾积水

戚某，女，35 岁。2002 年 11 月 4 日首诊。

主诉：左侧腰酸伴左下腹胀 2 月余。

现病史：患者曾因左肾结石行左输尿管手术切开取石治疗，术后左下腹作胀，腰酸 2 月余，大便秘结，小便少，纳眠可。舌质黯红，苔薄腻，脉弦。

体检：左肾区叩击痛＋，双下肢不肿。

实验室检查：B 超示：左肾可见多个液性暗区，相互沟通，其中最大的一个 23mm×16mm，右肾正常，肾功能正常，尿

WBC 5～10/HP。

中医诊断:腰痛。

辨证分析:腑气不通,水道不利,气滞血瘀。

治法:通腑利水,理气化瘀。

处方:生大黄20g^{后下},大腹子皮各10g,乌药10g,冬葵子10g,王不留行子30g,川牛膝10g,益母草30g,泽兰30g,泽泻15g,益母草30g,青陈皮各10g,鹿衔草30g。

水煎,日一剂,分早晚两次服。

2002年11月11日复诊:药后大便通畅,腹胀减,小便畅。尿常规WBC 10～20/HP。舌质黯红,苔薄腻,脉细弦。

治疗予原方加黄柏10g,土茯苓30g,石韦30g。

水煎,日一剂,分早晚两次服。

2003年2月10日复诊:患者间断服中药3个月,症状改善,小便爽利。舌质淡红,苔薄腻,脉细。BP 120/80mmHg,B超液性暗区缩小为13mm×12mm,但近期咽痛、咳嗽、痰少,治疗拟兼顾:

处方:大力子10g,射干10g,鱼腥草30g,川楝子10g,延胡索10g,青陈皮各10g,生大黄20g,冬葵子10g,王不留行子30g,车前子30g,泽泻15g,乌药10g,鹿衔草30g。

水煎,日一剂,分早晚两次服。

2007年5月7日复诊:患者前期治疗后症情基本平稳,后停药,2006年8月曾住院治疗,B超左肾积水,左输尿管瘢痕狭窄,未治疗,近期左侧腰痛腹胀反复,纳可,口干轻度,小便尚畅,大便日一次。查:舌苔薄黄,脉数。B超:左肾输尿管上段扩张,左肾中度积水,左肾下盏发现小结石。

辨证分析:湿热蕴阻,气滞血瘀。

治法:清利湿热,理气破瘀。

处方:黄柏10g,土茯苓30g,白花蛇舌草30g,三棱10g,莪术15g,鬼箭羽30g,泽兰30g,皂角刺30g,王不留行子30g,川牛膝15g,赤芍15g,生甘草4g,威灵仙15g,枳壳10g,

泽泻15g。

水煎服,日一剂,分早晚两次服。

2007年6月18日复诊:上方服药2周后情况好转,复查左肾积水减少。

按:该病例肾结石术后出现肾积水,可能由于术后粘连和尚有肾结石存在,导致水道不通,出现积水,来就诊时主诉左下腹胀,腰酸,大便秘结,小便少,舌苔腻,脉细,一派实证表现,经用通腑利水、理气活血之剂情况好,肾积水有所减少,但患者未能坚持治疗,隔4年又来诊治,主诉左侧腹部又感腹胀,B超检查左肾有中度积水,左肾盏小结石,按辨证处方经清利湿热、理气破瘀之剂,服药一个月后症状好转,B超复查左肾积水减少,从该病例治疗经过来看中医药对肾积水是有一定疗效的,不仅改善症状,积水亦有所减少,但该患者自觉情况好转即中断治疗,未能观测到最后的结果。

第八节　遗传性疾病

肾囊肿1则

肾囊肿为遗传性疾病。肾囊肿的形成与肾小管和上皮分泌异常有关。肾囊肿不仅肾脏形态改变,且功能也有改变(肾素多),发病后期肾组织严重破坏而致肾功能衰竭。中医认为本病由于先天禀赋异常或中年以后肾气不足,肾脏部分组织气滞血瘀,络脉受阻,瘀血水饮积聚形成囊肿。

【病例】肾囊肿,慢性肾衰竭

曹某,男性,30岁,住院号294924。住院日期:1996年6月8日—1996年7月27日。

病史:平时感头晕、恶心,未引起重视。两周来明显倦怠,胸闷心慌,食欲减退,尿量少。下肢浮肿。体检:面色少华,血压 180/110mmHg,心率 90 次/分,律齐,心尖区Ⅱ度 SM, $A_2 > P_2$,两肺正常,腹软,肝脾未及,下肢Ⅱ度浮肿,舌质黯红少津,苔薄黄腻,脉弦数。化验:尿常规:蛋白++,白细胞2~3/HP,红细胞 10~15/HP,颗粒管型 8~10/HP,透明管型 1~2/HP;血红蛋白 90g/L,血肌酐 545.2μmol/L,尿素氮 21.6mmol/L。B超:右肾 10.2cm×4.9cm,左肾 9.3cm×4.6cm。肾实质回声显著增强,与肾窦回声分界不清,左肾可见 2 个囊肿,大小分别 3.8cm×3.7cm、1.5cm×1.4cm,提示双肾符合肾功能不全,左肾小囊肿。

诊断:西医诊断:慢性肾炎,慢性肾衰竭,尿毒症期;肾囊肿。中医诊断:虚劳,水肿。

辨证分析:脾肾气血亏虚,湿浊瘀毒内蕴。

治疗方法:先以祛邪为主,病情重采取内治和外治综合措施。

处方:黄柏 10g,知母 10g,王不留行子 30g,土茯苓 30g,皂角刺 30g,生大黄 10g,猫爪草 30g,漏芦 15g,黄芪 30g,白蒺藜 10g,陈皮 10g,姜半夏 10g,徐长卿 30g。

外敷:双侧肾俞敷肾衰酊。

灌肠方:生大黄 15g,生牡蛎 60g。

静脉滴注:5%GS 500ml+丹参针 20ml;5%GS 500ml+茵栀黄 30ml,共 14 天。

二诊:尿量增多,精神较前好,血压 130/80mmHg。化验:血红蛋白 96g/L,尿蛋白++,红细胞 3~5/HP,血肌酐 560.5μmol/L,尿素氮 21.7mmol/L。舌质淡红,苔薄,脉数。原方加党参 30g,生甘草 4g。

三诊:血压稳定,尿量多,血肌酐 487.5μmol/L,尿素氮 22.67mmol/L,舌质淡红,苔薄,脉数。前方药加黄精 15g。补血丸 5 片,一日 3 次。

四诊:病症明显好转,血压 130/80mmHg,尿蛋白+,血红蛋白 101g/L,血肌酐 303.4mmol/L,尿素氮 14.46mmol/L。

按：慢性肾衰是一个复杂的、变化多端的综合征群，中医历代专著在类似"关格"、"癃闭"、"溺毒"、"虚劳"等证候门中论治，如李中梓《证治汇补》中："关格者，即关且格，必小便不通，旦夕之间，陡增呕恶，此因浊邪壅塞三焦，正气不得升降，所以关应下而小便闭，格应上而生呕吐，阴阳闭绝，一日即死，最为危候。"本征病机多为脏腑虚损，而以肝脾肾虚为主，内伤情志，脾虚运化无权，肾虚开阖失司，久则三焦决渎无权，膀胱气化不利，浊毒内停壅滞，瘀血内阻，最终产生湿热瘀毒的病理物质。脏气衰败、湿浊邪毒是此病机错综复杂变化的关键。由此，针对病变主要矛盾不同阶段需抓住疾病本质，单纯一张处方难以奏效的特点，采用综合治疗手段，内服外治的措施。

本病例应用扶正解毒、活血化瘀、利湿泄浊药物为基本处方，先拟祛邪为主，黄柏、知母、土茯苓、徐长卿、生大黄，气虚扶正加黄芪、白蒺藜，舌苔腻加半夏、陈皮，活血化瘀加皂角刺、猫爪草，利水加王不留行子、漏芦，在静滴中针对湿热较重加茵栀黄注射液，并用丹参注射液活血化瘀、抗纤维化。中药灌肠与外敷是治疗慢肾衰的一个重要手段，中药灌肠具有结肠透析作用，通过肠腔壁吸附毒素以排出体外，外敷部位于双肾俞，透过皮肤角质细胞的渗透，起到泄浊排毒、通腑利尿、活血化瘀作用。当病人正虚邪实，矛盾错综复杂时，尤其是湿浊瘀毒直流体内，不堪内服之剂峻攻，又须导邪外泄时，给予外治法可起到异曲同工之效。因此，中药内服外治综合治疗确能提高疗效。

第九节　肾结核血尿1则

肾结核是由结核杆菌引起肾感染，早期无明显症状，当病变进展严重时可出现浊尿、血尿，多数病人表现为无痛性血尿。血尿是肾结核的主要症状之一，肾结核血尿不易消除。下面这个病例经抗结核药治疗一年，血尿未能消除，后经中医

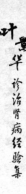

药治疗一年多,治疗缓解后,血尿消除。

【病例】——肾结核血尿

成某,性别:女,年龄:60岁。2003年9月27日初诊。

现病史:患者老年女性,1年前因右侧腰酸、腰痛伴小便色深,时轻时重,诊为右肾结核,曾用抗结核药物(利福平、雷米封、乙胺丁醇)治疗。目前主诉右下腹胀不适,小便尚畅,反复有小便色深,大便正常,纳可。

体检:生命体征正常,右肾区叩击痛轻度,双肺(一),腹部触诊,BP 120/80mmHg。实验室检查:尿RBC+++。舌质红,苔腻,脉细。

辨证分析:气滞湿阻血瘀。

诊断:中医诊断:血尿;西医诊断:肾结核。

处方:细柴胡10g,青陈皮各10g,乌药10g,川楝子10g,延胡索10g,制苍术15g,生甘草4g,白茯苓15g,茜草根15g,仙鹤草30g,生地榆10g,赤芍15g,炒蒲黄10g。

水煎服,日一剂。

2003年10月6日复诊:患者近期症状有所好转,药后右下腹胀感减轻,舌苔腻好转。尿红细胞++,治再前方续进。

2003年10月13日复诊:仍感受小便不适,小腹时有胀感,尿红细胞+++,舌苔薄尖红,脉细,纳可,大便正常,治再予清利湿热、凉血止血。

处方:黄柏10g,土茯苓30g,丹皮10g,赤芍15g,白茅根30g,黄连3g,青陈皮各10g,小蓟草30g,茜草根15g,生地榆15g,乌药10g,景天三七30g,生甘草4g,琥珀4g。

水煎服,日一剂。

2003年12月8日复诊:服上药后尿中红细胞减少,今尿检红细胞++,舌苔薄腻尖红,纳可,大便如常,寐差,尿血日久,阴血亏虚,改滋阴凉血止血之剂。

处方:生地黄20g,阿胶10g,景天三七30g,枸杞子10g,丹皮10g,茜草根15g,白茅根30g,蒲黄炭10g,血余炭10g,

夜交藤 30g,陈皮 10g,仙鹤草 30g,琥珀 4g^吞。

水煎服,日一剂。

2003 年 12 月 15 日复诊:近日情况好,尿红细胞＋,前方续进。

2004 年 2 月 16 日复诊:一般情况好,尿化验 2 次皆正常,右下腹稍有不适,纳可,大小便正常,寐差,舌苔薄尖红,脉细。

处方:生地黄 15g,旱莲草 30g,仙鹤草 30g,白芍 10g,五味子 10g,夜交藤 30g,川楝子 10g,生甘草 4g,葛根 15g,琥珀 4g^吞。

水煎服,日一剂。

2008 年 6 月 2 日随访:患者已恢复健康,情况好。

按:该病例为右肾结核血尿,用多种抗结核药治疗已半年,尿红细胞较多,中医诊治,按临床表现中医辨证,治疗予理气化湿,祛瘀止血,服药症状有减轻,但尿中红细胞仍多,小便时不适,改进清利湿热、凉血止血之剂,连续服药一个月情况好转,尿中红细胞减少,后尿红细胞反复增多,改进滋阴凉血之剂,尿中红细胞逐渐消除,一般情况好。

第十节　乳糜尿 1 则

乳糜尿中医属于"尿浊",指尿液混浊。《丹溪心法》根据尿浊的颜色不同,分别称为"白浊""赤浊""赤白浊"。《医学心悟》谓"浊之因有二种,一由肾虚,败精流注,一由湿热渗入膀胱"。书中提出,肾虚用菟丝子丸,补肾必兼利水,导湿用萆薢分清饮,导湿必兼理脾。对治尿浊有指导意义。

【病例】——乳糜血尿

患者陈某,女性,47 岁。11 月 24 日初诊。

病史:有乳糜尿史,曾手术治疗,已多年不发,近 4 个月来小便混浊并有血块多,尿化验为非肾性血尿,纳可,口干引饮,

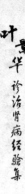

大便秘结,3 天一次。舌苔黄尖红,脉较细。

辨证分析:肾虚湿热蕴阻下焦,热迫血妄行。

治法:滋肾清利,通腑泄热,凉血化瘀。

处方:生地黄 30g,知母 10g,黄柏 10g,生大黄 10g^{后下},川萆薢 30g,荠菜花 30g,赤芍 10g,丹皮 10g,白茅根 30g,小蓟 30g,血余炭 10g,甘草 4g,三七粉 2g^吞,琥珀粉 2g^吞。

二诊(12 月 1 日):小便渐清,血块减少,大便解,但腰酸,舌苔脉象如前,治疗再以前方,生大黄改为制大黄。

三诊(12 月 8 日):小便变清,已无血块,尿化验正常,大便日一次,腰酸减,舌苔薄,尖红,脉细,夜寐梦多,湿热已清,肾阴虚尚存在,治再以前方去血余炭、三七粉、琥珀粉,加夜交藤 30g。

按:患乳糜血尿 4 月,经中医药治疗 1 周即见好转,2 周后尿正常,其他症状亦好转,疗效是明显的。

第十一节　尿道疾病

一、尿道综合征

尿道综合征又称无菌性尿频、排尿不适综合征。是指仅有尿频、尿急、尿痛症状,中段尿细菌培养阴性,中医属于"淋证"范围。多数为"气淋""劳淋"之类。

【病例 1】——尿道综合征

患者张某,性别:女,年龄:57 岁。2005 年 5 月 27 日初诊。

主诉:小便频数、大便溏薄半年。

现病史:患者诉尿路感染反复发作已 2 年,发作时服抗菌药物后缓解,但停药后又发作,近半年来小便频数,尿道口有时不适,腰酸,大便溏薄,日 3～4 次,纳可,胃部有时不适,平时出汗多而畏寒。

体检:双肾区叩击痛(一),心、肺(一),咽红不肿,腹平软,双下肢不肿。舌淡,苔薄,脉细。

实验室检查:尿 RBC 0～2/HP,WBC 0～2/HP。

中医诊断:淋证(劳淋)脾肾气虚。

辨证分析:脾肾气虚,营卫不和。

治法:补肾健脾,调和营卫。

处方:鹿衔草 30g,仙灵脾 15g,桑寄生 30g,党参 15g,炒白术 10g,黄芪 30g,桂枝 6g,细柴胡 6g,益智仁 10g,五味子 6g,炒楂曲各 15g,炒枳壳 10g,黄柏 10g,生甘草 4g。

水煎服,日一剂。

二诊(2005 年 6 月 11 日):患者服药后汗出减少,畏寒除,大便干,日 2 次,小便次数亦较前减少,舌苔薄腻,脉细,再以前方续进。

三诊(2005 年 6 月 25 日):患者觉症情好转,小便情况好,尿化验正常,但肠鸣,大便溏薄,日 3～4 次,矢气较多,舌苔中薄腻,纳欠佳,脉缓,胃肠湿热蕴阻,气机不畅。

治法:清化湿热,理气和中。

处方:炒黄芩 10g,黄连 3g,黄柏 10g,马齿苋 30g,炒枳壳 10g,广木香 6g,炒防风 10g,炒白术 15g,炒白芍 15g,炒楂曲各 15g,炒米仁 30g。

水煎服,日一剂。

四诊(2005 年 7 月 24 日):患者近期大便日 2 次,较干,小便偶有不适,舌苔薄腻,脉细滑。检查血脂高,有脂肪肝,治同前方加减。

处方:黄芩 10g,黄连 3g,黄柏 10g,土茯苓 30g,虎杖 30g,炒枳壳 10g,广木香 6g,炒白术 10g,炒楂曲各 15g,桑寄生 30g,制香附 10g,泽泻 15g。

水煎服,日一剂。

五诊(2005 年 8 月 14 日):大便日 1～2 次,小便次数少,纳可,腹中适,舌苔薄腻,脉细,治健脾和中清化。

处方:党参 15g,生白术 10g,白茯苓 15g,生甘草 4g,黄柏 10g,炒枳壳 10g,细柴胡 6g,制香附 10g,乌药 10g,桔梗 6g,煨诃子 10g。

按:该病例尿路感染反复发作 2 年,近半年来尿路感染又发作,经抗菌药物治疗后尿化验正常,但仍小便频数不适,且同时有大便溏薄,胃中不适,营卫不和而汗多畏寒,治以益肾健脾,调和营卫,而上述症状好转,后因湿阻气滞而大便溏薄,矢气多,用清化湿热、理气和中之剂而好转。

【病例2】——尿道综合征,胆石症,胆囊炎

患者秦某,性别:女,年龄:44 岁。2005 年 11 月 18 日初诊。

主诉:小便短数不适半年。

现病史:患者小便短数不爽已半年,小腹隐痛不适,尿化验有时可出现白细胞,近来尿常规阴性。并有胆石症、胆囊炎,经常右胁下胀痛,泛酸,纳呆,口干,大便日一次。

舌苔脉象:舌红色,苔黄腻,脉细弦。

体检:双肾区叩击痛(一),心肺(一),咽红不肿,腹软,双下肢不肿。

实验室检查:尿 RBC 0~2/HP,WBC 0~2/HP。

辨证分析:湿热蕴阻中下焦,肝失疏泄,膀胱气化不利。

中医诊断:淋证,胁痛。

治法:疏肝理气,清化湿热。

处方:柴胡 10g,乌药 10g,延胡索 10g,制香附 10g,黄柏 10g,肉桂 2g,金钱草 30g,川牛膝 15g,车前子 30g,制半夏 10g,煅瓦楞 30g,黄芩 10g,赤芍 15g。

水煎服,日一剂。

另肉桂、广木香、小茴香、王不留行子等分研末,温水调敷脐。

二诊(2005 年 11 月 25 日):患者服药后小腹部痛疼减轻,小便较前爽利,其他情况尚可。

治疗前方加青陈皮各 10g,冬葵子 10g,王不留行子 30g。

三诊(2006 年 1 月 13 日):患者感症情好转,脐疗后小便明显爽利,仍有右胁下痛,纳可,大便畅,日一次。舌尖红,苔根黄腻,脉细。

处方:柴胡 10g,广郁金 10g,青陈皮各 10g,延胡索 10g,川牛膝 15g,乌药 10g,制大黄 10g,黄芩 10g,王不留行子 30g,肉桂 2g,制香附 10g,白蒺藜 15g,煅瓦楞 30g。水煎服,日一剂。

四诊(2006 年 4 月 14 日):近期情绪稍有波动,小便不爽复发,胁肋胀痛,大便日一次,舌苔薄黄,脉细弦。治同前方加减。

处方:柴胡 10g,制香附 10g,黄柏 10g,肉桂 3g,川牛膝 10g,车前子 30g,冬葵子 10g,王不留行子 30g,延胡索 10g,青陈皮各 10g,郁金 10g,枳壳 10g,生甘草 4g。

水煎服,日一剂。

五诊(2006 年 4 月 28 日):服药后小便爽利,腹部胀痛减,前方续进。

按:该病例小便不爽利和胁下胀痛皆与邪阻肝的经脉有关,由于湿热之邪阻滞,肝失疏泄,气机不畅出现上述症状,治以疏肝理气、清化湿热之剂,用肉桂是参照滋肾通关丸,促进膀胱气化作用,药症相符而见效,并以脐疗,患者诉小便情况改善,可见外治法配合内治法,可提高疗效。

【病例 3】——尿道综合征

患者邱某,性别:女,年龄:63 岁。2005 年 7 月 18 日初诊。

现病史:老年女性,小便短数,排尿不畅多年,多次小便化验正常,B 超检查肾脏无异常,无腰酸,小腹不胀,但寐差,夜间小便 7～8 次,纳可,大便正常。舌黯红,苔薄,脉弦。

既往史:无慢性病史。

体检:肝肾区叩痛(一)。

实验室检查:尿(一)。

中医诊断:淋证。

辨证分析:肾气亏虚,膀胱气化功能失常。

治法:益肾理气。

处方:黄柏 10g,肉桂 3g后入,车前子 15g,川牛膝 10g,制香附 15g,益智仁 10g,蚕茧 10 只,桑螵蛸 10g,延胡索 10g,枳壳 10g,乌药 10g,生甘草 4g。

二诊(2005 年 7 月 25 日):药后夜间小便减少为 3 次,解时尚欠爽,脘部不适,纳可,大便正常,舌苔脉无改变,治疗前方加青陈皮各 10g。

三诊(2005 年 8 月 1 日):小便频数已少,解时亦爽利,但寐较差,腰酸痛,舌苔薄脉细,治疗前方加减。

处方:肉桂 2g后入,黄柏 10g,制香附 10g,蚕茧 10g,益智仁 10g,川牛膝 10g,枳壳 10g,延胡索 10g,徐长卿 15g,延胡索 10g,威灵仙 10g,赤芍 10g,豨莶草 30g,甘草 4g。

按:肾主二便,患者小便短数不爽,是老年妇女肾气亏虚,下焦气滞,用益肾理气而取效。

【病例 4】——尿道综合征

患者戴某,性别:女,年龄:59 岁。2005 年 12 月 12 日初诊。

主诉:腰酸、小便不适 1 个月。

现病史:患者有尿路感染,反复发作已久,每个月发作一次,服西药后好转,尿中红、白细胞减少。近 1 个月来腹胀、纳呆,大便不爽,小便不适,次数较多,尿化验正常。舌苔腻,脉细弦数。

中医诊断:淋证。

辨证分析:湿热蕴阻中下焦,气机不畅,膀胱气化不利,胃肠道功能失常。

治法:疏肝理气,清化湿热。

处方:柴胡 10g,青陈皮各 10g,炒枳壳 10g,广木香 6g,乌药 10g,制香附 10g,厚朴 6g,制大黄 10g,砂仁 3g后下,炙鸡内金10g,白花蛇舌草30g,蒲公英30g,萹蓄草30g。

二诊(2005年12月19日):药后腹胀减,小便次数减少,大便日1～2次,舌苔腻较化,纳呆,治疗再予前方加减,去蒲公英、白花蛇舌草、制大黄,加炒楂曲各15g,谷麦芽各15g。

三诊(2006年1月26日):近日咽痛,小便又不适,大便日一次,舌苔薄,脉细,咽部较红,治以清化。

处方:金银花30g,蒲公英30g,白花蛇舌草30g,鱼腥草30g,桔梗6g,甘草4g,大力子10g,黄柏10g,土茯苓30g,枳壳10g,射干10g,地丁草30g 生地榆15g,乌药10g。

2周后来复诊,咽痛除,小便爽利,尿化验红、白细胞各1～2只/HP,治再以清利。

至4月30日随访,患者服中药以来3个多月尿路感染未发,过去每月要复发一次,目前小便无不适,尿化验正常。

按:尿道综合征病人,大多数有尿路感染病史,经治疗后尿化验正常,但仍感小便不适频数,或淋漓不爽,或腹胀、腰酸等症。中医认为仍属淋证范畴中的"气淋",本病有虚证和实证两类,虚证病程较长,多有腰酸乏力,或小腹有下坠感,舌苔薄、脉濡细等,实证多有腹胀,小便不爽,舌苔腻,脉细弦等,本病例属实证,故治疗着重疏肝理气、清化湿热为主。

【病例5】——尿道综合征

患者张某,性别:女,年龄:50岁。2005年11月28日初诊。

主诉:小便频数已3年余。

病史:3年多来小便频数,每半小时一次,腰酸乏力,纳不旺,大便正常,舌苔薄,脉濡细。尿化验正常,B超检查膀胱残余尿多。

中医诊断:淋证。

辨证分析:病延已久,脾肾亏虚,膀胱气化失常。

治法:健脾益气,补肾固涩。

处方:党参15g,白术10g,黄芪30g,山萸肉10g,益智仁

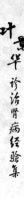

10g,桑螵蛸 10g,五味子 10g,制香附 10g,细柴胡 10g,升麻 6g,覆盆子 15g,乌药 10g,炒枳壳 10g。水煎服,日一剂。

2 周后来复诊,药后情况好转,前方加仙灵脾 30g,陈皮 10g。

二诊(2006 年 1 月 9 日):小便频数明显好转,一般情况也好转,舌苔薄,脉濡细,治疗前方加减。

处方:党参 15g,黄芪 30g,仙灵脾 30g,益智仁 10g,枳壳 10g,覆盆子 15g,菟丝子 30g,五味子 10g,制香附 10g,细柴胡 6g。

三诊(2006 年 2 月 6 日):近日小便不适,化验尿白细胞 5～6/HP,舌苔薄,尖红,脉濡细,纳不多,大便正常,又感受湿热之邪,阻滞下焦,治以虚实兼顾。

处方:黄柏 10g,土茯苓 30g,萹蓄草 30g,白花蛇舌草 30g,炒枳壳 10g,炙鸡内金 10g,炒白术 10g,党参 15g,杜仲 10g。

四诊(2006 年 3 月 6 日):诉小便较适,尿化验已正常。舌苔薄,脉濡细,但小便又频数,腰酸乏力,纳可,大便正常,湿热已除,脾肾亏虚,治以补益脾肾为主。

处方:熟地黄 15g,菟丝子 30g,仙灵脾 30g,黄芪 30g,肉桂 3g^{后入},益智仁 10g,乌药 10g,茯苓 15g,陈皮 10g,细柴胡 6g。

按:该病例属于"劳淋",由于脾肾亏虚,中气不足,肾与膀胱气化功能失常,致小便频数,今用健脾益气、补肾固脬之剂而见效。后又因湿热之邪入侵而病情反复,用清利湿热之剂,邪去后,再进前方而病情缓解。

【病例 6】——尿道综合征

患者李某,女性,40 岁。2006 年 3 月 25 日初诊。

主诉:小便频数 1 年,加重 1 周。

现病史:小便频数已久,尿化验正常,小腹坠胀,腰酸,乏力,畏寒,大便如常,纳可,舌苔薄,质较瘦小,脉细濡。

中医诊断:淋证。

辨证分析:脾虚中气下陷,肾亏固摄无能。

治法:健脾补气,益肾固摄。

处方:党参 15g,黄芪 30g,细柴胡 10g,升麻 6g,炙甘草 4g,仙灵脾 30g,鹿衔草 30g,桑螵蛸 10g,益智仁 10g,杜仲 15g,覆盆子 10g,菟丝子 30g,乌药 10g,制香附 10g,枳壳 10g。

二诊(2006 年 4 月 10 日):服药后情况好转,病已久,须较长时期调理,前方续进,以巩固疗效。

按:该病例辨证为脾肾亏虚,脾虚中气下陷,肾虚固摄无能,因此小腹坠胀而小便频数,腰酸乏力,脉濡细,皆是虚证表现。

【病例 7】——尿道综合征

患者徐某,女性,61 岁。10 月 13 日初诊。

主诉:尿频、尿急已半年。

现病史:患者尿路感染反复发作,目前尿化验正常,但小便频数,两侧少腹作胀,腰不酸,口干,舌苔黄腻,脉弦数,纳可,大便正常。

中医诊断:淋证。

辨证分析:前阴部和少腹为厥阴肝经络脉所过,湿热蕴阻下焦,致肝经络失于疏泄。

治法:疏肝理气,清利湿热。

处方:细柴胡 10g,川楝子 10g,延胡索 10g,制香附 10g,黄柏 10g,土茯苓 30g,白蒺藜 15g,青皮 10g,乌药 10g,赤芍 15g,甘草 4g,枳壳 10g,升麻 6g,生地黄 20g。

二诊(11 月 3 日):药后上述症状明显好转,小便次数减少,少腹胀明显减轻,口不干,有时腰酸,舌苔脉象如前,治同前方。

三诊(11 月 17 日):情况好转,有腰酸,治再前方,去白蒺藜,加鹿衔草 30g,桑寄生 30g。

按:该病例由于下焦湿热蕴阻,肝经气滞故两侧少腹胀,小便频数,口干,舌苔薄黄,脉弦数,属实证,治拟疏肝理气,清利湿热,药证相符,药后疗效明显。可见因为小腹胀,小便频数,但虚实有不同,治法迥异。

【病例8】——逼尿肌无反射内括约肌痉挛症

患者杨某,女性,52岁。2004年2月20日初诊。

主诉:小便频数、淋沥不爽1年。

现病史:患者于1988年患肾盂肾炎后小便频数、淋沥不爽反复发作,近1年来持续发作未缓解,曾用抗菌素治疗,未见好转,目前除小便症状外,并有腰酸乏力,大便溏薄,每日二次,纳可,时有颜面升火,口干,烦躁不安,舌苔较少,舌背青筋明显,苔薄,脉细弦。

体检:尿动力学检查为逼尿肌无反射,内括约肌痉挛症,肾图正常,左肾排泄时间稍延长,肾功能正常,尿化验无异常。

中医诊断:淋证。

辨证分析:年过七七,肝肾不足,功能失司,阴亏火旺,肝失疏泄。

治法:滋阴降火,疏肝理气。

处方:滋肾通关丸加味。

知母10g,黄柏10g,肉桂3g^{后入},川楝子10g,延胡索10g,制香附10g,乌药10g,甘草4g,怀牛膝15g,桑寄生30g,冬葵子10g,炒枳壳10g。

另用肉桂5g、王不留行子30g研末敷脐。

二诊(2004年3月5日):药后情况好转,小便频数减少,大便较干,颜面升火减,但仍腰酸、下肢酸软,治宗前方去川楝子、乌药,加杜仲15g,徐长卿15g,炒白术15g,炒白芍15g。

三诊(2004年4月16日):近1周失寐,小便次数又增多,大便较溏薄,咽部不适,舌苔薄,脉象如前,治宗前方出入。

处方:黄柏10g,肉桂3g^{后入},黄连3g,党参15g,炒白术15g,炒白芍15g,灵芝30g,怀山药30g,乌药10g,制香附10g,延胡索10g,五味子10g,桔梗6g,甘草4g,合欢花10g,夜交藤30,木蝴蝶6g。

四诊(2004年4月30日):药后尿频好转,寐较安,咽部较适,纳可,大便仍较溏薄,治宗前方加炒楂曲各15g。

五诊(2004年5月28日):近来情况好转,小便频数、淋沥不爽等缓解,颜面升火亦少,舌苔薄,脉细,治宗前方缓进。

按:该病例主症为尿频、淋漓不爽,属中医淋证范围,尿频在妇女更年期比较多见,妇女进入更年期后,肝肾渐衰,特别是肾气亏虚,肾主二便,肾与膀胱相为表里,肾气不足影响到膀胱气化功能而见小便异常,治以滋肾疏肝健脾之剂,药证相符,取得疗效。

【病例9】——尿道综合征

患者翁某,女性,78岁。2004年2月16日初诊。

现病史:糖尿病已久,平时经常尿路感染,1年多来小便频数,有时大小便失禁,口干引饮,纳可,腰不酸,小腹适。舌苔薄,边光,脉细弦。尿(一)。

中医诊断:尿频(脾肾亏虚)。

辨证分析:高年病人,脾肾亏虚,反复感染,正气更虚,脾虚中气下陷,肾虚气化失常,固摄无能。

治法:益肾固摄,补中益气。

处方:菟丝子30g,覆盆子10g,黄芪30g,生白术15g,桑螵蛸10g,益智仁10g,五倍子10g,乌药10g,细柴胡10g,甘草4g,黄柏10g,土茯苓30g,制香附10g,枳壳10g。

二诊(2004年2月23日):服药后情况良好,治同前方,加肉桂2g后入。

三诊(2004年3月22日):尿频减少,尿失禁好转,大便可,苔薄腻,脉细。

治疗方法:以补脾肾为主。

处方:熟地黄15g,菟丝子30g,益智仁10g,桑螵蛸10g,五味子10g,金樱子10g,肉桂2g后下,党参15g,黄芪30g,覆盆子10g,乌药10g,当归10g,山萸肉10g,煅牡蛎30g。

按:该患者糖尿病已久,反复尿路感染病久,气阴不足,肝

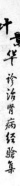

肾亏虚。脾虚中气下陷,肾虚固摄无能,致小便频数失禁,经益肾固摄、补中益气治疗后情况好转。

【病例 10】——尿道综合征

王某,男性,43 岁。2006 年 9 月 1 日初诊。

主诉:反复小便频数已 3 年。

现病史:小便时不爽已 4～5 年,近 3 年来夜间小便频数,一夜 5～6 次,小腹部有胀感,小便后有解不尽之感,余滴。尿化验正常,B 超检查膀胱内残余尿 8ml,双侧精索静脉轻度曲张,前列腺大小正常,形态未见异常。患者一般情况尚可,腰不酸,纳可,大便正常,舌苔薄腻,脉较弦。

中医诊断:气淋。

辨证分析:肾气不足,肝失疏泄,气滞血瘀。

治法:益肾疏肝理气。

处方:肉桂 3g,黄柏 10g,益智仁 10g,川牛膝 15g,车前子30g,青陈皮各 10g,白芍 15g,甘草 5g,王不留行子 30g,冬葵子 15g,威灵仙 10g,制香附 15g,细柴胡 10g,乌药 10g。

二诊(2006 年 9 月 8 日):药后小便爽利,余滴少,小腹不胀,夜间小便明显减少,舌苔薄,脉较弦,治同前方,继进 7 剂,情况好。

按:尿频以虚证为多,或兼有实证。虚证以肾虚为主,肾虚不固,或肺脾气虚不制下,而实证多为肝气郁结,气机不畅,这些原因皆可使膀胱失约而尿频。病例中蔡某女性患者的尿频为虚证,本例王某男性患者兼有实证。

【病例 11】——尿道综合征

患者蔡某,女性,46 岁。2008 年 2 月 15 日初诊。

现病史:2007 年 4 月起小便频数,无涩痛,尿量不少,尿化验有少量白细胞。曾用抗菌素治疗无效。平时腰酸无力,腰和小腹部有下坠感,纳可,大便日一次,舌质淡红,苔薄,脉濡细。血压 100/60mmHg,查肾功能正常。

中医诊断:尿频。

辨证分析:脾肾亏虚,中气下陷,肾不固摄,膀胱失约。

治疗方法:温肾固摄,健脾益气。桂附八味丸合补中益气丸加减。

处方:熟附子6g,肉桂2g,熟地15g,山萸肉10g,菟丝子30g,益智仁10g,党参15g,炙黄芪30g,白术10g,覆盆子15g,桑螵蛸10g,仙灵脾30g,炙甘草4g,当归10g,枳壳10g,细柴胡6g,升麻6g,杜仲10g,蚕茧10只。

二诊(2008年5月2日):服药1个月,小便频数好转,腰和小腹部下坠感已除,但纳呆,腹中不适,舌苔薄,脉细。治同前方加减。

处方:熟地15g,山萸肉10g,菟丝子30g,覆盆子30g,炙甘草4g,黄柏6g,益智仁10g,桑螵蛸10g,炙龟板15g,党参15g,熟附块6g,陈皮10g,制半夏10g,仙灵脾30g,巴戟天10g,乌药10g,杜仲15g,白术10g,制香附10g。

三诊(2009年1月4日):服上药后尿频好转,但停药后小便次数又多,胃部隐痛,纳尚可,大便如常,舌质较胖,有齿形,舌苔薄,脉濡。时值冬令,患者要求补膏调治,治以补益脾肾。

处方:党参200g,炙黄芪300g,白术150g,生晒参50g,甘草80g,熟地黄250g,山萸肉150g,菟丝子200g,怀山药300g,杜仲200g,潼蒺藜150g,砂仁50g,巴戟天150g,五味子100g,金樱子200g,制首乌100g,枸杞子200g,煅牡蛎300g,覆盆子300g,红枣150g,制香附150g,乌药100g,熟附块60g,肉桂60g,陈皮100g,益智仁200g,蚕茧60g,桑螵蛸100g,当归200g,白芍200g,仙灵脾200g,炙龟板200g,佛手80g。

上药浓煎,取汁去渣,加驴皮胶300g,鹿角胶150g,冰糖400g,胡桃肉150g,桂圆肉100g收膏。早晚分服一次,每次一匙,温水冲服。

四诊(2009年10月30日):冬天服补膏后尿频已好转,目前一般情况尚可,舌苔薄,脉细,再以益肾健脾调治。

处方:熟地15g,山萸肉15g,覆盆子30g,菟丝子30g,党

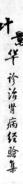

参 15g,炒白术 15g,怀山药 15g,制香附 10g,炒枳壳 10g,桑螵蛸 10g,益智仁 10g,仙灵脾 30g,广木香 6g,炙龟板 15g,枸杞子 15g,黄柏 6g,肉桂 3g。

按:该病例小便频数已久,按辨证为虚证。由于脾虚中气下陷,而有小腹下坠感,肾虚不固摄,膀胱失约而腰酸乏力,小便频数,进补肾固摄、健脾益气之品有效至今。经以膏滋调治效果较好。

二、小便不禁

小便不禁即尿失禁,在神志清醒状态下小便自行排出而不能自禁,病变在肾与膀胱,与心、肺、脾、肝密切相关,五脏亏虚,外邪侵入,导致肾不气化,膀胱失约而尿不禁。

【病例】——小便不禁

患者宋某,女性,53 岁。2006 年 11 月 8 日初诊。

主诉:小便失禁已 1 年半并尿中有红细胞。

现病史:小便频数失禁已 1 年半,尿化验有红细胞 50 只/HP,异形率高,为肾性血尿,除腰酸外,一般情况好,舌苔薄黄,脉细。血压 120/80mmHg。

中医诊断:小便失禁,血尿。

辨证分析:肾虚气化失常,固摄无能,气虚血瘀,血不循经而尿血。

治法:益肾固摄,化瘀止血。

处方:益智仁 10g,桑螵蛸 10g,肉桂 3g,覆盆子 15g,山萸肉 10g,菟丝子 30g,蚕茧 10g,五味子 10g,仙鹤草 30g,炒蒲黄 10g,血余炭 10g,乌药 10g,黄芪 30g。

二诊(2006 年 11 月 28 日):小便失禁减轻,尿中红细胞减至 20~30/HP,近有胸闷,前方去肉桂加丹参 15g,郁金 10g。

三诊(2006 年 12 月 27 日):小便失禁好转,但有解不尽感,尿中红细胞 2~4/HP,明显减少,舌苔薄,脉细。治以前方出入。

处方:益智仁 10g,桑螵蛸 10g,覆盆子 15g,蚕茧 10g,生地榆 15g,五味子 10g,黄芪 30g,丹参 15g,枳壳 10g,仙鹤草 30g,炒蒲黄 10g,血余炭 10g,茜草根 10g。

四诊(2007 年 1 月 10 日):小便失禁较前好转,尿中红细胞 3~6/HP,纳可,大便日一次,舌苔薄黄,脉细,治为前方出入。

处方:益智仁 10g,桑螵蛸 10g,覆盆子 15g,山萸肉 10g,甘草 4g,蚕茧 10g,五味子 10g,仙鹤草 30g,炒蒲黄 10g,血余炭 10g,乌药 10g,黄芪 30g。

五诊(2007 年 4 月 4 日):近小便短数,失禁情况尚有,尿中有白细胞 5~10/HP,红细胞 0~2/HP,治以前方去山萸肉加黄柏 10g、土茯苓 30g。

六诊(2007 年 6 月 13 日):小便次数减少,尿中白细胞消除,尚有少许红细胞,失禁明显好转,舌苔薄脉细,治以前方。

按:该病例有两个主要症状,一是小便失禁,一是尿中有红细胞,皆与肾和膀胱的功能失常有关,治疗以益肾固摄为主,佐化瘀止血,随着小便失禁好转,尿中红细胞逐渐减少。

三、尿潴留

尿潴留在中医属于"癃闭"范围,以小便不利、点滴短少为主症。病缓者为癃,小便点滴不通,病势急者为闭。癃闭包括各种原因引起的尿潴留和无尿症。癃闭多为实证,但也有虚证。下面的病例是实证,用祛邪方法取得疗效。

【病例】

患者姚某,女性,70 岁。2008 年 11 月 27 日初诊。

主诉:小腹胀满伴小便不畅 1 周。

现病史:患者有糖尿病、冠心病史,1 周前因心衰住院治疗,好转后出院,但小腹胀满,小便时淋漓不出,大便秘结,纳呆,舌苔黄厚腻,脉弦较数,曾用西药治疗,小便仍解不出,而求中医治疗。

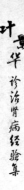

辨证分析:湿热阻滞下焦,膀胱气化不利,热结胃肠,腑气不通。

治疗方法:清化湿热而通淋,并以通腑泄热。

处方:黄柏 10g,肉桂 3g后入,冬葵子 10g,王不留行子 30g,萹蓄草 30g,生大黄 10g后入,延胡索 10g,青皮 10g,乌药 10g,车前子 30g,制香附 10g。

辅以丁桂散、大黄、水蛭、王不留行子研末,温水调,脐疗。

二诊(2008 年 12 月 4 日):药后大便解,小便已爽利,舌苔脉象如前,再以前方加急性子 30g,脐疗续用。

三诊(2008 年 12 月 11 日):小便已爽利,小腹已不胀,大便日一次,纳增,舌苔黄腻化,脉缓,再以前方服 7 剂。

按:该病例小便淋漓不出,小腹胀满,大便秘结,舌苔黄腻,一派下焦湿热证,治疗上一方面通腑泄热,一方面清热化湿、理气通淋,并用肉桂以促进膀胱气化作用,再用脐疗,内外结合而取得较好的效果。

第十二节　慢性前列腺炎

慢性前列腺炎有细菌性和非细菌性两种。两者皆表现前列腺增生炎症改变。前者为感染细菌引起,后者为房事不当或过度,多食辛辣刺激物,或久坐或长途骑自行车,受寒,受潮湿等因素致前列腺反复过度充血形成慢性炎症。

慢性前列腺炎属于中医的"劳淋""尿浊"等范畴,由于各种因素湿热蕴阻下焦,病久肝脾肾亏虚,多为本虚标实证。

一、慢性前列腺炎 2 则

【病例 1】

患者陈某,性别:男性,年龄:25 岁。2005 年 7 月 15 日初诊。

主诉:会阴部胀感伴小便频数近 3 年。

现病史:患者青年男性,诉3年前无明显诱因下出现会阴部轻度胀痛感,伴有小便频数不适,曾诊为前列腺炎,反复服用抗菌药物治疗,效果不明显,目前仍有小便频数,少腹部、腰部时有胀感,口干,纳可,大便正常。

体检:生命体征平稳,双肾区叩击痛轻度,双肺(一),腹部触诊(一)。

实验室检查:前列腺液:白细胞10~20/HP,卵磷脂+~++。舌质尖红,苔中腻,脉缓。

辨证分析:肾虚湿热阻滞下焦,气滞血瘀。

治疗原则:益肾化湿,理气化瘀。

中医诊断:淋证(湿阻下焦)。

处方:鹿衔草30g,桑寄生30g,杜仲15g,生地黄20g,知母10g,黄柏10g,土茯苓30g,蒲公英30g,川萆薢30g,四季青30g,乌药10g,青陈皮各10g,赤芍15g,生甘草9g,川牛膝15g。

水煎服,日一剂。

二诊(2005年7月22日):服药1周,情况好转,小便频数减少,腰部及小腹胀感亦减轻,苔脉同前,治疗前方去四季青、生地黄、川萆薢,加覆盆子10g、益智仁10g。

三诊(2005年7月29日):连续服药1个月,自觉症状明显好转,纳可,小便畅,舌红,苔薄,脉缓。治疗拟以益肾化湿热。

处方:黄柏10g,知母10g,生地黄15g,川牛膝15g,枸杞子10g,土茯苓30g,四季青30g,白花蛇舌草30g,蒲公英30g,赤芍15g,青皮10g,制香附15g,冬葵子10g,生甘草4g,黄连3g,肉桂3g,延胡索15g,乌药10g。

按:慢性前列腺炎,病情迁延缠绵,多属本虚标实,本虚以肾虚为主,标实以湿热瘀阻,治疗以益肾清利,同时思想上不要过于多虑,适当进行体育锻炼。

【病例2】

康某,男性,45岁。2005年9月9日初诊。

主诉:反复腰酸痛、会阴部隐痛伴排尿不畅1年。

现病史:患者患慢性前列腺炎已1年多,反复感腰酸,会阴部隐痛,近期加重,小便不爽,尿道内有灼热感,大便较溏薄,日一次,小腹感冷胀,纳可。舌苔薄腻,脉缓。

体检:生命体征平稳,双肾区叩击痛轻度,双下肢不肿。舌质黯红,苔薄腻,脉缓。

辨证分析:肾虚湿热阻滞下焦。

治疗方法:益肾清利。

中医诊断:腰痛。

处方:鹿衔草30g,桑寄生30g,生甘草4g,巴戟天10g,黄柏10g,土茯苓30g,王不留行子30g,蒲公英30g,延胡索15g,白花蛇舌草30g,赤芍15g,冬葵子10g,枳壳10g。

水煎服,日一剂。

二诊(2005年9月16日):情况较前好转,小便时尿道热感消失,小腹胀及会阴部隐痛均减轻,大便日2次,小便爽利,舌苔薄,脉缓。治以前方去枳壳,加青陈皮各10g,乌药10g,川牛膝15g。

三诊(2005年10月16日):服上方1个月,除腰部酸痛外其他症状消失。

处方:川牛膝15g,桑寄生30g,杜仲15g,仙灵脾15g,肉苁蓉15g,生甘草4g,黄柏10g,土茯苓30g,灵芝30g,白花蛇舌草30g,王不留行子30g,青陈皮各10g,乌药10g,赤芍15g,制香附10g。

水煎服,日一剂。

四诊(2005年12月2日):一般情况好,时值冬令,以膏方调补,以上方加减。

五诊(2006年2月10日):去年服膏方后情况好,无明显不适,近有感小腹胀,小便欠畅,大便较薄,日2次,纳可,目赤口干,有时腰酸。苔薄腻微黄,脉缓。治以清利为主。

处方:黄柏10g,土茯苓30g,乌药10g,延胡索15g,生甘草 4g,细柴胡 6g,黄芩 10g,炒枳壳 10g,川牛膝 15g,车前子 30g,赤芍 15g,白花蛇舌草 30g,桑寄生 30g,白菊花 10g。

按:慢性前列腺炎,临床表现会阴部隐痛,小腹作胀,小便不爽或尿道内有灼热,这是湿、热、瘀蕴阻下焦所致,腰酸痛是肾虚的表现。本例首次处方以益肾清利,重点在清利湿热,理气化瘀,药后情况好转。但腰酸仍存在,说明肾虚未恢复,治疗改用补肾为主而取效。

二、前列腺增生 2 则

前列腺增生又称前列腺肥大,其主要症状为排尿困难、尿频和尿潴留。老年人夜间小便次数增多,排尿时需要较长时间才能排出或每次小便需分几段排出,在气候变化受寒或饮酒后,可发急性尿潴留。如并发感染,可出现尿频、尿急、尿痛等症状。按前列腺增生临床表现属于中医的"劳淋"、"气淋"、"癃闭"等范畴。

【病例 1】——前列腺增生

花某,男,75 岁。脑出血后,昏迷,肢瘫,小便失控,经治疗后全身情况转好,左侧肢体活动欠利,生活基本能自理,但小便困难,点滴不畅,尿意频急,夜尿为甚,时有失控,经 B 超检查为前列腺增生,残余尿为 30ml,给予抗菌素、保列治等治疗均无效,改用通淋粉每天 4g,分二次服用。坚持 1 周后,小便逐渐畅利,夜尿减少,尿频急消失,至今 4 年余,一直服用降压药及通淋粉,血压稳定,肢体活动较前有好转,小便畅利,以上诸证消失,残尿消失,但前列腺增生没有改变。通淋粉为炮山甲、地鳖虫、王不留行子、肉桂研粉,吞服,每日 2 次,每次 2g,一般药后 1 周起效,坚持服药,疗效持久。具有活血化瘀的作用,所以对该病人的脑出血后遗症康复有帮助。

【病例 2】——前列腺增生

翁某,男,68 岁。因痛风性关节炎、前列腺增生住院,由于长期服用别嘌呤醇,血清肌酐轻度升高,多次尿检均正常,但小便频急,小腹胀痛,反复用力排尿困难,但不伴尿道涩痛。B超提示,前列腺增生,残余尿 60ml,曾服用前列康、保列治均未见效,故给予通淋粉治疗,10 天以后,症状有所好转。1个月后小便基本正常,复查残余尿消失,前列腺增生仍存在。用药 5 年余,肾功能恢复正常,痛风也未发作。

按:前列腺增生属于中医的"癃闭"范畴。癃闭是指以小便量少、点滴而出甚则闭塞不通为主症的一种疾患,相当于现代医学各种原因引起的尿潴留,患者大多年龄在 50 岁以上,肾气亏虚,气滞血瘀湿阻,气化失常,而排尿困难或淋沥不爽,虚中夹实,故温肾活血通利是治疗癃闭的主要治则。现代药理研究发现,肉桂和穿山甲具有抑制纤维组织增生、减轻炎症反应、减少渗出等作用,能改善局部的充血水肿,这对临床应用于前列腺肥大是适合的。方中穿山甲性善走窜,能行瘀滞,消癥积,利九窍;地鳖虫味咸性寒,擅破血逐瘀,消肿散结;王不留行子味苦,行血清热解毒,行而不住,善行血脉,消肿散结。《外台秘要》说,本品善治诸淋,对于膀胱血瘀而致小便涩痛不利,用此药可利尿通淋。肉桂温补肾阳,行气利水,有助于膀胱气化功能的恢复。《素问·灵兰秘典论》说:"膀胱者,州都之官,津液藏焉,气化则能出矣。"膀胱的气化有赖于肾阳的作用,肾为水脏,膀胱为水腑,肾与膀胱在生理上共同完成泌尿功能,而肉桂温补肾阳可达到此目的。纵观全方具有温肾活血通利之效。